检验医学
与临床诊治
典型实例分析

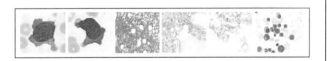

谭超超　谢良伊 ◎ 主编

湖南科学技术出版社

图书在版编目（ＣＩＰ）数据

检验医学与临床诊治典型实例分析 / 谭超超，谢良伊
主编. — 长沙 ：湖南科学技术出版社，2022.1
ISBN 978-7-5710-1449-0

Ⅰ．①检… Ⅱ．①谭… ②谢… Ⅲ．①医学检验②疾病－
诊疗 Ⅳ．①R446②R4

中国版本图书馆 CIP 数据核字(2022)第 019068 号

检验医学与临床诊治典型实例分析

主　　编：谭超超　谢良伊
出 版 人：潘晓山
责任编辑：王　李
出版发行：湖南科学技术出版社
社　　址：长沙市芙蓉中路一段 416 号泊富国际金融中心
网　　址：http://www.hnstp.com
湖南科学技术出版社天猫旗舰店网址：
　　　　　http://hnkjcbs.tmall.com
邮购联系：0731 - 84375808
印　　刷：湖南省汇昌印务有限公司
　　　　（印装质量问题请直接与本厂联系）
厂　　　址：长沙市望城区丁字湾街道兴城社区
邮　　编：410299
版　　次：2022 年 1 月第 1 版
印　　次：2022 年 1 月第 1 次印刷
开　　本：787 mm×1092 mm　1/16
印　　张：20
字　　数：377 千字
书　　号：ISBN 978-7-5710-1449-0
定　　价：98.00 元

《检验医学与临床诊治典型实例分析》编委会

主　编

谭超超　　湖南省人民医院（湖南师范大学附属第一医院）

谢良伊　　湖南省人民医院（湖南师范大学附属第一医院）

副主编

黄　莹　　湖南省人民医院（湖南师范大学附属第一医院）

谭黎明　　湖南省人民医院（湖南师范大学附属第一医院）

黎村艳　　湖南省人民医院（湖南师范大学附属第一医院）

编　者

王宇鹏　　湖南省人民医院（湖南师范大学附属第一医院）

王宏波　　湖南省人民医院（湖南师范大学附属第一医院）

史　苇　　湖南省人民医院（湖南师范大学附属第一医院）

郑淑娟　　湖南省人民医院（湖南师范大学附属第一医院）

欧阳鹏文　湖南省人民医院（湖南师范大学附属第一医院）

徐　文　　湖南省人民医院（湖南师范大学附属第一医院）

刘　琼　　湖南省人民医院（湖南师范大学附属第一医院）

石　婷　　湖南省人民医院（湖南师范大学附属第一医院）

尤　倩　　湖南省人民医院（湖南师范大学附属第一医院）

李　江　　湖南省人民医院（湖南师范大学附属第一医院）

曾　玲　　湖南省人民医院（湖南师范大学附属第一医院）

邓中华　　湖南省人民医院（湖南师范大学附属第一医院）

卢婉莹　　湖南省人民医院（湖南师范大学附属第一医院）

吴　玲　　湖南省人民医院（湖南师范大学附属第一医院）

朱子菲　　湖南省人民医院（湖南师范大学附属第一医院）

黄湘平　　湖南省人民医院（湖南师范大学附属第一医院）

向哲邑　　湖南省人民医院（湖南师范大学附属第一医院）

姜　斌　　湖南省人民医院（湖南师范大学附属第一医院）

王　庆　　湖南省人民医院（湖南师范大学附属第一医院）

彭　娜　　湖南省人民医院（湖南师范大学附属第一医院）

陈愔音　　湖南省人民医院（湖南师范大学附属第一医院）

冯　浩　　湖南省人民医院（湖南师范大学附属第一医院）

《检验医学与临床诊治典型实例分析》编委会

编　者

唐佩娟　湖南省人民医院（湖南师范大学附属第一医院）

熊艺灿　湖南省人民医院（湖南师范大学附属第一医院）

张　瑶　湖南省人民医院（湖南师范大学附属第一医院）

王　佳　湖南省人民医院（湖南师范大学附属第一医院）

邓颖红　湖南省人民医院（湖南师范大学附属第一医院）

谢　安　湖南省人民医院（湖南师范大学附属第一医院）

马海燕　湖南省人民医院（湖南师范大学附属第一医院）

胡崇宇　湖南省人民医院（湖南师范大学附属第一医院）

王　霞　湖南省人民医院（湖南师范大学附属第一医院）

吴昭颐　湖南省人民医院（湖南师范大学附属第一医院）

张兴文　湖南省人民医院（湖南师范大学附属第一医院）

梁湘辉　中南大学湘雅医院

杨治平　中南大学湘雅三医院

刘　骁　中南大学湘雅二医院

宁兴旺　湖南中医药大学第一附属医院

姜思宇　湖南中医药大学第一附属医院

匡　敏　湖南中医药大学第一附属医院

范　颂　长沙市第一人民医院

陈　勇　长沙市第一人民医院

李良军　长沙市中心医院

缪丁惠　长沙市中心医院

王永福　长沙市中心医院

艾正华　长沙市八医院

张小团　南华大学附属第二医院

吴　英　佛山市中医院

韩福郎　佛山市南海区人民医院

陈杏春　广西壮族自治区人民医院

汪文玉　娄底市中心医院

周树平　江西省儿童医院

何　昕　暨南大学附属第一医院（广州华侨医院）

徐无忌　湖南中医药大学第二附属医院

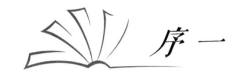

序一

　　一直以来，检验医学在临床疾病的诊治中扮演着重要的角色，是临床工作不可或缺的一部分，在一定程度上为临床医生的决策提供重要的依据。随着科技和医学的进步，检验医学进入了飞速发展的阶段，以前无法攻克的难题正在被逐个击破。临床科室与检验科之间的学科交流也在日益增加，这些交流大大促进了双方的进步和医学的发展。

　　《检验医学与临床诊治典型实例分析》在内容上通过收录全国多家大型三甲医院的经典临床案例，从临床症状、辅助检查、临床诊治到预后随访，全面精简的病例信息记录了检验在临床疾病诊治中发挥的重要作用。这既有助于加深临床科室对检验工作的了解，也有助于拓展检验同行们的临床思维。本书以图文并茂的方式将具有重要价值的临床表现和相关检验图片生动形象地展示在读者的眼前，精选的检验图片在激发读者阅读兴趣的同时帮助读者更加全面地理解相关内容。

　　病例是多学科合作临床实践工作的总结，是医务工作者拓展医学知识的第一手资料。患者是临床医学与检验医学的共同服务对象，治病救人是共同的责任与义务。该书正是以高质量临床病例为切入点，认识疾病的同时也更加深入了解临床医学与检验医学之间的关系，为加强双方沟通交流提供重要思路。

中国医师协会检验医师分会副会长

湖南省医师协会检验医师分会会长　　刘文恩

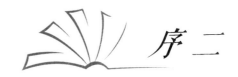

序二

　　根据中华人民共和国《医疗机构临床实验室管理办法》，临床实验室是指以诊断、预防、治疗人体疾病或评估人体健康、提供信息为目的，对取自人体的材料进行生物学、微生物学、免疫学、化学、血液免疫学、血液学、生物物理学、细胞学等检验的实验室。实验室可以提供其检查范围的咨询性服务，包括结果解释和为进一步适当检查提供建议。医学检验技术人员与临床沟通，进行临床咨询是一项非常重要的工作。另外，由于临床检验项目越来越多，临床医生对检验项目的临床意义也缺乏了解。总之，检验与临床的双向沟通没有引起足够的重视。

　　《检验医学与临床诊治典型实例分析》起到了联系检验医学与临床医学的桥梁作用。该书以病例分析为主体，从病史摘要、辅助检查、临床诊治到检验医学在临床诊治中发挥的作用，分析疾病从临床症状、诊断到治疗各检验指标的动态变化，必将有助于拓展读者的思维空间。该书通过对典型实例分析，引导理论与实际相结合，基础与临床相结合，有助于临床医护人员和检验工作人员对临床常见疾病的症状、实验诊断、影响因素、治疗方法等有更清晰的认识，更好地为患者、为临床服务。

　　本书将有助于同时拓展临床和检验医学工作人员思维，加强检验科与临床科室的有效沟通，能增加检验人员和临床医护人员之间的理解和信任，有助于给患者提供更好的临床服务。形态学检验是临床检验最基本的手段，对于多种疾病的诊断、治疗都有重要意义。该书提供了大量的精选实例图片，有助于提高检验科工作人员形态学检验水平，从而给临床相关疾病的诊治提供更及时的参考和帮助。

高等医学教育学会医学检验分会主任委员

徐克前

中华医学会检验医学分会医学检验教育研究会候任主任委员

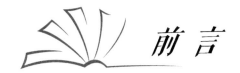

前　言

　　医学科技日新月异，检验设备和技术快速发展，检验能力和质量不断提升，已成为临床医学在疾病预防、诊断和治疗方面的有力支撑。然而，在临床实践工作中，由于检验医学工作人员工作范围基本局限在实验室，加之临床医学知识相对不足，与医生难以形成有效沟通；而临床医生有时也缺乏对检验知识的充分了解，不能合理利用新项目、新技术，检验医学与临床医疗之间的协作不紧密，直接影响检验医学甚至临床医学的发展。《检验医学与临床诊治典型实例分析》旨在通过典型实例分析，探讨提升检验医学与临床医学有效交流的途径和办法，力求达到推动临床医学和检验医学共同进步发展的目的。

　　本书以病例为中心，以疾病为主线，综合分析检验医学在临床的实际应用，以推动检验与临床有效沟通。本书每个病例包括病史摘要、辅助检查、临床诊治、检验医学在临床诊治中发挥的作用、思考/小结5个方面的内容。本书病例涉及感染性疾病、呼吸系统疾病、心血管疾病、消化系统疾病、血液系统疾病、内分泌疾病、代谢性疾病、风湿免疫性疾病、神经系统疾病、肿瘤等。

　　本书的编者多来自国内大型三甲公立医院，具有丰富的临床和教学经验。他们精心筛选了临床检验医学各亚专业检测项目和常见典型病例，病例撰写及分析上注意检验医学与临床医疗的有机结合，病例数据不仅可供检验工作人员学习使用，帮助提升对检验结果临床意义的认识，也可为临床医生选择检查项目提供参考。病例优中选优，实用性强，篇幅长短适中，可读性强，期待给读者您留下深刻的印象。

　　本书的成书出版要衷心感谢各位编者的辛勤付出以及编者所在单位的大力支持，也要感谢湖南科学技术出版社的大力协助，使其得以顺利出版。但由于时间仓促，疏漏之处在所难免，敬请广大读者提出宝贵意见！

谭超超

谢良伊

目录 CONTENTS

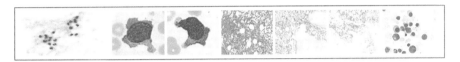

目
录

目录

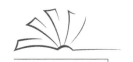

第一章　红细胞疾病检验案例分析

第一节　地中海贫血

【病史摘要】

患者，青年男性。慢性病情急性加重，颜面及双下肢水肿 2 周。患者自幼出现皮肤蜡黄，予去铁治疗半年。平素无头晕、头痛，无肢体乏力，活动量可，偶有双下肢水肿，均未就诊及治疗，水肿可自行消退。3 年前出现气促，现约行走 1 km 即出现气促，自诉可耐受，休息后可缓解。2 周前患者晨起无明显诱因出现颜面部及双下肢水肿，无先后顺序，水肿逐渐加重，遂至上级医院门诊就诊。查血常规：血红蛋白 37.80 g/L，为小细胞低色素性贫血；血红蛋白电泳：HbA 7.44%，HbA$_2$ 5.06%，HbF 87.5%。水肿未经治疗可自行消退。现为进一步诊疗收入本科室。自起病以来，患者乏力，无头晕、头痛，无咳嗽、咳痰，无胸闷、心悸，活动可，无畏寒、发热，无盗汗，无腹胀、腹痛，精神、睡眠、胃纳一般，大小便正常，近期体重无明显增减。否认"高血压""糖尿病"病史，自幼发现"小三阳"病史，未规律监测肝功能，否认保肝、抗病毒等治疗，否认"结核"病史，否认重大手术史、外伤史。否认输血史，否认药物、食物过敏史。预防接种具体不详。

【辅助检查】

血常规（图 1-1）：白细胞 3.86 × 10^9/L、血红蛋白 37.80 g/L、血小板 136.10× 10^9/L；红细胞压积 12.50%、平均红细胞体积 66.93 f L、红细胞平均血红蛋白含量 20.21 pg；血清蛋白电泳全套（图 1-2）：血红蛋白 A（HbA）7.44 g/L、血红蛋白 A$_2$（HbA$_2$）5.06 g/L、血红蛋白 F（HbF）87.50 g/L、葡萄糖-6-磷酸脱氢酶比值 2.41、镰状红细胞变性试验阴性，亨氏小体阴性，抗碱 Hb 阴性，异丙醇试验阴性，包涵体阴性。生化全套：肌酐 35.7 μmol/L，谷草转氨酶 54 U/L，总胆红素 37.2 μmol/L，结合胆红素 9.9 μmol/L，非结合胆红素 27.30 μmol/L，乳酸脱氢酶 579 U/L；贫血四项：叶酸 2.18 ng/mL，铁蛋白 1878.76 ng/mL；病毒全套：乙肝表面抗原 225 ng/mL，乙肝 e 抗体 4 PEIU/mL，乙肝核心抗体 7.74 PEIU/mL。甲状腺功能测定、尿常规未见异常。肝胆脾胰彩超：肝脾大，肝

检验结果	记录信息-	查阅记录				
打	序	代号	项目名称	结 果	复查标	单位	参考值

打	序	代号	项目名称	结果	复查标	单位	参考值
☑	10	EOS#	嗜酸性细胞绝对值	0.02		X10⁹/L	0.02~0.52
☑	11	BASO	嗜碱性细胞绝对值	0.04		X10⁹/L	0~0.06
☑	12	RBC	红细胞计数RBC	1.87		X10¹²/L	4.3~5.8
☑	13	HGB	血红蛋白HGB	37.80		g/L	130~175
☑	14	HCT	红细胞压积HCT	12.50		%	40~50
☑	15	MCV	平均红细胞体积	66.93		fL	82~100
☑	16	MCH	红细胞平均血红蛋白含	20.21		pg	27~34
☑	17	MCHC	红细胞平均血红蛋白浓	302.00		g/L	316~354
☑	18	RDW-	红细胞分布宽度(SD)	93.63		fL	
☑	19	RDW-	红细胞分布宽度	45.51		%	11.5~15.0
☑	20	PLT	血小板计数PLT	136.10		X10⁹/L	125~350
☑	21	MPV	平均血小板体积	9.05		fL	8~12.5
☑	22	RET%	网织红细胞百分比	1.40		%	0.5~2.2
☑	23	RET#	网织红细胞计数	0.0261		X10¹²/L	0.022~0.096
☑	24	IRF	未成熟RET指数	36.8		%	29.1~53
☑	25	MRV	平均网织红细胞体积	114.4		fL	97.4~120.2
☑	26	NRBC	有核红细胞百分比	0.51		/100WBC	0~0.4
☑	27	NRBC	有核红细胞计数	0.02		*10⁹/L	0~0.02
☐	28	MSCV	平均球形红细胞体积	66.9		fL	84~104

图 1-1 血常规结果

检验结果	记录信息-	查阅记录				

打	序	代号	项目名称	结 果	复查标志	单位	参考值
☑	1	HbA	血红蛋白A	7.44		%	96~99
☑	2	HbA₂	血红蛋白A₂	5.06		%	2.5~3.5
☑	3	HbF	血红蛋白F	87.50		%	成人<3
☑	4	HbS1	红细胞镰变试验	阴性			阴性
☑	5	BHT	包涵体	阴性			阴性
☑	6	HSXT	亨氏小体	阴性			阴性
☑	7	KJHb	抗碱Hb	阴性		%	阴性
☑	8	YBC	异丙醇试验	阴性			阴性
☐	9	G6A	G-6-PD	182.1		U/L	
☐	10	G6B	6-PDG	75.5		U/L	
☑	11	G6PD	葡萄糖-6-磷酸脱氢酶（G6PD）	2.41			1~2.3

图 1-2 地中海贫血筛查结果

左叶厚度 73 mm，肝右叶最大斜径147 mm；脾厚 64 mm。胆囊小结石。胰未见异常。门静脉血流通畅，血流速度正常。

【临床诊治】

地中海贫血基因结果已出（图1-3），可明确诊断为混合型地中海贫血（-SEA杂合子、17纯合子）。今天复查血红蛋白较前明显升高，铁蛋白较前明显降低，考虑治疗有效，继续予以纠正贫血、排铁、保肝、利胆、抑制尿酸合成、碱化尿液等治疗。

【检验医学在临床诊治中发挥的作用】

地中海贫血又称珠蛋白生成障碍性贫血，是一组遗传性溶血性贫血疾病。由

代号	项目名称	结　果	复查标志	单位	参考值	检测(
01	缺失型α地贫基因分析	-SEA杂合子				
02	非缺失型α地贫基因突变	未检出				
03	β地贫基因突变分析	17纯合子				

图1-3　基因检测结果

于遗传的基因缺陷导致血红蛋白中的一种或一种以上珠蛋白链合成缺如或不足所致的贫血或病理状态。缘于基因缺陷的复杂性与多样性，缺乏的珠蛋白链类型、数量及临床症状变异性较大。根据临床特点和实验室检查，结合阳性家族史，一般可作出诊断。对于少见类型和各种类型重叠所致的复合体则非常复杂。临床表现各异，仅根据临床特点和常规实验室血液学检查是无法诊断的。而且由于基因调控水平的差异，相同基因突变型的患者不一定有相同的临床表现。上述患者正是如此。血红蛋白电泳检查是诊断本病的必备条件，但输血治疗后的血液学检查会与实际结果有所不同。所以进行遗传学和分子生物学检查才能最后确诊。故临床非常需要基因检测结果来作为诊断依据，从而可以与缺铁性贫血、传染性肝炎或肝硬化等疾病相鉴别。

【思考/小结】

根据流行病学调查，地中海贫血多见于地中海沿岸国家，中东、印度和东南亚各国。我国广东、广西、海南、四川地区为高发区。临床特点和实验室检查，结合阳性家族史，进行遗传学和分子生物学检查，可以与缺铁性贫血、传染性肝炎或肝硬化等疾病相鉴别，最后的确诊，为临床对症治疗提供了理论依据。此外，在得到最佳治疗的情况下，患者预后明显改善。

〔何　欣　谭超超〕

第二节　再生障碍性贫血

【病史摘要】

患者，男，69岁。发现血细胞减少3年余，乏力加重伴腹痛1周，发热3天。否认手术、外伤史，病程中有多次成分输血史，以贫血症状为主要表现，多次血常规提示全血细胞减少。骨髓活检：骨髓增生减低，粒红比例减小，粒系以中幼以下阶段为主，红系以中晚红为主，巨核细胞未见；体温36.6 ℃，脉搏92次/min，呼吸16次/min，血压135/70 mmHg。发育正常，营养良好，慢性病容、重度贫血外观，神志清楚，精神尚可，静脉穿刺处可见瘀斑。余全身皮肤黏膜未见明显黄染、出血点及瘀斑，全身浅表淋巴结未触及明显肿大，肝、脾肋缘下未触及，双下肢轻度水肿。

【辅助检查】

血细胞分析：白细胞计数 1.41×10⁹/L↓，中性粒细胞计数 0.61×10⁹/L↓，红细胞计数 1.57×10¹²/L↓，血红蛋白 47 g/L↓，血小板计数 19×10⁹/L↓，网织红细胞数 16.1×10⁹/L↓，网织红细胞百分比 1.03%。C 反应蛋白 168 mg/L↑，铁蛋白＞2000.00 ng/mL↑。凝血功能：定量纤维蛋白原 4.73 g/L↑，D-二聚体定量 1.67 mg/L↑；肝功能：直接胆红素 7.39 μmol/L↑，总蛋白 55.33 g/L↓，白蛋白 33.64 g/L↓，谷氨酰转肽酶 69.2 U/L↑，胱抑素 C 1.96 mg/L↑；肾功能：β_2-微球蛋白 3.59 mg/L↑；C 反应蛋白 48.44↑；电解质：钙 2.05 mmol/L↓，镁 0.48 mmol/L↓，磷 0.51 mmol/L↓，钾 2.55 mmol/L↓，氯 111 mmol/L↑。

骨髓活检：骨髓增生活跃，粒红比例增大，粒系以中幼以下阶段为主，原幼阶段细胞散在偶见，红系以中晚红为主，巨核细胞未见，易见含铁血黄素沉着，骨髓间质少量纤维组织增生，铁染色（＋＋＋＋），银染色（＋）；白血病免疫分型（骨髓）：淋巴细胞比值约占有核细胞的 26.66%，各淋巴细胞亚群分布大致正常，粒系细胞约占有核细胞的 43.39%，免疫表型无明显异常，单核细胞约占有核细胞的 12.47%，免疫表型无明显异常；有核红细胞约占有核细胞的 10.97%。

胸部 CT＋全腹部 CT＋头部 CT 平扫：双肺炎症；双侧胸腔积液；肝内多发囊肿可能；胆囊小结石；前列腺增生、钙化；双侧基底节区、双侧侧脑室旁小血管病变；脑萎缩。

【临床诊治】

血液科护理常规、一级护理，软食，家人陪伴，监测血压、脉搏、呼吸、神志、瞳孔 q8h，卧床休息。完善尿液分析、大便常规＋隐血试验、肾功能、心肌酶常规、电解质、凝血功能、血型＋抗筛、输血前四项检测、血常规＋网织红细胞计数、血清铁蛋白测定、叶酸测定、维生素 B₁₂ 测定、溶血性贫血筛查、乙肝定量、血栓三项、甲状腺功能三项、PNH 检测、B 型钠尿肽（PRO-BNP）前体测定、血小板抗体检测、交叉配血、Rh 血型、CRP、PCT、G 试验、GM 试验、肺炎支原体肺炎＋肺炎衣原体肺炎、呼吸道感染 9 项抗体、呼吸道病毒三项、心电图、心脏彩超、骨髓穿刺术等相关检查。住院期间患者有发热、咳嗽、咳痰、头晕乏力、呕吐等症状，予以抗感染、化痰、止血、护胃及成分输血等对症支持治疗。

【检验医学在临床诊治中发挥的作用】

1. **诊断** 全血细胞减少，网织红细胞百分数＜1%，淋巴细胞比例增高；一般无肝、脾大；骨髓多部位增生减低（＜正常 50%）或重度减低（＜正常 25%），造血细胞减少，非造血细胞比例增高，骨髓小粒空虚（做骨髓活检可见造血组织均匀减少）；排除引起全血细胞减少的其他疾病，如阵发性睡眠性血红蛋白尿

（PNH）、Fanconi 贫血、Evans 综合征、免疫相关性全血细胞减少等。

2. 分型 ①Ⅰ型重型再生障碍性贫血（SAA-Ⅰ或 AAA）：发病急，贫血呈进行性加重，常伴严重感染或出血症状。血常规具备下述三项中两项：网织红细胞绝对值<$15×10^9$/L，中性粒细胞<$0.5×10^9$/L，及血小板<$20×10^9$/L；骨髓增生广泛，重度减低。若 SAA-Ⅰ的中性粒细胞<$0.2×10^9$/L，则为极重型再生障碍性贫血。②非重型再生障碍性贫血（NSAA 或 CAA）：即达不到 SAA-Ⅰ诊断标准的再生障碍性贫血（AA）。若 NSAA 病情恶化，临床、血常规及骨髓象达到 SAA-Ⅰ的诊断标准，则称为 SAA-Ⅱ型。

3. 辅助治疗 实时监测患者血常规，有助于发现及预防贫血、感染、出血，指导临床对症治疗：患者红细胞计数 $1.57×10^{12}$/L↓，血红蛋白 47 g/L↓，予以申请去白细胞悬浮红细胞 2 U 改善贫血、单采血小板 1 治疗量预防出血，输注前给予口服氯雷他定片防止过敏；患者中性粒细胞计数 $0.61×10^9$/L↓，接近粒缺状态，肺部影像改变不排除真菌感染可能，予以伏立康唑片 200 mg 口服，q12h，抗真菌治疗，吸入用乙酰半胱氨酸溶液＋异丙托溴铵气雾剂雾化化痰；患者血常规结果提示血小板 $8×10^9$/L↓，为预防严重出血，给予输注同型单采血小板 1 个治疗量支持治疗，输注前给予口服氯雷他定片防止过敏。

4. 评估疗效：如患者 C 反应蛋白 102.82↑，CRP 较前下降，无发热症状，提示目前抗感染治疗有效。

〔卢婉莹 谭超超 缪丁惠〕

第三节 缺铁性贫血

【病史摘要】

患儿，女，13 岁。面色苍白、腹痛 1 年余，以左上腹为主，为阵发性隐痛，进食后明显，无呕吐，有黑便，发现血常规异常 1 天。体格检查：体温 36.5 ℃，脉搏 83 次/min，呼吸 19 次/min，血压 112/58 mmHg，体重 45.5 kg。发育正常，营养良好，贫血面容，表情自如，自主体位，神志清楚。全身皮肤黏膜无黄染，皮肤弹性正常，无皮疹、皮下出血、皮下结节、瘢痕，结膜苍白，口唇欠红润，口腔黏膜正常。患儿弟弟亦有贫血，患儿父亲有胃病史，患儿姨妈有"白血病"病史。

【辅助检查】

血细胞分析＋网织红细胞：白细胞计数 $7.45×10^9$/L，中性粒细胞计数 $6.31×10^9$/L，淋巴细胞计数 $0.89×10^9$/L，中性粒细胞百分率 84.7%↑，淋巴细胞百分率 12.0%↓，血红蛋白 59 g/L↓，红细胞平均体积 68.1 fL，平均血红蛋白浓度 255 g/L。血小板计数 $223×10^9$/L，网织红细胞数 $119.3×10^9$/L↑，网织红细

胞百分比 3.58%↑；肝肾功能、心肌酶、电解质、血脂、血糖未见异常；血型 +
抗筛：ABO 正定型 O 型，ABO 反定型 O 型，Rh（D）阳性↑，不规则抗体筛
查：阴性；血栓止血：定量纤维蛋白原 1.75 g/L↓；尿液分析：细菌
1001.9 个/μL↑；血清铁蛋白测定 2.44 ng/mL↓，叶酸 6.3 ng/mL，维生素 B_{12}
455 pg/mL；输血前检查：乙肝病毒表面抗原 <0.050 IU/mL。地中海贫血基因
筛查：检测结果正常（试剂盒检测范围内。基因型：$\alpha\alpha/\alpha\alpha$　$\beta N/\beta N$）。幽门螺杆
菌检测：阳性。

胃镜检查：食管黏膜未见异常，蠕动好；贲门开闭好，齿状线清楚；胃底黏
膜未见异常，黏液清亮，少量；胃体黏膜稍充血，活检一块行 Hp 检查；胃角弧
形，光滑；胃窦黏膜正常，活检一块行 Hp 检查；幽门圆，开闭好，未见胆汁反
流；球部球腔形态正常，黏膜稍粗糙，未见溃疡及出血；降部黏膜正常，乳突形
态正常，未见异常分泌物。大便常规及隐血试验正常。

患儿经治疗后骨髓细胞学检查：符合缺铁性贫血骨髓象，骨髓细胞染色：阳
性率为 41%；积分：65；细胞外铁：阴性；细胞内铁：0%；环形铁：无。血细
胞分析：白细胞计数 4.12×10^9/L，中性粒细胞计数 2.17×10^9/L，血红蛋白
76 g/L↓，血小板计数 218×10^9/L，网织红细胞绝对值 214.9×10^9/L↑，网织红
细胞百分率 5.42%↑，网织红细胞平均体积 129.1 f L↑，网织红细胞内血红蛋
白量 32.8 pg↑。

【临床诊治】

结合患儿症状、他院结果及家族史，考虑缺铁性贫血、慢性胃炎的诊断。因
患儿为小细胞低色素贫血，弟弟亦有贫血，故应警惕地中海贫血，完善地中海贫
血基因筛查明确诊断；治疗上采用儿科常规护理，一级护理，告病重，陪护，清
淡饮食。完善血常规、尿常规、大便常规、肝功能、肾功能、心肌酶、电解质、
血糖、凝血功能、心电图、CRP、腹部 B 超、胸片、地中海贫血基因筛查、贫血
三项。奥美拉唑护胃，预约输注去白悬浮红细胞等对症支持治疗。胃镜提示慢性
浅表性胃炎、幽门螺杆菌感染，未见溃疡及出血。患儿有幽门螺杆菌感染，可引
起消化道出血，予奥美拉唑 + 阿莫西林 + 克拉霉素三联抗菌治疗，并补充铁剂。
动态复查血常规及网织红细胞，患儿外周血网织红细胞明显升高，考虑治疗有
效，无特殊不适，遂出院。

【检验医学在临床诊治中发挥的作用】

1. 血常规呈小细胞低色素性贫血为缺铁性贫血诊断标准之一，即平均红细胞
体积（MCV）<80 f L，平均红细胞血红蛋白含量（MCH）<27 pg，平均红细胞
血红蛋白浓度（MCHC）<32%，血涂片中可见红细胞体积小、中央淡染区扩大。
网织红细胞计数多正常或轻度增多，白细胞和血小板计数可正常或减低，也有部
分患者血小板计数升高。

2. 血常规检查是早期筛查缺铁性贫血的重要指标。

3. 鉴别诊断　患儿姨妈有"白血病"病史，要鉴别诊断急性白血病，某些白血病早期仅表现为贫血，但贫血多为正细胞正色素性，一般伴有肝脾淋巴结肿大，必要时完善骨髓穿刺以鉴别。

4. 辅助治疗　患儿 HGB 59 g/L↓，提示有重度贫血，为改善纠正贫血引起的缺血缺氧症状，予输注 O 型去白细胞悬浮红细胞 2 U 支持治疗。

5. 监测及评价疗效　口服铁剂治疗有效的首要表现是外周血网织红细胞增多，高峰在开始服药后 5～10 天，2 周后 HGB 浓度上升，一般 2 个月左右恢复正常。铁剂治疗在 HGB 恢复正常后应至少持续 4～6 个月，待铁蛋白正常后停药。

〔卢婉莹　谭超超〕

第四节　巨幼细胞贫血

【病史摘要】

患者，女，69 岁。乏力、食欲下降 2 个月，下腹部隐痛 1 个月。体格检查：体温 37.0 ℃，脉搏 73 次/min，呼吸 20 次/min，血压 101/65 mmHg。发育正常，营养良好，贫血面容，镜面舌，神志清楚，精神尚可，自动体位，查体合作。全身皮肤黏膜未见黄染、出血点及瘀斑，全身浅表淋巴结未触及肿大。胸骨无压痛，腹部平软，下腹部轻压痛，无反跳痛及腹肌紧张，未触及腹部包块，肝、脾肋缘下未触及，墨菲征阴性，肝及肾区无叩击痛，腹部移动性浊音阴性，双肾区无叩击痛。肠鸣音正常。双下肢无水肿。

【辅助检查】

血常规：白细胞计数 6.50×10⁹/L，中性粒细胞百分率 70.9%↑，红细胞计数 1.78×10¹²/L↓，血红蛋白 63 g/L↓，红细胞平均体积 117.6 fL↑，红细胞平均血红蛋白含量 35.6 pg↑，红细胞平均血红蛋白浓度 303 g/L↓，血小板计数 299×10⁹/L，网织红细胞绝对值 223.2×10⁹/L↑，网织红细胞百分率 12.55%↑，高吸收光网织红细胞比率 5.0%↑，网织红细胞平均体积 178.3 fL↑，网红细胞体积分布宽度 9.3%↓，网织红细胞内血红蛋白含量 46.6 pg↑，网织红细胞内血红蛋白分布宽度 7.72 pg↑；尿常规：尿颜色为黄色↑，尿胆原 34 μmol/L↑；血脂：载脂蛋白 A1 0.92 g/L↓，脂蛋白（a）628.58 mg/L↑；肝功能：5 -核苷酸酶 1.2 U/L↓，直接胆红素 10.37 μmol/L↑，球蛋白 19.24 g/L↓，间接胆红素 20.32 μmol/L↑，前白蛋白 111.17 mg/L↓，总胆汁酸 33.86 μmol/L↑，总胆红素 30.69 μmol/L↑，总蛋白 54.63 g/L↓；心肌酶：乳酸脱氢酶 635.1 U/L↑；凝血功能：D -二聚体定量 1.31 mg/L↑，抗凝血酶Ⅲ活性测定 73.5%↓，纤维蛋白（原）降解产物 5.10 μg/mL↑；风湿全套：C 反应蛋白 23 mg/L↑，补体 C3

0.76 g/L↓；贫血三项：铁蛋白 367.28 ng/mL↑，维生素 B_{12}<83 pg/mL↓；肝炎病毒抗原抗体检测：乙型肝炎病毒表面抗体 203.04 mIU/mL↑，乙型肝炎病毒核心抗体为阳性［12.53］(COI)↑；新 C12：胃蛋白酶原Ⅰ 11.17 ng/mL↓，PGⅠ/PGⅡ为 1.43↓；血型 A 型，Rh 阳性。甲状腺功能、电解质、肾功能、输血前四项、血栓三项、ANCA 正常。

骨髓细胞学检查：符合巨幼细胞贫血骨髓象。细胞化学染色：中性粒细胞碱性磷酸酶阳性率为 41%，积分为 56。骨髓铁染色：细胞外铁（＋），细胞内铁为6%，无环形铁。白血病免疫分型检测结果：骨髓检测，淋巴细胞比值约占有核细胞的 16.96%，各淋巴细胞亚群大致正常。粒系细胞约占有核细胞的 47.90%，免疫表型无明显异常。单核细胞约占有核细胞的 7.55%，表型成熟。有核红细胞约占有核细胞的 19.14%。

全腹 CT 增强扫描：未见明显异常。外院肠镜检查未见异常。

【临床诊治】

血液科护理常规，一级护理，低盐低脂饮食，陪护，测血压、心率。完善三大常规，肝肾功能、电解质、血糖、血脂，凝血全套，心肌酶、输血前常规、乙肝三对，PNH、溶血性贫血全套、贫血三项、甲状腺功能、风湿全套、狼疮全套、免疫全套、胸部 CT，心电图，腹部 B 超，心脏彩超等检查。予护胃、调节免疫功能等对症支持治疗。血常规提示大细胞性贫血，维生素 B_{12} 极低，叶酸为正常低值，骨髓穿刺及活检进一步排除了血液系统恶性肿瘤的可能，诊断巨幼细胞贫血明确，予叶酸片及腺苷钴胺改善贫血。

【检验医学在临床诊治中发挥的作用】

1. 诊断　血常规贫血是诊断标准之一：外周血呈大细胞正色素性贫血，即MCV>100 f L，MCH 亦增高，MCHC 正常，中性粒细胞核分叶过多（5 叶或 6叶及以上的分叶）。中性粒细胞及血小板均可减少，但比贫血的程度轻，重者全血细胞减少。网织红细胞计数正常或轻度增高。血涂片中可见红细胞大小不等、中央淡染区消失，有大椭圆形红细胞、点彩红细胞等，亦可见巨型杆状核细胞。偶可见巨大血小板。

2. 评估疗效　巨幼细胞贫血患者的网织红细胞一般于治疗后 5～7 天开始升高，以后血细胞比容和血红蛋白逐渐增高，血红蛋白可在 1～2 个月内恢复正常。粒细胞和血小板计数及其他实验室异常一般在 7～10 天内恢复正常。

〔卢婉莹　谭超超〕

参考文献

［1］ 杨阳，张杰. 中国南方地区地中海贫血研究进展［J］. 中国实验血液学杂志，2017，25

（01）：276－280.

［2］ 王燕燕，李晓辉，徐西华. 地中海贫血诊治进展与我国现状［J］. 中国实用儿科杂志，2013，28（06）：473－476.

［3］ 邓宇运，李雁. 缺口 PCR 与 PCR-荧光探针在地中海贫血中的诊断价值分析［J］. 甘肃医药，2020，39（07）：622－623.

［4］ 赵华，李代渝，何婧菁. 血红蛋白电泳及 PCR-反向斑点杂交法诊断 β-地中海贫血［J］. 泸州医学院学报，2012，35（03）：291－293.

［5］ 葛均波，徐永健，王辰. 内科学［M］. 9 版. 北京：人民卫生出版社，2018.

第二章　白细胞疾病检验案例分析

第一节　非霍奇金淋巴瘤

一、弥漫大 B 细胞淋巴瘤

【病史摘要】

患者，女，64 岁。因"腹痛 20 余天"入院。患者 20 天前无明显诱因感腹痛不适，为上腹、下腹胀痛，夜间发作明显。无腹泻、恶心呕吐、反酸嗳气、胸闷气促等不适。当地医院予以口服药物（具体不详）后症状稍有缓解。患者食冰冷食物后腹痛再次发作，服用护胃药物后症状无明显好转。无胸闷、气促、心悸，稍感恶心，无呕吐、畏寒、发热等不适。为求进一步诊治，遂来上级医院门诊就诊后收治入院。

【体格检查】

体温 36.2 ℃，脉搏 88 次/min，呼吸 20 次/min，血压 135/83 mmHg。胸廓对称无畸形，呼吸运动平稳，胸骨无压痛，双侧呼吸运动度未见异常。心率 88 次/min，律齐，心音未见异常，无杂音。

【辅助检查】

胸部＋腹部 CT：脾脏、胰体尾占位；肝胃间隙、脾胃间隙、胃贲门周围、腹膜后多发软组织灶（淋巴瘤？累及脾静脉）；肝左外叶受压；左肝动脉变窄；门脉左支受压狭窄；少量腹水；左肾上极致密影（肾结核所致钙化?）；右肺中叶及双肺下叶炎症；右肺下叶钙化灶；胸椎后突畸形。入院随机血糖 5.9 mmol/L。

【临床诊治】

入院诊断：①脾脏、胰体尾占位性质待定，淋巴瘤？胰腺癌？②骨结核术后；③胸椎后突畸形。

【检验医学在临床诊治中发挥的作用】

首次血常规检查如图 2‑1、图 2‑2 所示。

从上述结果可以看出，RBC 与 HGB 之间下降不成比例，导致红细胞 MCH 与 MCHC 的升高幅度超过了正常参考范围的上限 4 倍多，同时，直方图中也显示

项目名称	英文名	结　果	参考区间	单位
白细胞计数	WBC	0.18 ↓↓	3.69 ～ 9.16	×10⁹/L
中性粒细胞计数	#NEUT	0.11 ↓	1.90 ～ 8.00	×10⁹/L
淋巴细胞计数	#LYMPH	0.05 ↓	0.80 ～ 5.20	×10⁹/L
单核细胞计数	#MONO	0.01 ↓	0.16 ～ 1.00	×10⁹/L
嗜酸粒细胞计数	#EO	0	0.00 ～ 0.80	×10⁹/L
嗜碱粒细胞计数	#BASO	0.01	0 ～ 0.20	×10⁹/L
幼稚粒细胞绝对值	#IG	0.01		×10⁹/L
中性粒细胞百分率	%NEUT	61.0	50 ～ 70	%
淋巴细胞百分率	%LYMPH	27.8	18 ～ 40	%
单核细胞百分率	%MONO	5.6	3 ～ 10	%
嗜酸粒细胞百分率	%EO	0	0 ～ 5	%
嗜碱粒细胞百分率	%BASO	5.6 ↑	0 ～ 4	%
幼稚粒细胞百分比	%IG	5.6		%
有核红细胞数目	#NRBC	0		×10⁹/L
有核红细胞百分比	%NRBC	0		%
红细胞计数	RBC	0.69 ↓	3.68 ～ 5.13	×10¹²/L
血红蛋白	HGB	86 ↓	113 ～ 151	g/L
红细胞压积	HCT	6.6 ↓	33.5 ～ 45.0	%
红细胞平均体积	MCV	95.7	82.6 ～ 99.1	fL
红细胞平均血红蛋白含量	MCH	124.6 ↑	26.9 ～ 33.3	pg
红细胞平均血红蛋白浓度	MCHC	1303 ↑	322 ～ 362	g/L
红细胞分布宽度变异系数	RDW-CV	13.5	11.0 ～ 16.0	%
红细胞分布宽度标准差	RDW-SD	44.0	35 ～ 56	fL
血小板计数	PLT	16 ↓↓	101 ～ 320	×10⁹/L
血小板分布宽度	PDW	14.8	14 ～ 20	
血小板平均体积	MPV	12.8	6.0 ～ 14.0	fL
血小板压积	PCT	0.02 ↓	0.1 ～ 0.3	
大型血小板百分率	P-LCR	46.8 ↑	11 ～ 45	%

图 2-1　血常规检查结果（一）

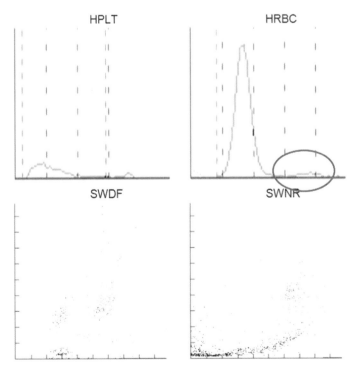

图 2-2　血常规检查结果（二）

在正常的红细胞峰后还有一个低矮的红细胞峰。在确认标本无溶血、脂血等影响后，结合当地的气温，应考虑是否存在冷凝集。

处理方法：将标本 37 ℃水浴半小时，然后快速上机，结果如图 2-3、图 2-4 所示。

37 ℃水浴后 MCH 和 MCHC 恢复至正常范围，RBC 计数水平上升，RBC 与 HGB 比例趋向一致，同时直方图中正常红细胞峰后的小峰也消失了。

与临床沟通后，结合患者腹腔内占位的临床表现和其他指标，考虑淋巴瘤可能，胃肠镜下或超声内镜下取活检，最终明确诊断为弥漫大 B 细胞淋巴瘤（non-GCB）ⅣA 期（腹膜、网膜、骨受侵）。

【思考/小结】

冷凝集素（cold agglutinin）是抗红细胞 I 抗原的 IgM 抗体，可针对红细胞表面抗原，在低温条件下使红细胞可逆性聚集。健康人体内存在低效价的冷凝集素，一般不会引起临床症状。但在一些病理情况下，如支原体肺炎、肝硬化、传染性单核细胞增多症、淋巴瘤等，可能存在高效价的冷凝集素，可引起血细胞分析结果异常、血型鉴定及交叉配血困难等。

项目名称	英文名	结果	参考区间	单位
白细胞计数	WBC	0.40 ↓↓	3.69 ～ 9.16	×10⁹/L
中性粒细胞计数	#NEUT	0.28 ↓	1.90 ～ 8.00	×10⁹/L
淋巴细胞计数	#LYMPH	0.10 ↓	0.80 ～ 5.20	×10⁹/L
单核细胞计数	#MONO	0.01 ↓	0.16 ～ 1.00	×10⁹/L
嗜酸粒细胞计数	#EO	0.01	0.00 ～ 0.80	×10⁹/L
嗜碱粒细胞计数	#BASO	0	0 ～ 0.20	×10⁹/L
幼稚粒细胞绝对值	#IG	0.05		×10⁹/L
中性粒细胞百分率	%NEUT	70.0	50 ～ 70	%
淋巴细胞百分率	%LYMPH	25.0	18 ～ 40	%
单核细胞百分率	%MONO	2.5 ↓	3 ～ 10	%
嗜酸粒细胞百分率	%EO	2.5	0 ～ 5	%
嗜碱粒细胞百分率	%BASO	0	0 ～ 4	%
幼稚粒细胞百分比	%IG	12.5		%
有核红细胞数目	#NRBC	0		×10⁹/L
有核红细胞百分比	%NRBC	0		%
红细胞计数	RBC	3.32 ↓	3.68 ～ 5.13	×10¹²/L
血红蛋白	HGB	100 ↓	113 ～ 151	g/L
红细胞压积	HCT	30.3 ↓	33.5 ～ 45.0	%
红细胞平均体积	MCV	91.3	82.6 ～ 99.1	fL
红细胞平均血红蛋白含量	MCH	30.1	26.9 ～ 33.3	pg
红细胞平均血红蛋白浓度	MCHC	330	322 ～ 362	g/L
红细胞分布宽度变异系数	RDW-CV	13.0	11.0 ～ 16.0	%
红细胞分布宽度标准差	RDW-SD	42.3	35 ～ 56	fL
血小板计数	PLT	25 ↓↓↓	101 ～ 320	×10⁹/L
血小板分布宽度	PDW	16.0	14 ～ 20	
血小板平均体积	MPV	11.4	6.0 ～ 14.0	fL
血小板压积	PCT	0.03 ↓	0.1 ～ 0.3	
大型血小板百分率	P-LCR	39.6	11 ～ 45	%

图 2-3　水浴后血常规结果（一）

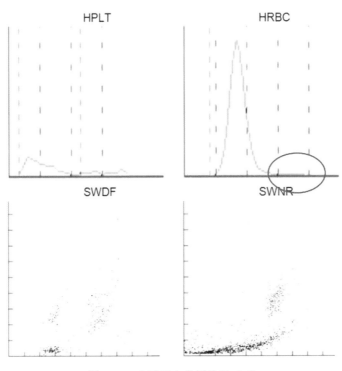

图 2-4 水浴后血常规结果（二）

1. 支原体感染的患者阳性率为 50%～60%，感染后第二周血清效价可达（1：40）～（1：80）或更高，第四周达到高峰。部分自身免疫性溶血性贫血的患者可能继发支原体肺炎，出现冷凝集素阳性。

2. 淋巴瘤、重症贫血、传染性单核细胞增多症、疟疾、腮腺炎、钩端螺旋体病、恙虫病、肝硬化等疾病也可以出现冷凝集素阳性。

出现异常 MCH 与 MCHC 结果，RBC 结果与 HGB 不成比例，或镜下见红细胞聚集，需怀疑冷凝集可能性大，应及时与临床沟通，建议进一步行冷凝集试验，检查血清中有无冷凝集素抗体，协助临床明确诊断。

〔王宇鹏　王宏波〕

二、淋巴浆细胞淋巴瘤

【病史摘要】

患者，中老年男性。因"体检发现脾大 34 年，腰背部疼痛伴乏力 6 个月余"入院。患者于 34 年前体检发现脾大，6 个月余前感腰背部疼痛，并伴有乏力感，无恶心、呕吐，无畏寒、发热、皮下出血、皮肤红斑、关节痛、皮肤巩膜黄染。患者曾于 2019 年就诊，行 B 超发现"脾大，右侧腹膜肿块"未予以特殊处理。出院后于 2020 年就诊，行 CT 检查示"右下腹包块，巨脾"。予以补液、营养支持治疗后，稍有好转出院。再次就诊，拟以"脾大"收住院。患者自发病以来精神一般，食欲一般，睡眠良好，大便正常，小便正常，体重近半年下降 8 kg。既往确诊乙型病毒性肝炎，服用恩替卡韦抗病毒治疗，有血吸虫病史 34 年，有输血史。

【体格检查】

体温 36.4 ℃，脉搏 76 次/min，呼吸 20 次/min，血压 120/80 mmHg。腹平坦，未见腹壁静脉曲张，未见胃肠型及蠕动波，腹壁软，全腹无压痛，无肌紧张及反跳痛，墨菲征阴性，肝肋下未及，距左侧肋缘下 7 cm 可触及肿大之脾脏，超过脐水平线，肝、脾无叩击痛，右侧腹股沟可触及类圆形包块，大小约 7 cm×5 cm，质韧，边界不清，移动性浊音阴性，听诊肠鸣音正常。

【辅助检查】

1. CT 提示　巨脾，门静脉高压，肝脾囊肿；右下腹包块考虑腹膜后恶性纤维组织细胞瘤、腹膜后、腹股沟多发肿大淋巴结转移；前列腺钙化。

2. 右侧腹股沟区淋巴结穿刺活检　未见确切转移癌。

3. 入院检查　血常规：白细胞计数 $5.06×10^9$/L，中性粒细胞计数 $1.68×10^9$/L↓，中性粒细胞百分率 33.2%↓，血红蛋白 80 g/L↓，血小板计数 $106×10^9$/L；肝功能：总蛋白 39.3 g/L↓，白蛋白 27.0 g/L，谷丙转氨酶 8.0 U/L↓，谷草转氨酶 13.5 U/L，前白蛋白 32.7 mg/L↓，胆碱酯酶 2269.8 U/L↓；肾功能：尿素氮 22.53 mmol/L↑，肌酐 266.4 μmol/L↑，尿酸 545.0 μmol/L↑，β_2-微球蛋白 36.31 mg/L↑；血气分析：酸碱度 7.454↑，二氧化碳分压 22.6 mmHg↓，氧分压 55.3 mmHg↓。C 反应蛋白：68.9 mg/L↑；降钙素原：0.53 ng/mL↑；脑钠肽前体：$32822×10^6$ mg/L↑；输血前检查：乙型肝炎病毒表面抗原阳性［7658］(COI)↑，余阴性；肿瘤标志物 12 项：CA125 1653.45 U/mL↑，细胞角蛋白 19 片段 19.77 ng/mL↑，余阴性。电解质、淀粉酶、脂肪酶、心肌酶、甲状腺功能、糖化血红蛋白、红细胞沉降率（ESR）、免疫球蛋白 IgG4 无明显异常。

4. 复查　血常规：白细胞计数 $3.49×10^9$/L↓，红细胞计数 $2.12×10^{12}$/L↓，血红蛋白 59 g/L↓，血小板计数 $51×10^9$/L↓；乙肝定量：乙型肝炎病毒表面抗原 12917.03 IU/mL↑，乙型肝炎病毒 e 抗原阳性［14.76］(COI)↑，乙型肝炎病毒核心抗体阳性［16.71］(COI)↑；HBV-DNA：$5.09×10^3$ IU/mL；风湿＋免疫全套：免疫球蛋白 A 0.279 g/L↓，免疫球蛋白 G 1.97 g/L↓，免疫球蛋白 M 0.29 g/L↓，补体 C3 0.50 g/L↓，补体 C 0.02 g/L↓；血 κ 轻链 λ 轻链：免疫球蛋白 λ 型轻链 2.31 g/L↓，免疫球蛋白 κ 型轻链 0.44 g/L↓，κ/λ 0.190↓；κ 轻链 λ 轻链（尿液）：免疫球蛋白 λ 型轻链（尿液）4030 mg/L↑，免疫球蛋白 κ 型轻链（尿液）12 mg/L↑，κ/λ（尿液）0.003↓；免疫固定电泳（尿）：轻链 λ 型 M 蛋白阳性↑；抗心磷脂抗体测定：抗心磷脂抗体 IgG 弱阳性，抗心磷脂抗体 IgA 弱阳性，抗心磷脂抗体 IgM 阳性↑，余阴性；类风湿因子、抗 O、ANCA＋

狼疮全套、支原体检测大致正常。

5. 心脏彩超 心功能：EF 69%，FS 39%；下腔静脉内径 19 mm，塌陷率 >50%。①升主动脉、肺动脉内径增宽；②三尖瓣反流；③估测肺动脉压力 57 mmHg；④左心室松弛性减退收缩功能测值正常范围。

6. 骨髓细胞学检查 骨髓增生活跃，幼浆占 2%，巨核细胞少见，血小板分布少。

7. 骨髓组织学 诊断内容：①骨髓增生极度活跃，粒红比例大致正常，粒系以中幼以下阶段为主，嗜酸细胞可见，红系以中晚红为主，巨核细胞不少见，分叶核为主，淋巴细胞呈灶性分布，偏幼稚阶段细胞可见，纤维组织细胞广泛增生，浆细胞散在可见。②骨髓特殊染色：铁染色（−）；银染色（＋＋＋）。请结合免疫组化及相关检测排除淋巴细胞增殖性疾病伴骨髓纤维化。免疫组化：CD38 散在（＋）；CD138 散在少（＋）；CD56 偶见（＋）；Mum-1 散在（＋）；CD20 多（＋）；PAX5 散在（＋）；κ（−）；λ 散在（＋）；CK（−）；CD3 散在（＋）；Ki67（＜20%，＋）；CD10 少（＋）；CD23（−）；CyclnD1 少（＋）；CD5 多小灶（＋）；MPO 少（＋）；CD34 小血管（＋）；CD117 少（＋）。MYD88 基因 L265P 突变阴性。PET/CT：①双侧颈部、双侧颌下、双侧锁骨上、双侧腋窝、纵隔、双肺门、双侧内乳、右侧心缘旁、双侧膈角后、腹腔、腹膜后、双侧髂血管旁、双侧盆壁、双侧腹股沟多发肿大淋巴结，PET 于相应部位见异常放射性浓聚影，考虑淋巴瘤。②全身骨骼放射性分布普遍偏高，CT 于相应部位未见明显异常密度改变，符合淋巴瘤。③脾脏体积增大，PET 于相应部位见异常放射性浓聚影，考虑脾脏淋巴瘤。④右下腹高密度团块影，PET 于相应部位见淡淡放射性浓聚影，考虑肠内容物可能性大，建议复查除外占位性病变可能。⑤双肺感染性病变；双侧胸腔少量积液。⑥肝顶部囊肿；双肾结石；T12 陈旧性压缩性骨折。⑦全身其他部位未见异常。

【临床诊治】

患者先后予以头孢地嗪、亚胺培南抗感染，护肝、护肾、维持水电解质平衡等对症支持治疗，因呼吸困难转入呼吸加强监护病房（ICU）。入呼吸 ICU 后予以经鼻高流量氧疗（FiO₂ 50%），血氧波动在 88%～98%，先后予比阿培南、哌拉西林钠他唑巴坦钠抗感染、新活素抗心力衰竭、恩替卡韦抗乙肝病毒、奥美拉唑抑酸护胃、利可君及升血小板胶囊促进血小板生成，输注白蛋白、护肾等对症支持治疗。患者经抗心力衰竭处理后症状改善，脑钠肽（BNP）明显下降，但存在巨脾、血液系统异常、肾功能不全、心力衰竭、高凝、全身多处淋巴结肿大及腹膜后肿块等问题，特请血液科、肾内科、心内科、病理科、肝病内科、胰脾外科、放射科、病理科、肿瘤科等多科室会诊，经讨论后考虑血液系统疾病，转往血液科行进一步专科治疗。结合症状、体征、实验室检查、影像学检查，患者最后确诊为非霍奇金淋巴瘤、淋巴浆细胞性淋巴瘤 Ann Arbor 分期Ⅳ期 B 高危组。予以行 R-CHOP ＋ 硼替佐米化疗方案治疗，化疗顺利。现患者病情较前好转后，顺利完成第二次化疗。

【检验医学在临床诊治中发挥的作用】

1. 检验医师及时与临床医生沟通，了解临床的需求，以准确、可靠、迅速的检验来促进疾病的及时有效救治。

2. 检验科开展的相关检测指标损伤性较小，敏感性较高，因此对改善非霍奇金淋巴瘤（NHL）患者的临床诊断和预后，以及指导临床分期具有重要意义。例如 β_2-MG 除作为恶性肿瘤诊断的重要指标之外，其动态监测是 NHL 疗效观察和判断预后的重要指标之一。

3. B 细胞通常不分泌 Ig，但在病理情况下如 B 细胞淋巴瘤，可能会分泌单克隆性的 Ig，导致患者出现相关的自身免疫性损伤。免疫固定电泳（IFE）将区带电泳和免疫沉淀试验结合起来，不仅分辨率、敏感度高，而且操作周期短、结果易于分析，可对各类免疫球蛋白及轻链分型，因此对 B 淋巴细胞或浆细胞疾病的鉴别诊断有很大价值。目前，半自动电泳仪应用广泛，可进行血清、尿液 M 蛋白和免疫球蛋白轻链等常规检验。

【思考/小结】

1. 淋巴瘤是起源于淋巴系统的恶性肿瘤，按肿瘤细胞特征、起病方式、结外受累、病程进展，分霍奇金病（HD）和 NHL 两大类。NHL 是我国最常见的淋巴瘤类型，可起源于全身淋巴组织，其临床表现多种多样，决定于病变范围和程度；典型症状是无痛性、进行性淋巴结肿大，可有全身症状，如发热、体重减轻以及结外病变。该患者首发症状不典型，巨脾，患者既往有血吸虫病史 30 余年，脾脏大小不详，患有慢性乙型病毒性肝炎、混合型肝硬化、门静脉高压，但患者无肝颈静脉曲张及腹水，血吸虫相关可能性小，属于疑难杂症。加强多学科、多领域的合作研究，为快速明确诊断，病情检测及预后有重要意义。

2. 近年来，NHL 患者表现出不同程度的生物化学、免疫学及分子生物学参数的变化，导致其对应指标呈现出不同的表达水平。虽然免疫固定电泳对 B 淋巴细胞或浆细胞疾病的鉴别诊断有很大价值，但必须结合骨髓细胞学检查、X 线和细胞免疫表达等其他检查方法以及患者临床表现做鉴别诊断，以防误诊。PET/CT 在 NHL 临床分期中，不仅能准确检出受侵袭的淋巴结，而且能灵敏发现受侵犯的结外病变，临床分期符合率较高，有助于指导临床治疗。

3. 抗心磷脂抗体（anticardiolipin antibody，ACA）是一种以血小板和内皮细胞膜上带负电荷的心磷脂作为靶抗原的自身抗体，属于抗磷脂抗体（antiphospholipid antibody，APA）系列。ACA 最常见于自身免疫性疾病，患者抗心磷脂抗体 IgG、IgM、IgA 阳性，但患者狼疮全套、狼疮抗凝物结果为阴性，自身免疫性疾病待排查。患者有慢性乙型病毒性肝炎，混合型肝硬化，相关文献提出 APA 含量在乙型病毒性肝炎与乙型病毒性肝炎后肝硬化患者血清中可明显升高，提示 HBV 感染与 APA 相关。

4. 患者免疫全套结果示免疫球蛋白 IgG、IgM、IgA 三系均显著降低，提示免疫球蛋白分泌受抑制。患者肿瘤标志物 CA125 呈阳性，研究证明 CA125 与 NHL 临床分期、有无全身症状、淋巴结外浸润和恶性程度有关。

5. 近年研究表明 HBV 不仅与肝组织有较高的亲和力，而且具有明显的嗜淋巴组织性，与恶性淋巴组织增生性疾病的发生密切相关。

〔黎村艳〕

第二节　多发性骨髓瘤

【病史摘要】

患者，女，62 岁。腰背部疼痛 1 年余。3 个月前于县级医院查肌酐 415.5 μmol/L，尿素氮升高，血常规提示中度贫血，考虑为慢性肾小球肾炎。另外，其肾功能不全与贫血程度不相符，且伴有腰背部疼痛，T11、L1～L3 椎体压缩性骨折伴骨髓水肿病史，原因不明，建议到上级医院就诊。患者到上级医院进行就诊，上级医院以患者"发现肌酐升高 3 个月余"收住院治疗，结合患者外院检查，需要考虑多发性骨髓瘤，完善相关检查。

【体格检查】

体温 36.6 ℃，心率 83 次/min，呼吸 20 次/min，血压 105/62 mmHg，肾病面容，全身皮肤黏膜未见黄染。全身浅表淋巴结未触及肿大。双肺呼吸音清晰，未闻及干、湿啰音。心律齐，各瓣膜听诊区未闻及病理性杂音，未闻及心包摩擦音。腹平坦，全腹无压痛，无反跳痛，无腹肌紧张。肾区无叩击痛，腹部移动性浊音阴性。脊柱无畸形，正常生理弯曲，四肢活动自如，无畸形、下肢静脉曲张，杵状指，双下肢无水肿。

【辅助检查】

血常规：RBC $2.12×10^{12}$/L，HGB 61 g/L，MCHC 302 g/L。电解质加肾功能：钙 3.35 mmol/L，磷 2.10 mmol/L，尿素氮 22.72 mmol/L，肌酐 402.1 μmol/L，尿酸 427.6 μmol/L。骨髓细胞学检查发现浆细胞比例增高，幼浆细胞占 34%，胞体大，染色质较细腻，核偏位，部分可见核仁，细胞质丰富。部分成熟红细胞呈缗钱状改变，粒系比例下降。胸部 CT 示双侧锁骨、肱骨头、胸骨双侧肋骨及胸椎骨质改变，并双侧部分肋骨、多发胸椎椎体病理性骨折，T7～L4 椎体不同程度地变窄，部分椎体呈楔形样改变。免疫全套中 IgA 23.5 g/L，IgM 0.10 g/L，免疫球蛋白轻链 λ 5.14 g/L，免疫球蛋白 κ 0.87 g/L。免疫固定电泳 IgA λ 型 M

蛋白阳性。（图2-5、图2-6）

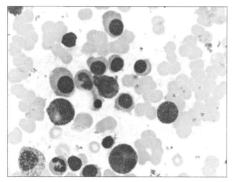

图2-5　骨髓图片中异常浆细胞

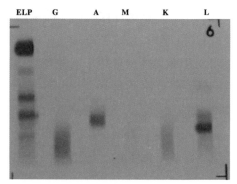

图2-6　患者免疫固定电泳结果

【临床诊治】

根据患者有腰背部疼痛并腰椎胸椎骨质改变病理性骨折，血常规提示患者中度贫血，成熟红细胞呈缗钱状改变。患者肾功能异常，血钙、肌酐及尿素氮均升高。骨髓细胞学检查发现浆系比例明显升高，形态异常。血及尿免疫固定电泳IgA λ型M蛋白阳性，支持多发性骨髓瘤的诊断，予以PAD方案化疗，并辅以护心、护肝、止吐、水化、利尿等对症支持治疗。

【检验医学在临床诊疗中发挥的作用】

1. 多发性骨髓瘤，血常规检查血红蛋白含量下降，绝大多数患者有不同程度的贫血，血涂片显示成熟红细胞呈缗钱状改变。

2. 骨髓瘤细胞占有核细胞总数的10%以上，典型的骨髓瘤细胞核染色质疏松，排列紊乱，细胞质丰富，呈灰蓝色或呈火焰状不透明。有些瘤细胞里面含有大量空泡（Mott细胞）。

3. 异常骨髓瘤细胞形态分为四型：即Ⅰ型（小细胞型），Ⅱ型（幼稚浆细胞），Ⅲ型（原始浆细胞），Ⅳ型（网状细胞型）。

4. 患者血清球蛋白超过正常，白蛋白正常或减少。异常浆细胞株增殖，约99%的患者血清和尿中存在M蛋白，M蛋白分为以下几种类型：IgG型、IgA型、IgD型、IgM型、IgE型、轻链型、双克隆型及不分泌型。

【思考/小结】

1. 多发性骨髓瘤骨髓涂片中骨髓瘤细胞通常≥10%，异常浆细胞的存在是诊断的重要依据。而骨髓中M蛋白的出现和溶骨性病变等也是诊断依据。99%的患者血及尿中能检测到M蛋白，极少数患者血及尿中检测不到，称为不分泌型多发性骨髓瘤。

2. 在分析患者骨髓细胞形态的同时结合患者的临床症状，如有无贫血、有无骨质疏松及骨疼痛，有无肾功能不全，这些均可成为诊断疾病的重要依据。

〔石　婷〕

第三节　传染性单核细胞增多症

一、传染性单核细胞增多症（一）

【病史摘要】

患儿，男，2岁7月龄。3天前无明显诱因出现发热，呈反复中高热，最高体温39.5℃，无寒战、抽搐、咳嗽、头痛、腹泻等不适，口服退热药体温可下降，但不能降至正常，在家口服用药治疗（具体不详）后仍有发热，第2天患儿家属发现患儿颈部肿大，遂至当地医院就诊，完善血常规、颈部彩超，考虑"颈淋巴结炎"，予以口服小儿感冒退热糖浆＋奥司他韦颗粒治疗，发热无缓解，在上级医院门诊予以哌拉西林他巴唑＋阿糖腺苷治疗，仍有发热，门诊以"发热、淋巴结肿大查因"收入院。

【体格检查】

体温38.5℃，心率125次/min，呼吸28次/min，血压86/60 mmHg，体重10.5 kg。神志清楚，发育正常，皮肤弹性正常，全身皮肤无黄染，未见皮疹、出血点、瘀点、瘀斑，双侧眼睑轻度浮肿，巩膜无黄染，双侧颈部及颌下可扪及数个肿大淋巴结，大的约4 cm×3 cm，质硬，边缘光滑，部分粘连，移动欠佳，左侧肿大明显，头颅无畸形。口唇无发绀，咽充血，扁桃体Ⅰ度肿大，可见少许白色膜性分泌物。双肺叩诊呈清音，双肺呼吸音粗，未闻及明显干、湿啰音。心前区无隆起，未触及震颤及心包摩擦感，心界无扩大，心音有力，律齐，未闻及杂音；腹膨隆，全腹无压痛、反跳痛，墨菲征阴性，肝肋下4 cm，脾肋下未触及，肠鸣音正常。

【辅助检查】

腹部彩超：右肝上界锁骨中线第6肋间，肋缘下长50 mm，右肝最大斜径95 mm，左肝长67 mm，厚45 mm，提示肝大，肝门区多发淋巴结肿大，肠系膜多发淋巴结声像。大便常规、尿常规、CRP、ESR、肺炎支原体抗体、结核抗体、肾功能、心肌酶、血脂、血清电解质6项、凝血常规、D－二聚体基本正常。肝功能：谷丙转氨酶44 U/L，谷草转氨酶78.7 U/L，嗜异型凝集试验阳性。血常规：WBC 20.4×10^9/L，RBC 4.08×10^{12}/L，HGB 109 g/L，PLT 126×10^9/L，白细胞分类N 28%，L 0.40%，M 6%，异型淋巴细胞26%。EB病毒三项联合检测：EBV抗CA-IgM（VCA-IgM）阳性，EB病毒Rta蛋白抗体IgG阳性，EB病毒DNA检测1.264×10^7，提示EB病毒感染（图2－7）。

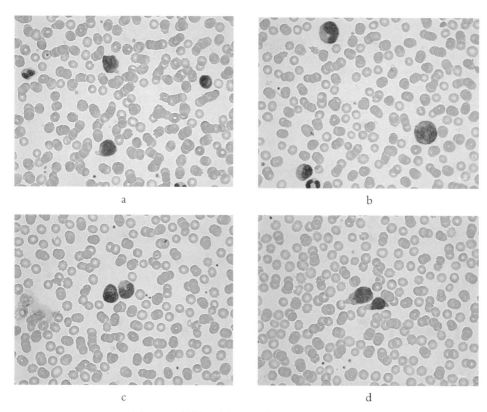

图 2-7　外周血中的异型淋巴细胞（×1000）

【临床诊治】

根据患者有发热、咽痛、淋巴结肿大、肝大，外周血涂片异型淋巴细胞数＞10％，伴肝功能轻度异常，嗜异型凝集试验阳性，EBV 抗 CA-IgM（VCA-IgM）阳性，EB 病毒 Rta 蛋白抗体 IgG 阳性，EB 病毒 DNA 检测 1.264×10^7，提示 EB 病毒感染，支持传染性单核细胞增多症的诊断，予以阿昔洛韦氯化钠注射液抗病毒、补液对症治疗，病情好转，5 天后办理出院手续。

【检验医学在临床诊疗中发挥的作用】

1. 传染性单核细胞增多症，血常规检查白细胞总数多数增高，也有正常或减低。病程早期中性粒细胞增多，后期淋巴细胞增高，异型淋巴细胞大多 10％以上。

2. 研究表明异常淋巴细胞主要是传染性单核细胞增多症的指标，但不是特异性指标；异常淋巴细胞增高＞20％，提示为传染性单核细胞增多症的可能性极大。

3. 异型淋巴细胞形态按 Doweny 分类法分为三型：即Ⅰ型（空泡型），Ⅱ型（不规则型或单核细胞型），Ⅲ型（幼稚型）。

4. 骨髓象多数变化不大，淋巴细胞增多或正常，亦可见异型淋巴细胞，但数量不及外周血，原幼淋巴细胞不增多。

5. 传染性单核细胞增多症属 EB 病毒感染性疾病，患者血清中 EB 病毒抗体阳性，EB 病毒核酸增高。血清嗜异性抗体，在发病第 1 周阳性率 75%，第 2 周后阳性率 90%～95%。

【思考/小结】

1. 传染性单核细胞增多症中的异型淋巴细胞如以Ⅲ型（幼稚型）为主，要注意与幼稚淋巴细胞区别，传染性单核细胞增多症淋巴细胞呈多克隆表现一般可以见到其他类型的异型淋巴细胞，白血病中的原幼淋巴细胞呈单克隆表现。

2. 在观察细胞形态的同时，也应关注患者的临床资料，如有无贫血、有无出血及骨髓中有无异常细胞是鉴别和判断细胞类型的关键。

3. 典型的传染性单核细胞增多症具有发热、咽峡炎及颈部淋巴结肿大三联征。

〔梁湘辉〕

二、传染性单核细胞增多症（二）

【病史摘要】

患儿，男，2 岁。因"咳嗽 10 天，加重伴发热 7 天"入院。患儿 10 天前受凉后出现咳嗽，为单声咳，无痰响，无喘息，伴流涕，为清水样，偶有喷嚏。当时未予重视，自行口服药物治疗 3 天（具体用药不详），疗效欠佳。7 天前患儿咳嗽加剧，为阵发性连声咳，可闻及喉中痰响，无喘息，有发热，最高体温 39.5 ℃，无畏寒、寒战。当地医院予以"阿奇霉素"治疗 7 天疗效欠佳。为求进一步诊治转入本院就诊，门诊以"发热查因"收住儿科。患儿自起病以来，精神食欲可，大小便无异常。既往体质欠佳，因"肺炎"反复住院 4 次，接种疫苗后因"过敏"住院 1 次。有湿疹，否认肝炎、结核病史，无甲型流行性感冒、手足口病接触史。对"鸡蛋、鱼"过敏。未完全按当地防疫部门要求预防接种。

【体格检查】

体温 38.7 ℃，脉搏 128 次/min，呼吸 32 次/min。神志清楚，检查合作。颈部、锁骨上、腹股沟区均可扪及肿大淋巴结，约绿豆至鸽子蛋大小，质软，活动度可，与周围组织无粘连，无压痛表情。咽部黏膜充血，扁桃体Ⅲ度肿大，两侧均可见黄白色脓性分泌物。双肺叩诊清音，双肺呼吸音粗，可闻及干湿啰音，无胸膜摩擦音。心率 128 次/min，律齐。肝脏肋下 3 cm，质软，边锐，无触痛，脾脏未触及。

【辅助检查】

血常规：WBC $16.1×10^9/L$，N 24.2%，L 60%，HGB 110.6 g/L，PLT $203×10^9/L$。胸部 X 线片示双肺纹理增多，两侧中内带肺野可见散在模糊小斑片阴影，提示支气管炎。血涂片：中性粒细胞 32%，淋巴细胞 43%，单核细胞 5%，异型淋巴细胞 20%（图 2-8）。

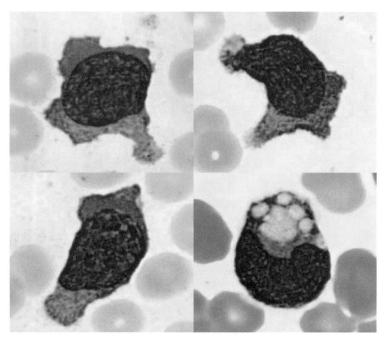

图 2-8　外周血中的异型淋巴细胞

【临床诊治】

入院后完善相关检查，呼吸道病毒感染阴性，肺炎支原体抗体 1：80。红细胞沉降率 5 mm/h。免疫全套正常。CRP 10.50 mg/L。大便常规正常。痰培养正常菌群。EB-VCA-IgM 阳性。EBV-DNA 1.84×10^7 copies/mL。复查血常规：WBC $11.42 \times 10^9/L$，N 26.1%，L 62.4%。诊断考虑：①传染性单核细胞增多症；②支气管肺炎。予以头孢哌酮/舒巴坦钠、阿奇霉素抗感染，以更昔洛韦抗病毒，以沙丁胺醇、布地奈德平喘，以复合酶护肝等支持治疗，通过以上治疗后，患儿病情好转出院。

【检验医学在临床诊治中发挥的作用】

1. EB 病毒感染　EB-VCA-IgM 阳性。患儿近期有不规则发热，眼部黏膜红肿，扁桃体Ⅲ度肿大，全身多处淋巴结肿大，肝脏肿大，结合血涂片异型淋巴细胞 20%，可考虑传染性单核细胞增多症。

2. 本病应与以咽峡炎表现为主的链球菌感染、疱疹性咽峡炎、风湿热等，以发热、淋巴结肿大为主要表现的结核病、淋巴细胞白血病、淋巴网状细胞瘤等，以黄疸、肝功能异常为特征的病毒性肝炎及化验改变较类似的传染性淋巴细胞增多症、巨细胞病毒感染、血清病等进行鉴别。此外，本病还需与心肌炎、风疹、病毒性脑炎等相鉴别。

3. 更昔洛韦抗 EBV 治疗，美洛西林抗感染，阿奇霉素抗支原体感染，咳嗽症状改善，但仍有发热，胸腹部出现红色皮疹，患儿过敏体质，考虑药物副作用，停用美洛西林和阿奇霉素，使用既往无过敏反应的头孢西丁钠，病情好转。

【思考/小结】

使用抗菌药物时需考虑过敏史及不良反应。

〔谢良伊　欧阳鹏文〕

第四节　急性早幼粒细胞白血病

一、急性早幼粒细胞白血病（一）

【病史摘要】

患者，男，25 岁。1 个月前无明显诱因出现食欲减退，进食减少，未予重视，无恶心、呕吐、腹痛、腹胀、头晕等症状。1 周前患者出现咽喉疼痛，纳差加重，每天 1～2 餐，进食量极少，同时出现乏力、头晕、活动时加重，诉夜间有发热，出汗等症状，未测量体温，偶感恶心、晕厥、腹痛等症状。遂到当地医院就诊，查血常规示：WBC 4.35×10^9/L，HGB 52 g/L，PLT 52×10^9/L，建议转上级医院就诊。患者为进一步诊治来上级医院急诊科就诊。既往史：2 年前诊断为"抑郁症"，服用"奥氮平"，规律复诊 1 年，病情稳定；1 个月前出现"右侧胸部带状疱疹"，服用中草药治疗，现已基本愈合。无手术、外伤史、输血史。预防接种史按计划进行。

【体格检查】

体温 37.0 ℃，脉搏 86 次/min，呼吸 20 次/min，血压 108/60 mmHg。慢性面容，贫血貌。皮肤黏膜无出血点，无瘀斑。右侧胸部可见带状疱疹愈合后血痂。全身浅表淋巴结无肿大。巩膜无黄染。胸骨无压痛。咽稍红，扁桃体未见肿大，双肺呼吸音粗，未闻及干、湿啰音，心率 86 次/min，律齐，心音可，未闻及明显病理性杂音。腹部平软，剑突下无明显压痛，肝肋下未触及，脾肋下未触及。双下肢无水肿。

【辅助检查】

肝功能基本正常，C 反应蛋白 100.0 mg/L，红细胞沉降率 23 mm/h。贫血四项：EPO＞776 mIU/mL，维生素 B$_{12}$＞1500 pg/mL，铁蛋白 633 ng/mL。营养性贫血检测：血清铁蛋白 836.88 μg/L，铁蛋白 1.4 g/L，总铁结合力 41.7 μmol/L。输血前四项、甲状腺功能三项、风湿全套、ANA 谱测定＋狼疮全套、血管炎三项均无异常。凝血常规：PT 17.3 秒，FIB 2.04 g/L，FDP 102.6 mg/L，D-二聚体 2.35 mg/L。心电图、胸片、腹部彩超大致正常。血常规：WBC 3.0×10^9/L，HGB 42 g/L，PLT 43×10^9/L，RBC 1.22×10^{12}/L，N 14%，L 36%，M 5%，

幼稚细胞 45%，幼稚细胞考虑为异常早幼粒细胞。流式细胞免疫分型：P3 区占有核细胞的 13.8%，考虑髓系原始细胞的可能性大；P4 区占有核细胞的 61.8%，考虑髓系幼稚细胞的可能性大。骨髓检查：急性非淋巴细胞性白血病 M_{3b}，POX 强阳性。荧光原位杂交（PML/RARA）提示：该患者 PML/RARA 基因阳性。染色体分析：分析 20 个分类项，均可见 + Y，其中 2 个分裂相可见 t（15；17）（q24；q21）。（图 2 - 9）

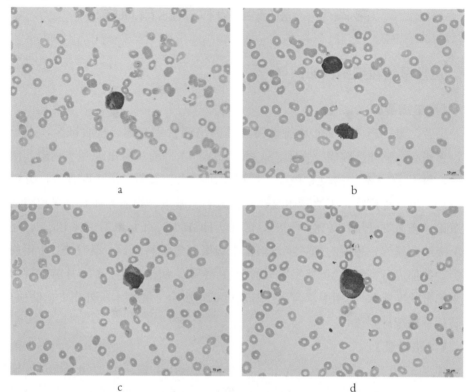

a　　　　　　　　　　　　　　　　b

c　　　　　　　　　　　　　　　　d

图 2 - 9　外周血中的异常早幼粒细胞（×1000）

【临床诊治】

根据骨髓检查、流式细胞学检查、FISH 原位荧光杂交、染色体检查该患者明确诊断为急性早幼粒细胞白血病（APL）。临床医生采用维 A 酸与三氧化二砷注射剂双诱导化疗，化疗期间患者出现发热，考虑感染，先后予以亚胺培南、万古霉素、利奈唑胺抗感染治疗，伏立康唑抗真菌治疗，止血，输血，护胃、护肝等对症支持治疗。1 个月以后复查血常规基本正常，骨髓细胞学检查恢复正常，一般情况可，康复出院。

【检验医学在临床诊疗中发挥的作用】

1. APL 骨髓中以异常早幼粒细胞增生为主，异常早幼粒细胞的形态特点为核染色质较疏松，不规则，常扭曲、折叠或分叶；细胞质丰富，含多量大小不等的嗜苯胺蓝颗粒，紫红色密集，有的细胞质分为内外两层，有的细胞质含长而粗大的 Auer 小体，可呈束状交叉排列，酷似柴捆样。

2. 以 FAB 分型方案为基础的急性粒细胞白血病（AML）把急性早幼粒细胞白血病 M3 型分为 3 种类型：M3a（胞质粗颗粒型）、M3b（胞质细颗粒型）、M3v（胞质微颗粒型，核型扭曲、分叶）。

3. APL 具有重现性细胞遗传学异常 t（15；17）（$q22$；$q12$）和 PML-RARa 融合基因。

【思考/小结】

1. APL 病情凶险，临床上常有严重的出血发生，常合并弥散性血管内凝血（DIC）和颅内出血，病情十分凶险，死亡率高，早期诊断及有效干预能够明显提高患者的治疗效果，外周血或骨髓中对异常早幼粒细胞的识别通常作为危急值，故尽早发现，并及时报告临床是挽救患者生命的关键。

2. 通过外周血细胞镜检能有效地筛查出高度疑似 APL 的患者，联合 PDF、D-二聚体检测在早幼粒细胞白血病的初筛、早期诊断中具有重要的临床意义。

3. 部分 APL 白细胞数常不增高或减少，我们在做血常规的过程中应该严格按照复检规则复检，对于白细胞减少的标本应该扩大显微镜下观察的视野，或采用富集白细胞的方法以提高对异常细胞的检出率。

〔梁湘辉〕

二、急性早幼粒细胞白血病（二）

【病史摘要】

患者，女，15 岁。全身乏力、气促 20 天余，休息后可自行缓解，无胸闷心悸等不适，当时未予以重视。再发加重伴双下肢瘀点瘀斑 1 天。于当地县人民医院就诊，血常规示：WBC 3.42×10^9/L，N 2.60%，L 40.40%，M 56.70%，RBC 1.33×10^{12}/L，HGB 48 g/L，PLT 29×10^9/L。当地医院建议转入上级医院就诊。

【辅助检查】

1. 门诊相关检查　血常规：WBC 3.47×10^9/L，N 67.0%，L 29.7%，M 2.2%，RBC 1.34×10^{12}/L，HGB 47 g/L，PLT 22×10^9/L。凝血功能：定量纤维蛋白原 1.40 g/L，D-二聚体定量 27.38 mg/L，纤维蛋白（原）降解产物 57.80 μg/mL，其他正常。血涂片初步阅片倾向 M3。新型冠状病毒核酸检测阴性。胸片：右肺下叶近胸膜下结节 LU-RADS 2 类。

2. 入院完善相关检查　血常规：白细胞计数 5.75×10^9/L，中性粒细胞计数 1.32×10^9/L↓，血红蛋白 47 g/L↓，血小板计数 14×10^9/L↓；凝血功能：定量纤维蛋白原 1.44 g/L↓，D-二聚体定量 12.12 mg/L↑，纤维蛋白（原）降解产物 32.00 μg/mL↑，余正常；血型＋抗筛：AB 型，Rh（D）阳性↑，不规则抗体筛查阴性；C 反应蛋白：9.46 mg/L↑；凝血功能：定量纤维蛋白原 1.54↓，D-

二聚体定量 18.77 mg/L↑，纤维蛋白（原）降解产物 38.6↑，其他正常；Rh 血型鉴定：Rh 血型 CcDEe；血栓三项：凝血酶-抗凝血酶复合物 8.8 ng/mL↑，纤溶酶- α_2 纤溶酶抑制物复合物 9.68 μg/mL↑，其他正常；贫血三项：铁蛋白 288.13 ng/mL↑，维生素 B_{12}：1542 pg/mL↑，其他正常；风湿全套、尿常规、肾功能、电解质、输血前四项正常；肝功能大致正常，血清蛋白电泳大致正常；三项呼吸道病毒核酸检测阴性；心电图示窦性心动过速。心脏彩超：心功能：EF 78%；三尖瓣轻度反流，左心室功能测值正常范围。腹部彩超：胆囊多发结石，胆囊炎。

3. 白血病免疫分型　骨髓检测：可见一群 SSC 稍增大的幼稚细胞分布，约占有核细胞 86.11%，表达 CD33$^+$、CD117$^+$、CD13$^+$、CD38$^+$、CD64$^+$、CD15p$^+$，不表达 HLA-DR、CD2、CD5、CD3、CD8、CD16、CD1a、CD34、CD14、CD20、CD56、CD4、CD138、CD10、CD19、CD22、CD11b、CD7。外送白细胞 56 融合基因筛查示 PML-RaRa L 亚型（bcr-1）阳性（＋）伴 WT1 表达阳性（＋）。

4. 骨髓片（图 2-10）

细胞类型		血片 (%)	参考范围	髓片 (%)
粒细胞系统	原始血细胞			
	原粒细胞	0.50	0.64 ± 0.33	0.50
	早幼粒细胞	88.50	1.57 ± 0.06	84.00
中性	中幼		6.49 ± 2.04	
	晚幼		7.90 ± 1.97	
	杆状核	1.50	23.72 ± 3.5	1.50
	分叶核		9.44 ± 2.92	
嗜酸	中幼		0.38 ± 0.23	
	晚幼		0.49 ± 0.32	
	杆状核		1.25 ± 0.61	
	分叶核		0.86 ± 0.61	
嗜碱	中幼		0.02 ± 0.05	
	晚幼		0.06 ± 0.07	
	杆状核		0.10 ± 0.09	
	分叶核		0.03 ± 0.05	
红细胞系统	原始红细胞		0.57 ± 0.30	
	早幼红细胞		0.92 ± 0.41	
	中幼红细胞	4	7.41 ± 1.91	2.00
	晚幼红细胞	8	10.75 ± 2.36	3.50
	巨早红细胞			
	巨中幼红细胞			
	巨晚幼红细胞			
粒系：红系			(3~5):1	15.6:1
淋巴细胞	原始淋巴细胞		0.05 ± 0.09	
	幼稚淋巴细胞		0.47 ± 0.84	
	成熟淋巴细胞	9.00	22.78 ± 7.04	8.60
	异形淋巴细胞		22.78 ± 7.04	
单核	原始单核细胞		0.01 ± 0.04	
	幼稚单核细胞		0.14 ± 0.19	
	成熟单核细胞		3.0 ± 0.88	
浆细胞	原始浆细胞		0.004 ± 0.02	
	幼稚浆细胞		0.104 ± 0.16	
	成熟浆细胞	0.50	0.710 ± 0.42	
其他细胞	组织细胞			
	组织嗜碱细胞			
	分类不明细胞			
计数（个）		200		200

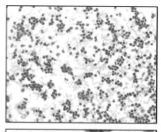

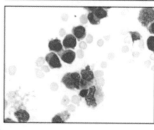

形态分析：

髓片：
1. 取材、涂片、染色良好。
2. 骨髓增生极度活跃。（上图）
3. 粒系异常增生，异常早幼粒为主，占84%。其胞体大小不等，形容不规则，核类圆形，核见扭曲折叠等，染色质细致，可见核仁，细胞质量中等，着蓝色，含有大量粗大的嗜天青颗粒，易见伪足及内外浆，奥氏小体易见，呈柴束样，中幼粒及以下阶段细胞少见或缺如。（下图）
4. 红系、巨核系增生均受抑制。成熟红细胞大小不均，血小板散在减少。
5. 淋巴细胞比例减少，形态大致正常。
6. 全片未见寄生虫。

血片：
有核细胞散在分布，分类见左表，异常早幼粒占56%，形同骨髓片形态描述，成熟红细胞大小不均，血小板散在减少。

诊断意见：
急性髓系白血病（M3型），请结合免疫分型、融合基因等检测。

图 2-10　骨髓涂片结果

5. 细胞化学染色（图 2 - 11）

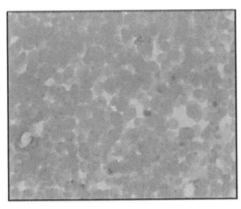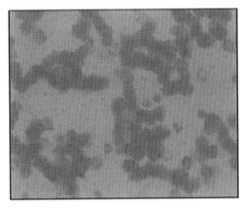

检查项目	结　果	参考范围
中性粒细胞碱性酸酶（MAP）	阳性率：未见阳性中粒细胞	NOS
	积分：	30～130
骨髓铁染色（Fe）	细胞外铁：无小粒	＋或＋＋
	细胞内铁：7%	12%～44%
	环形铁：无	≤1%

图 2 - 11　细胞化学染色结果

入院后予以头孢曲松钠每天 1 次，抗感染治疗，酚磺乙胺注射液和氨甲环酸注射液止血，人纤维蛋白原注射液补充纤维蛋白原，辅以注射用艾司奥美拉唑钠护胃、异甘草酸镁注射液护肝、成分输血等对症支持治疗。维 A 酸联合三氧化二砷注射剂诱导缓解，予以地塞米松磷酸钠注射液预防分化综合征，辅以盐酸托烷司琼止呕。

【临床诊治】

1. 急性早幼粒细胞白血病（PML-RaRa bcr-1 阳性，中危组）。

2. 急性扁桃体炎。

3. 低纤维蛋白原血症。

【检验医学在临床诊治中发挥的作用】

1. 血常规　血红蛋白及红细胞数呈重度减少，白细胞数正常，血小板重度减少。

2. 骨髓　骨髓片分类以异常早幼粒细胞为主，占 84%。其胞体大小不等，形态不规则，核类圆形，易见扭曲、折叠等，染色质细致，可见核仁，细胞质量中等，着蓝色，含有大量粗大的嗜天青颗粒，易见伪足及内外浆，奥氏小体易见，呈柴捆样，中幼粒及以下阶段细胞少见或缺如。红系、巨核系增生受到抑制。成熟红细胞大小不均，血小板散在减少。淋巴细胞比例减少，形态大致正常。全片未见寄生虫。

3. 细胞化学染色　未见 NAP 积分。

4. 免疫学检查　可见一群 SSC 稍增大的幼稚细胞分布，约占有核细胞 86.11%，表达 CD33$^+$、CD117$^+$、CD13$^+$、CD38$^+$、CD64$^+$、CD15p$^+$，不表达 HLA-DR、CD2、CD5、CD3、CD8、CD16、CD1a、CD34、CD14、CD20、CD56、CD4、CD138、CD10、CD19、CD22、CD11b、CD7。

5. 遗传学及分子生物学检查　白细胞 56 融合基因筛查示 PML-RaRa L 亚型（bcr-1）阳性（＋）伴 WT1 表达阳性（＋）。

【思考/小结】

1. 本病特征　广泛而严重的出血，以皮肤黏膜最为明显，其次为胃肠道、泌尿道、呼吸道及阴道出血，颅内出血最为严重，是致死的原因之一。易并发弥散性血管内凝血，是极其凶险的白血病之一。

2. 骨髓象改变，以异常早幼粒细胞为主，占 30%～90%（NEC）。异常颗粒增多早幼粒细胞形态异常，大小不一，外形呈椭圆形或不规则形，胞核略小，常偏一侧，有的可见双核，核染色质疏松且有明显核仁 1～3 个，胞质丰富呈蓝色或灰色，含多量大小不等的嗜苯胺蓝颗粒，紫红色密集，多分布于胞质一侧，核周围或遮盖胞核。胞质中可以见到短而粗的 Auer 小体，数量不等，俗称特征性的"柴捆细胞"。

3. 细胞化学染色　POX、SBB、AS-D-NCE、ACP 染色均呈阳性或强阳性反应。AS-D-NAE 可呈阳性反应，但不被氟化钠抑制。α-NBE 染色阴性。NAP 积分明显降低。

4. 借助免疫学、遗传学及分子生物学检验进行确诊。遗传学改变，融合基因产生是 APL 特有的遗传学标志。

〔李　江〕

第五节　急性白血病 M2 型

【病史摘要】

患者，男，65 岁。诉半年多前体检发现贫血，当时无症状，未予重视及特殊诊治。14 天前无明显诱因出现左颌下肿块，鹌鹑蛋大小，不痛不痒，质稍硬，未予特殊处理。后患者自觉肿块增大，质地较前变硬，患者诉 2 天前无明显诱因出现高热、寒战不适，最高体温达 39.3 ℃，无明显咳嗽、咳痰，无呕血、便血，无口腔出血，无胸闷、气促，无腹胀、腹泻等不适。患者为进行系统检查入住上级医院急诊科。急诊拟"淋巴结肿大查因"收住院查因。

【辅助检查】

1. B超　涎腺及引流区淋巴结彩超：左侧颌下实质性包块（59 mm×21 mm×28 mm），性质待定，左侧颈部Ⅰ、Ⅱ、Ⅲ、Ⅳ、Ⅴ区多发淋巴结肿大。颈部增强 CT＋CTV、CTA：①左颌下区结节灶，CTA、CTV 示病灶由左侧颈外动脉分行之面动脉及分支供血，回流入左侧颈内静脉，性质待查，肿大淋巴结建议穿刺活检；②双颈部多发肿大淋巴结；③左侧颈内静脉上段及乙状窦较对侧纤细，多考虑发育异常。

2. 检验检查

（1）血常规＋CRP：CRP 234.34 mg/L，WBC $9.66×10^9$/L↑，N $3.22×10^9$/L，M $3.84×10^9$/L↑，RBC $1.88×10^{12}$/L↓，HGB 53 g/L↓，PLT $38×10^9$/L↓；血型＋抗筛：B 型，Rh（D）阳性；血栓止血：定量纤维蛋白原 7.20 g/L↑，D-二聚体定量 1.05 mg/L↑，抗凝血酶Ⅲ活性测定：74.5%↓，纤维蛋白（原）降解产物 5.40 μg/mL↑；血气分析：pH 7.55，PCO_2 28 mmHg↓，PO_2 139 mmHg↑，SO_2 99.2%↑；肝功能：白蛋白 34.4 g/L↓，总胆红素 30.3 μmol/L↑，直接胆红素 10.0 μmol/L↑，间接胆红素 20.3 μmol/L↑；肾功能：尿素氮 11.09 mmol/L↑，肌酐 115.98 μmol/L↑，EGFR 55.84↓；血清葡萄糖 7.37 mmol/L↑；心肌酶：乳酸脱氢酶 325.03 U/L↑，肌红蛋白 228.7 ng/mL↑；直接抗人球蛋白 IgG：阴性；C3：阴性；新型冠状病毒核酸检测（初筛）阴性；输血前检查：梅毒螺旋体抗体阳性［42.46］↑，余正常；贫血三项：铁蛋白 957.29 ng/mL↑；脂蛋白相关磷脂酶 A2 288.31↑；BNP 467 ng/L；降钙素原：1.2 ng/mL↑；电解质正常。血小板抗体筛查：阴性；血清蛋白电泳：白蛋白 43.21%↓，α 16.83%↑，γ 26.03%↑；电解质正常。

（2）骨髓流式：CD2、CD117、CD45、CD33、CD19、CD34、CD10、CD20，CD22、HLA-DR、CD38、CD5、CD3、CD8、CD4、CD7、CD1a、CD16、CD13、CD11b、CD15、CD56、CD138、CD14、CD64 检测结果，骨髓检测可见幼稚细胞分布，约占有核细胞 59.85%，表达 CD7$^+$、CD117$^+$、CD34$^+$、CD33$^+$、CD15p$^+$、CD13$^+$、CD38$^+$、HLA-DR$^+$，不表达 CD56、CD10、CD2、CD5、CD3、CD8、CD14、CD20、CD4、CD138、CD19、CD22、CD11b、CD64。

（3）骨髓片：见图 2-12。

（4）细胞化学染色：POX：阳性，阳性率：95%；AS-DCE：阳性，阳性率：45%；ANAE：阳性；ANAE-NaF：弱阳性。结合骨髓细胞形态，考虑为 AML（M2 型）。（图 2-13）

细胞类型		血片（%）	参考范围（%）	髓片（%）
粒细胞系统	原始血细胞			
	原粒细胞	31.00	0.64 ± 0.33	61.50
	早幼粒细胞		1.57 ± 0.06	
	中性 中幼		6.49 ± 2.04	3.00
	中性 晚幼	1.00	7.90 ± 1.97	2.00
	中性 杆状核	21.00	23.72 ± 3.5	8.00
	中性 分叶核	19.00	9.44 ± 2.92	2.50
	嗜酸 中幼		0.38 ± 0.23	
	嗜酸 晚幼		0.49 ± 0.32	
	嗜酸 杆状核		1.25 ± 0.61	
	嗜酸 分叶核		0.86 ± 0.61	
	嗜碱 中幼		0.02 ± 0.05	
	嗜碱 晚幼		0.06 ± 0.07	
	嗜碱 杆状核		0.10 ± 0.09	
	嗜碱 分叶核		0.03 ± 0.05	
红细胞系统	原始红细胞		0.57 ± 0.30	
	早幼红细胞		0.92 ± 0.41	
	中幼红细胞		7.41 ± 1.91	5.50
	晚幼红细胞	5	10.75 ± 2.36	14.00
	巨早幼红细胞			
	巨中幼红细胞			
	巨晚幼红细胞			
粒系：红系			(3～5)：1	3.95：1
淋巴细胞	原始淋巴细胞		0.05 ± 0.09	
	幼稚淋巴细胞		0.47 ± 0.84	
	成熟淋巴细胞	26.00	22.78 ± 7.04	2.50
	异形淋巴细胞		22.78 ± 7.04	
单核	原始单核细胞		0.01 ± 0.04	
	幼稚单核细胞		0.14 ± 0.19	
	成熟单核细胞	2.00	3.0 ± 0.88	1.00
浆细胞	原始浆细胞		0.004 ± 0.02	
	幼稚浆细胞		0.104 ± 0.16	
	成熟浆细胞		0.710 ± 0.42	
其他细胞	组织细胞			
	组织嗜碱细胞			
	分类不明细胞			
计数（个）		100		200

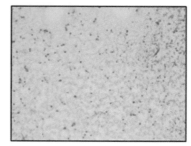

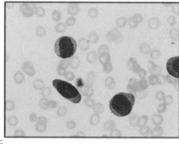

形态分析：

髓片：
1. 取材、涂片、染色良好。
2. 骨髓增生活跃。（上图）
3. 粒系异常增生，原粒占61.5%，其胞体大小不等，呈圆形，核类圆形，可见扭曲、凹陷，核染色质细颗粒状，可见核仁，细胞质量少，着蓝色，可见少量嗜天青颗粒。（下图）
4. 红系比例、形态大致正常。成熟红细胞大小不均。
5. 淋巴细胞比例减少，形态大致正常。
6. 全片可见巨核细胞1个，血小板分布少。
7. 全片未见寄生虫。

血片：
有核细胞散在分布，分类100个WBC可见5个幼红细胞可见原粒占31%，形同髓述，成熟红细胞大小不均，血小板分布少。

诊断意见：
急性髓系白血病，请结合免疫分型、融合基因等检测综合鉴别M2型。

图 2-12 骨髓涂片结果

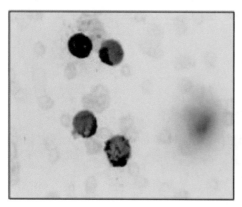

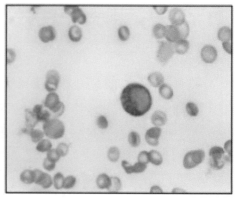

结果：

检查项目	结 果	参考范围
中性粒细胞碱性磷酸酶（MAP）	POX：阳性，阳性率：95%	NOS 30～130
骨髓铁染色（Fe）	AS-DCE：阳性，阳性率：45%	＋或＋＋ 12%～44%
	ANAE：阳性	≤1%

图2-13 细胞化学染色结果

（5）组织学：见图2-14。

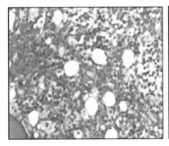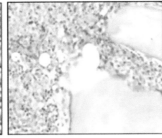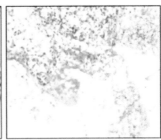

诊断内容：

镜下描述：

1. 骨髓增生极度活跃，粒红比例不宜评估。

2. 骨小梁间区原幼细胞呈多灶性广泛增生，胞体较大，不规则，染色质浅，可见核红，细胞质多少不等。

3. 正常造血组织中粒、红系少见，少量偏成熟阶段。

4. 巨核细胞少见，0～1个/HP，分叶核为主。

5. 骨小梁间区未见纤维组织细胞增生。

特殊染色：

铁染色（＋）；银染色（－）。

诊断提示：

急性髓系白血病，请结合临床及相关检测综合鉴别M2、M5等亚型。

图2-14 镜下观察结果

（6）免疫组化：2034311-A01♯：CK（pan）（－）、CD21（－）、CD20（－）、CD3（散在＋）、Ki67（＋，20%）、CD30（－）、CD5（散在＋）、PAX5（－）。

【临床诊治】

1. 骨髓增生异常综合征。

2. 急性髓系白血病（骨髓增生异常综合征转化M2型WT1高表达）。

3. 其他诊断 ①肺部感染：患者2天前出现发热、寒战不适，胸部CT平扫示考虑右肺下叶炎症，考虑该诊断；②原发性高血压3级，极高危，高血压心脏病，心功能Ⅰ级：患者高龄，既往原发性高血压病史10余年，外院心脏彩超示左心房大，患者日常活动无明显气促等不适，故此诊断；③重度贫血：多次复查血常规结果，故此诊断；④肾功能不全：上级医院急诊肾功能结果示肌酐数值上升，EGFR数值下降，故考虑该诊断；⑤高脂血症；⑥糖耐量异常；⑦双侧动脉硬化并左侧多发斑块形成；⑧左肾囊肿。

骨髓增生异常综合征实验室指标改变呈现以下特点：

1. 血常规　白细胞中度升高，贫血显著，血小板中重度减少。

2. 骨髓象　骨髓增生活跃，粒系异常增生，占 61.5%。胞体大小不等，呈圆形，核类圆形，可见扭曲、凹陷，核染色质细颗粒状，可见核仁，细胞质量少，着蓝色，可见少量嗜天青颗粒。

3. 细胞化学染色　POX：阳性，阳性率：95%；AS-DCE：阳性，阳性率：45%；ANAE：阳性；ANAE-NaF：弱阳性。NAP：一时性增高。

〔李　江〕

参考文献

[1]　范红平，忽胜和. 红细胞冷凝集对全血细胞计数影响分析［J］. 实验与检验医学，2015，33（06）：737‐739.

[2]　余锋，孙令凤，王娟，等. 淋巴瘤所致冷凝集素综合征 3 例临床回顾性分析并文献复习［J］. 肿瘤药学，2019，9（04）：699‐704.

[3]　窦心灵，樊玉兰，柴凤霞，等. 冷凝集现象对血常规多项参数检测结果的干扰及处理对策［J］. 国际检验医学杂志，2016，37（04）：562‐563.

[4]　李鸽，胡慧仙. 血清乳酸脱氢酶、β_2 微球蛋白及血管内皮生长因子水平检测对非霍奇金淋巴瘤的临床意义［J］. 中国实验血液学杂志，2012（03）：608‐610.

[5]　易树华，熊文婕，李增军，等. B 细胞淋巴瘤患者血清游离轻链检测及其临床意义［J］. 中国实验血液学杂志，2014，27（06）：206‐208.

[6]　高普均，曲立科，时彤，等. 慢性乙肝病毒感染与抗磷脂抗体的关系［J］. 临床肝胆病杂志，2000，16（2）：99‐100.

[7]　韩效林，张小毅，李敬东. 乙型肝炎病毒感染与 B 细胞型非霍奇金淋巴瘤发病的相关性分析［J］. 中华医院感染学杂志，2015，24（18）：4131‐4133.

[8]　王树叶，王巍. 多发性骨髓瘤简明诊疗策略［M］. 北京：人民卫生出版社，2015.

[9]　陈世伦，武永吉. 多发性骨髓瘤［M］. 北京：人民卫生出版社，2016.

[10]　侯健，傅卫军. 多发性骨髓瘤及其相关疾病［M］. 上海：上海科学技术出版社，2002：15‐30.

[11]　李守静，李宏然. 多发性骨髓瘤诊断的探讨：附 2547 例分析［J］. 中华肿瘤杂志，1995，17（1）：43‐46.

[12]　夏薇，陈婷梅. 临床血液学检验技术［M］. 北京：人民卫生出版社，2015.

[13]　乔燕伟. 传染性单核细胞增多症研究进展［J］. 河北医药，2020，42（22）：3472‐3476.

[14]　顾兵，郑明华，陈兴国. 检验与临床的沟通——案例分析 200 例［M］. 北京：人民卫生出版社，2011：180‐182.

[15]　沈悌，赵永强. 血液病诊断及疗效标准［M］. 北京：科学出版社，2018.

［16］ 师瑜，杨明珠，张娇蕊，等. 传染性单核细胞增多症合并多种病原体感染患儿临床特征和预后研究［J］. 陕西医学杂志，2020，49（11）：1453－1456.

［17］ 朱媛媛，陈韬，胡元辉. 儿童传染性单核细胞增多症 58 例临床分析［J］. 系统医学，2020，5（17）：102－104.

［18］ 许文艳，刘秋红，欧阳雁. 46 例传染性单核细胞增多症的临床与实验室诊断分析［J］. 大理大学学报，2020，5（08）：70－73.

［19］ 杨华，朱成英，王全顺，等. 初治急性早幼粒细胞白血病合并弥散性血管内凝血经验性治疗分析［J］. 中国实验血液学杂志，2014，22（2）：315－322.

［20］ 张笑芸，牛真珍. 外周血涂片镜检联合纤维蛋白（原）降解产物、D－二聚体检测在急性早幼粒细胞白血病早期诊断中的应用［J］. 中国卫生检验杂志，2019，29（17）：2104－2106.

［21］ 马军. 中国急性早幼粒细胞白血病诊疗指南（2018 年版）［J］. 中华血液学杂志，2018（3）：179－183.

［22］ 王建中. 临床检验诊断学图谱［M］. 北京：人民卫生出版社，2012.

第三章 中枢神经系统疾病检验案例分析

第一节 化脓性脑膜炎

一、化脓性脑膜炎（大肠埃希菌）

【病史摘要】

患儿，男，2月龄。半天前无明显诱因出现发热，体温波动最高 38.5 ℃，四肢不暖，伴呻吟，晨起呕吐 1 次，为喷射状，呕吐物为胃内容物，无畏寒、寒战、抽搐，无咳嗽、发绀、呼吸困难等症状，以"发热查因"入住儿科。患儿自起病以来，精神、食欲欠佳，小便正常，大便糊状，每天 2～3 次。

【辅助检查】

完善相关检查：甲型流感病毒抗原阴性，乙型流感病毒抗原阴性。血常规：白细胞计数 20.87×10^9/L，中性粒细胞百分率 77.9%，血红蛋白 88 g/L，血小板计数 749×10^9/L；降钙素原 0.12 ng/mL。脑脊液常规：无色，云雾状，Pandy 试验微量，红细胞计数 20.00×10^6/L，白细胞计数 160.00×10^6/L，中性粒细胞 0.80×10^9/L，淋巴细胞 0.20×10^9/L。脑脊液生化：葡萄糖 2.20 mmol/L，LDH 51.5 U/L，ADA 0.9 U/L，蛋白 1261.5 mg/L，氯 114.7 mmol/L；凝血功能、肝肾功能、电解质、心肌酶谱、血糖、小便常规均未见明显异常；脑脊液：墨汁染色涂片镜检未找到新型隐球菌；真菌涂片镜检未找到真菌，细菌涂片镜检细胞内外均可见较多革兰氏阴性杆菌。胸片示双肺纹理模糊，未见明显实质性病变；头部 CT 平扫未见异常。大便常规、呼吸道 7 种病毒、红细胞沉降率、CRP 均未见明显异常。脑脊液免疫：脑脊液免疫球蛋白 G 73.3 mg/L，脑脊液免疫球蛋白 M 3.25 mg/L，余基本正常。肺炎支原体 DNA $< 4.00 \times 10^2$ copies。脑脊液培养为大肠埃希菌，对头孢他啶、头孢吡肟、亚胺培南均敏感；2 次痰培养均未见明显异常；尿培养未见明显异常；血培养为大肠埃希菌，对头孢他啶、头孢吡肟、亚胺培南均敏感。

【临床诊治】

予以心电监护，中心吸氧，记 24 小时尿量，测血压、心率、呼吸、神志、瞳孔 q4h，测血氧饱和度，先后予以头孢硫脒、头孢曲松、万古霉素、美罗培南抗感染、肝素钠改善微循环，甘露醇、甘露果糖、呋塞米、地塞米松减轻颅内压，丙种球蛋白增强免疫力，可比特＋普米克雾化止咳化痰等对症支持处理，患儿仍有抽搐，体温较前好转，经会诊后转科，继续予美罗培南、万古霉素、红霉素抗感染，甘露醇降颅内压，单唾液酸四己糖神经节苷脂钠注射液护脑、肝素钠改善循环，加氟康唑预防真菌感染，输注静脉丙种球蛋白等对症支持处理，后血常规示血红蛋白 70 g/L，红细胞压积 23.5％，有输血指征，予输注悬浮红细胞 0.75 个治疗单位，复查肝肾功能基本正常；电解质示钠 132 mmol/L，氯 98 mmol/L，钾 5.83 mmol/L；输血前检查正常。复查脑脊液常规：无色，清晰透明，Pandy 试验阴性，红细胞计数 $10.00×10^6$/L，白细胞计数 $8.0×10^6$/L，脑脊液生化：氯 121.9 mmol/L，脑脊液蛋白 356 mg/L，葡萄糖 2.68 mmol/L，乳酸脱氢酶 26.0 U/L，腺苷脱氨酶 1.08 U/L，真菌涂片镜检未找到真菌，细菌涂片镜检未找到细菌，墨汁染色涂片镜检未找到新型隐球菌。脑脊液免疫全套示：补体C3 0.04 g/L，补体 C4 0.02 g/L，脑脊液 IgG 95.1 mg/L，IgM 4.86 mg/L，提示 IgG、IgM 升高。建议完善高 IgM 血症免疫筛查。通过以上治疗后，患儿病情好转出院。

【检验医学在临床诊治中发挥的作用】

1. 通过脑脊液三大染色检查，将脑脊液离心甩片后，做革兰染色镜检，细胞内外均可见大量革兰氏阴性杆菌，为临床诊断化脓性脑膜炎提供了有力依据。

2. 脑脊液培养示大肠埃希菌，对头孢吡肟、头孢他啶、厄他培南、亚胺培南、阿米卡星敏感，以上抗菌药物除阿米卡星外，大剂量时是能部分通过或脑膜炎时能通过血-脑屏障，均可用于化脓性脑膜炎的抗菌治疗，为临床正确用药提供了依据。（图 3-1）

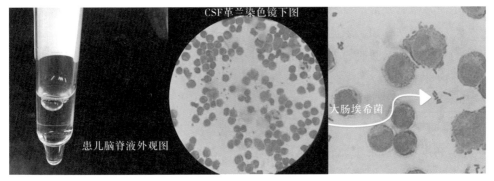

图 3-1　脑脊液肉眼及革兰染色镜下观察结果

【思考/小结】

1. 不同年龄组发生细菌性脑膜炎时病原体有明显差异。＜2 月龄婴儿组中乙型溶血性链球菌占 86.1％，有报道＜1 月龄新生儿组中，大肠埃希菌占重要地位，多来自产道（此例考虑产道来源，可以考虑取母亲生殖道标本做同源性分析），由于体内缺乏能中和病菌的 IgM，入侵的大肠埃希菌得以繁殖而致病（本病例中患儿属于此种感染）。11～17 岁年龄阶段中脑膜炎奈瑟菌感染占 45.9%，成人中肺炎链球菌感染占首位。

2. 大肠埃希菌主要分布于人体正常生殖道、肠道等部位，当女性处于妊娠或分娩期时，可因周围环境变化而导致大肠埃希菌感染新生儿，产妇肠道中缺乏免疫因子，新生儿肠道黏膜功能较差，此时极易受大肠埃希菌的感染。另外，受胎盘屏障功能的影响，母体内免疫球蛋白 M（IgM）经过胎盘进入胎儿体内数量会较少，胎儿自身难以有足够的能力杀灭大肠埃希菌，大肠埃希菌引发的化脓性脑膜炎患儿的脑脊液呈现脓性反应，大量白细胞渗入脑脊液，导致患儿病程加长，后遗症增多。

3. 不同细菌引起的小儿化脓性脑膜炎的临床症状不同，所用治疗药物不同，这就对我们检验工作者提出要求：尽量缩短 TAT 时间，给临床发出准确报告，为临床的早期精准治疗提供依据。

〔曾　玲〕

二、化脓性脑膜炎（肺炎链球菌）（一）

【病史摘要】

患者，女，74 岁。被发现意识障碍、四肢乏力 6 天余。既往有"慢性中耳炎"病史数余年，近几个月有双耳流脓病史，予以治疗后（具体治疗不详）症状无明显好转，体温 36.6 ℃，脉搏 77 次/min，呼吸 20 次/min，血压 170/94 mmHg。双肺呼吸音清，无啰音，心率 77 次/min，心律整齐，未闻及明显杂音，腹平软，无压痛、反跳痛，双下肢不肿。神志清楚，言语流利，反应迟钝，计算力、记忆力、定向力未见异常。双侧瞳孔等大等圆，直径 3 mm，直接、间接对光反射灵敏，双眼球活动自如，未见眼球震颤，双侧鼻唇沟对称，伸舌居中。颈软。右上肢肌力 4 级，右下肢肌力 4 级，左上肢肌力 4 级，左下肢肌力 4 级，四肢肌张力正常，四肢腱反射（＋＋），双克征（－），双巴征（－）。双指鼻试验（－），双跟膝胫试验（－），Romberg 征睁眼及闭眼（－）。深浅感觉正常。

【辅助检查】

1. 初次就诊医院　血常规：白细胞 32.5×10⁹/L，血红蛋白 134 g/L，血小板 224×10⁹/L，红细胞 4.37×10¹²/L，中性粒细胞百分率 93.2%、淋巴细胞百分率 3.3%；红细胞沉降率 40 mm/h。C 反应蛋白 185.14 mg/L。肝功能：谷草转氨酶 80 U/L，谷丙转氨酶 18 U/L，总蛋白 49 g/L，白蛋白 26.8 g/L；乳酸 4.23 mmol/L。肾功能：尿素氮 8.70 mmol/L。心肌酶：肌酸激酶 2685 U/L，肌红蛋白 1215.70 ng/mL。电解质正常。血脂：总胆固醇 5.28 mmol/L，LDL

3.2 mmol/L。血气分析：二氧化碳分压 27.5 mmol/L，钾 2.76 mmol/L，BE －4.6 mmol/L；心电图未见明显异常；头胸部 CT：双侧脑室前后角旁脑白质可见片状低密度灶，边缘模糊；脑室系统及脑池不同程度增大；脑沟、裂增宽；中线结构无偏移；骨窗观察枕骨可见高密度减低区；双侧乳突峰房气化差，并可见片状稍高密度灶；双侧上颌窦及筛窦内可见密度增高影；右肺上叶后段及双肺下叶可见斑片状模糊病灶；气管及主支气管通畅，纵隔无移位，其内未见异常结节灶，右心室稍增大，主动脉壁可见点状高密度影；无胸腔积液及胸膜增厚征象；肝实质内可见小圆形低密度灶；部分胸椎边缘可见骨赘形成。头部 MRI：DWI 示右侧外侧裂池、四叠体池及双侧额顶部脑表面异常信号。

2. 再次就诊医院　血常规：红细胞计数 3.67×10^{12}/L↓，血红蛋白 106 g/L↓，红细胞平均血红蛋白浓度 312 g/L↓。脑脊液常规：无色水样，白细胞计数 17.0×10^6/L。脑脊液生化：葡萄糖 2.84 mmol/L，蛋白 1029.9 mg/L↑，氯 127 mmol/L。脑脊液免疫全套：脑脊液免疫球蛋白 A 1.00 mg/L，脑脊液免疫球蛋白 G 145.00 mg/L↑，脑脊液免疫球蛋白 M 6.56 mg/L↑，脑脊液白蛋白 797.00 mg/L↑。同期血：氯 107 mmol/L，葡萄糖 7.34 mmol/L↑。凝血功能示：定量纤维蛋白原 7.31↑，D-二聚体定量 1.41↑，纤维蛋白（原）降解产物 5.1↑。肾功能：尿酸 135.7 μmol/L↓，胱抑素 C 1.13 mg/L↑。心肌酶：肌红蛋白 143.1 ng/mL↑。电解质：钾 3.37 mmol/L↓，钠 134 mmol/L↓。肝功能：总蛋白 50.89 g/L↓，白蛋白 28.47 g/L↓。血脂：甘油三酯 1.80 mmol/L↑，高密度脂蛋白胆固醇 0.73 mmol/L↓。降钙素原 0.68 ng/mL↑。C 反应蛋白测定：C 反应蛋白 13.30 mg/L↑。尿液分析：正常。

3. 头部磁共振平扫＋增强＋DWI＋头颈部 MRA　右侧中脑大脑脚及右侧丘脑区急性脑梗死（感染继发?）；双侧额顶颞叶蛛网膜下腔多发异常信号、脑膜强化考虑化脓性脑膜炎；右侧半卵圆中心白质高信号，Fazekas 1 级血管源性可能；双侧中耳乳突炎；右侧大脑后动脉 P3 段动脉硬化改变，请结合临床；颈部 MRA 未见明显异常。脑脊液 NGS：可见肺炎链球菌、肝炎丙型肝炎病毒 C 型。动态脑电图示：界线性动态脑电图，背景 α 脑波调幅不良，睡眠周期不完整；未见尖、棘波。

【临床诊治】

神经内科护理常规，一级护理，低盐、低脂饮食，告病重，测神志、瞳孔、脉搏、呼吸、血压 q6h。急查血常规、肾功能、凝血全套、电解质，完善肝功能、血脂、尿常规、大便常规，行头颅 MRI、DWI、头颈部 MRA 检查。予以抗血小板聚集、调脂稳斑、改善循环、抗感染及对症支持治疗。完善腰椎穿刺检查。针对患者血钾低、头晕、血压稍高、白蛋白下降等症状，予以氯化钾缓释片 1 g 每天 3 次，补钾治疗，甲磺酸倍他司汀片（6 mg，每天 3 次）缓解头晕，苯磺酸氨氯地平片降压，嘱患者高蛋白饮食。

【检验医学在临床诊治中发挥的作用】

1. 急性期周围血象白细胞（WBC）计数明显增高，以中性粒细胞为主，可出现不成熟细胞。

2. 脑脊液（CSF）压力增高，乳白色混浊、脓样，静置 1～2 小时内可出现凝固或沉淀物，WBC 计数在（10～100）$\times 10^9$/L，少数病例更高，以中性粒细胞为主，可占白细胞总数的 90% 以上。有时脓细胞集积呈块状物，此时涂片及致病菌培养多呈阳性。偶有首次腰椎穿刺正常，数小时后复查变为脓性。蛋白质明显升高，可达 1.0 g/L 以上。糖含量明显降低，可低于 0.5 mmol/L 以下甚至无糖。氯化物含量亦降低。乳酸脱氢酶升高。

〔卢婉莹　黄　莹〕

三、化脓性脑膜炎（肺炎链球菌）（二）

【病史摘要】

患者家属诉 2 天前发现患者在床上胡言乱语，神志不清，无法与之交流，畏寒，发抖明显，无肢体活动障碍。无恶心呕吐，四肢抽搐、口吐白沫等症状。被家人送至当地卫生院（具体治疗不详），无明显好转，后于县中心医院就诊，当时体温 38.5 ℃，CT 示脑积水、脑室少量积血。患者家属为求进一步诊治，转院就诊，以"精神行为异常查因"入院。发病以来未进食，精神差，体力差，大便正常，留置导尿，体重无明显变化。4 年前有车祸外伤史，颅骨及全身多处骨折，后遗留左眼球突出，视力下降，余无后遗症。否认"肝炎、结核、伤寒、疟疾"病史，否认"高血压、糖尿病、高脂血症、脑血管疾病、冠心病、心脏瓣膜病、心律失常、精神疾病"病史。无输血史，否认食物、药物过敏史，预防接种史不详。否认新型冠状病毒肺炎流行病学史。

【辅助检查】

血常规：白细胞计数 16.05$\times 10^9$/L↑，中性粒细胞计数 14.58$\times 10^9$/L。脑脊液生化：葡萄糖 0.02 mmol/L，氯 113 mmol/L，脑脊液或尿蛋白 3791 mg/L↑，腺苷脱氨酶 3.63 U/L。脑脊液分析：淡黄色，雾状，红细胞计数 120.00$\times 10^6$/L，白细胞计数 3500.00$\times 10^6$/L；细菌＋真菌涂片：涂片镜检可见大量革兰氏阳性球菌；墨汁染色涂片镜检未找到隐球菌。尿液检测：尿液黄色，尿隐血（＋＋＋）↑，尿 pH 6.5，尿蛋白（＋＋）↑，尿相对密度 1.042↑。肝功能常规检查、葡萄糖测定、血脂检测：总蛋白 54.49 g/L↓，白蛋白 35.27 g/L，直接胆红素 7.73 μmol/L↑，间接胆红素 8.06 μmol/L，谷丙转氨酶 45.7 U/L，谷草转氨酶 74.8 U/L↑，葡萄糖 8.17 mmol/L↑，甘油三酯 1.13 mmol/L，高密度脂蛋白胆固醇 0.50 mmol/L↓，低密度脂蛋白胆固醇 0.90 mmol/L↓。脑脊液免疫球蛋白

A 95.70 mg/L↑，脑脊液免疫球蛋白 G 505.00 mg/L↑，脑脊液免疫球蛋白 M 102.00 mg/L↑，脑脊液白蛋白 2510.0 mg/L↑。脑脊液液基制片可见较多中性粒细胞，未见肿瘤细胞（图 3 - 2）。脑脊液细菌、真菌培养及鉴定：肺炎链球菌阳性，真菌培养经培养鉴定无真菌生长。结核分枝杆菌检测：涂片镜检未找到抗酸杆菌。半乳甘露聚糖（隐球菌抗原）检测：隐球菌莱膜抗原检测阴性。结核分枝杆菌耐药基因（rpoB）检测：结核分枝杆菌检测阴性。真菌 D-葡聚糖检测 + 曲霉半乳甘露聚糖检测（GM 实验）：曲霉半乳甘露聚糖检测＜0.5，真菌（1 - 3）-β-D-葡聚糖检测＜37.5。

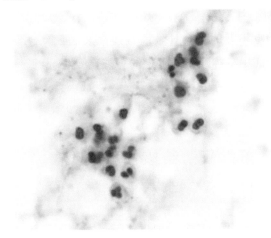

图 3 - 2　脑脊液液基制片可见较多中性粒细胞，未见肿瘤细胞

【临床诊治】

穿刺脑脊液送生化、常规检查、细菌真菌培养、免疫全套、结核分枝杆菌检测、涂片找隐球菌、细菌真菌涂片、发热脑炎检查、结核分枝杆菌耐药基因（rpoB）检测、体液细胞学检查诊断等相关检查；患者双眼结膜充血水肿，暂予以氧氟沙星凝胶滴眼及湿纱布覆盖，并完善眼科会诊，继续目前抗感染治疗，并继续复查炎症指标，密切观察患者一般情况；神经内科护理常规，重症监护护理，鼻饲饮食，低盐、低脂饮食；急查血常规、肾功能、凝血全套、心电图、头部 CT、胸部 CTA、电解质，完善肝功能、血气分析、血脂、尿常规、大便常规、胸片、腹部彩色 B 超、心脏彩超、动态心电图、甲状腺功能、磁共振等检查；予以头孢曲松、阿昔洛韦抗感染、甘油果糖 + 甘露醇脱水抗水肿、肠内营养粉维持营养、双歧杆菌调整肠道菌群、乙酰谷酰胺护脑，谷胱甘肽护肝、多库酯钠通便、泮托拉唑及硫糖铝护胃维持血电解质平衡及对症支持治疗。

【检验医学在临床诊治中发挥的作用】

1. 化脓性脑膜炎和多数细菌感染疾病一样，血常规检查为外周血中性粒细胞比例增高为主的白细胞计数增高，可出现不成熟细胞，也有少数化脓性脑膜炎患者白细胞计数处于正常范围。此外可检测 C 反应蛋白、降钙素原等炎性指标辅助诊断。

2. 脑脊液革兰染色 脑脊液离心后取沉渣镜检，可以判别革兰氏阳性与阴性菌、球菌与杆菌，具有良好的诊断特异度，是一种快速鉴别病原体的诊断方法。脑脊液细菌培养为诊断化脓性脑膜炎的"金标准"，还可进行药敏实验，指导治疗，需使用抗生素前同时进行血培养检查以提高检出阳性率。

3. 化脓性脑膜炎可检测细菌抗原辅助诊断，常用的方法有聚合酶链反应、对流免疫电泳法、乳胶凝集试验、酶联免疫吸附试验、放射免疫法等。

【思考/小结】

化脓性脑膜炎是中枢神经系统常见的感染性疾病，通常急性起病，发展迅速，病情凶险，如果治疗不及时，会导致高致残率及病死率。当患者出现发热、头痛等症状时，需要考虑中枢神经系统感染的可能，及早完善腰椎穿刺脑脊液检查，以达到早期诊断、及时治疗的目的。

〔吴 玲 黄 莹〕

第二节 结核性脑膜炎

【病史摘要】

患者，男，41岁。头痛1个月余，加重3天。左侧颞部胀痛伴阵发性刺痛，有夜间盗汗现象。神经系统体查未见阳性体征。体温36.6℃，脉搏99次/min，呼吸20次/min，血压114/90 mmHg。双肺呼吸音清，无啰音，心率99次/min，心律整齐，未闻及明显杂音，腹平软，无压痛反跳痛，双下肢不肿。神志清楚，言语流利，反应灵敏，计算力、记忆力、定向力未见异常。双侧瞳孔等大等圆，直径3 mm，直接、间接对光反射灵敏，双眼球活动自如，未见眼球震颤，双侧鼻唇沟对称，伸舌居中。颈软。右上肢肌力5级，右下肢肌力5级，左上肢肌力5级，左下肢肌力5级，四肢肌张力正常，四肢腱反射（＋＋），双克征（－），双巴征（－）。双指鼻试验（－），双跟膝胫试验（－），Romberg征睁眼及闭眼（－）。深浅感觉正常。饮水试验Ⅰ级。

【辅助检查】

头部MRI平扫＋头部MRA示：颅脑磁共振平扫未见异常；提示左侧大脑前动脉A2段动脉瘤；双侧筛窦炎。颈椎MRI平扫示：C4/C5、C5/C6、C6/C7椎间盘稍突出，颈椎退行性变。胸部CT平扫示：右下肺、左上肺舌段、左下肺背段少许炎症。心电图：窦性心律，电轴左偏。

血常规示：白细胞计数13.71×10⁹/L↑，中性粒细胞计数10.06×10⁹/L↑，中性粒细胞百分率73.3%↑，血小板计数366×10⁹/L↑，血小板分布宽度9.9↓，血小板压积0.34↑，余正常。脑脊液三大染色阴性。脑脊液常规：水样，清晰透明，Pandy 试验阴性，红细胞计数 $80.00 \times 10^6/L$，白细胞计数 $1450.00 \times 10^6/L$，中性粒细胞 $0.20 \times 10^9/L$，淋巴细胞 $0.80 \times 10^9/L$。脑脊液生化示氯 122.2 mmol/L，脑脊液或尿蛋白 1134.8 mg/L，葡萄糖 3.00 mmol/L↑，乳酸脱氢酶 28.2 U/L，腺苷脱氨酶 0.66 U/L。免疫全套（脑脊液）：脑脊液免疫球蛋白 A 16.6 mg/L↑，脑脊液免疫球蛋白 G 104 mg/L↑，脑脊液免疫球蛋白 M 4.25 mg/L↑，脑脊液白蛋白 721 mg/L↑。脑脊液抗酸染色阴性。结核感染 T 细胞检测：结核分枝杆菌 Y-干扰素检测结果（T-N）337.41 pg/mL↑，结核分枝杆菌 Y-干扰素检测结果判读 阳性↑；PPD（＋＋＋）；抗结核抗体阴性。脑脊液细胞学检查示白细胞计数及嗜中性粒细胞比例增高，呈以淋巴细胞为主的混合细胞反应型；单核细胞明显活跃。C 反应蛋白 44.3 mg/L↑。凝血功能示定量纤维蛋白原 6.84 g/L↑，D-二聚体定量 1.05 mg/L↑。血氯 99.6 mmol/L。血葡萄糖 4.14 mmol/L。肝功能示总蛋白 60.0 g/L↓，球蛋白 17.90 g/L↓，间接胆红素 4.80 μmol/L↓，谷丙转氨酶 5.7 μ/L↓，谷草转氨酶 9.43 μ/L↓，前白蛋白 160 mg/L↓。肾功能、心肌酶、电解质、狼疮全套、碳-12、血脂、输血前四项、风湿免疫全套、降钙素原均阴性。

【临床诊治】

神经内科护理常规，一级护理，低盐、低脂饮食，告病重，测血压 q6h。急查血常规、肾功能、心肌酶、凝血全套、胸部 CT 平扫、完善肝功能、血脂、尿常规、大便常规＋OB 试验、风湿全套、免疫全套、狼疮全套、输血前四项、新型冠状病毒肺炎核酸检测、C 反应蛋白、降钙素原、心电图、心脏彩超、腹部＋泌尿系 B 超、脑电图＋脑地形图，尽快行头颅 MRI 增强检查。暂予以乙酰谷酰胺注射液护脑、晕痛定胶囊、盐酸曲马多缓释片止痛等对症支持治疗，待检查结果完善后再酌情调整治疗方案。

【检验医学在临床诊治中发挥的作用】

1. 血液检查　大部分患者血常规正常，部分患者红细胞沉降率增高，可出现低钠和低氯血症。

2. 脑脊液检查　压力增高可达 400 mmH$_2$O 或以上，外观无色透明或微黄，磨玻璃样混浊，静置 12～24 小时可见液面有纤细的薄膜形成，白细胞增多，早期以中心粒细胞为主，晚期淋巴细胞显著增多，常为（50～500）$\times 10^6/L$。蛋白质中度增高，通常为 1～2 g/L，中晚期葡萄糖下降且与预后有关，氯化物下降较明显，比葡萄糖下降早，对结核性脑膜炎与化脓性脑膜炎的鉴别有一定价值，腺苷脱氨酶（ADA）升高。

〔卢婉莹　黄　莹〕

第三节　肝性脑病

一、肝性脑病（肝癌）

【病史摘要】

患者，男，47 岁。诊断肝癌半个月余，便血 3 天，反应迟钝半天，因"发现意识障碍 1 小时"入院。体温 36.1 ℃，脉搏 84 次/min，呼吸 20 次/min，血压 131/95 mmHg。发育正常，慢性病容，步入病房，反应迟钝，计算能力、定位可，肝病面容，无扑翼样震颤，无贫血貌。全身皮肤黏膜无黄染、皮疹及出血点。腹部稍膨隆，未见腹壁静脉曲张，未见胃肠型及蠕动波，腹壁软，腹部无压痛，无肌紧张及反跳痛，肋缘下锁骨中线处约 4 cm、剑突下约 4 cm 可扪及肝结节，边界清，表面粗颗粒状，无触痛，脾肋下未及，肝、脾无叩击痛，双下肢无水肿。患者入院前已诊断原发性肝癌，突发反应迟钝、语速减慢，伴下肢乏力，头部 CT 未见明显占位性、脑血管意外等，考虑肝性脑病所致。

【辅助检查】

入院：血红蛋白 156.00 g/L，血小板计数 231.00×10⁹/L，中性粒细胞计数 3.61×10⁹/L，红细胞计数 5.00×10¹²/L，白细胞计数 5.10×10⁹/L，中性粒细胞百分率 70.70%↑。凝血常规：D-二聚体 1155.00 μg/L↑。甲胎蛋白＞51000 ng/mL↑。乙肝三对示乙型肝炎病毒核心抗体阳性↑，乙型肝炎病毒 e 抗体 阳性↑，乙型肝炎病毒表面抗原阳性↑。腹部增强 VCT：①肝右叶、尾状叶巨大占位，考虑肝癌，肝门静脉癌栓形成，肝右静脉显示不清，考虑受累，下后方病灶（肾上腺转移灶？同源性病灶？其他？）；②脾大；③腹膜后多发小淋巴结；④右肾囊肿；⑤右侧少量胸腔积液。甲状腺＋锁骨上淋巴结彩超＋颈部淋巴结彩超示：①甲状腺左侧叶低回声结节，考虑 TI-RADS3 类；②双侧颈部低回声结节，考虑淋巴结。

随后：甲胎蛋白 ＞51000 ng/mL↑。血氨 117.1 μmol/L。肝功能：γ-谷氨酰转肽酶 167 U/L↑，总胆汁酸 27.4 μmol/L↑，谷草转氨酶 45 U/L↑，谷丙转氨酶 49 U/L↑，前白蛋白 65.5 mg/L↓，视黄醇结合蛋白 9.6 mg/L↓。血脂：甘油三酯 2.42 mmol/L↑，低密度脂蛋白 4.91 mmol/L↑，载脂蛋白 E 67.12 mg/L↑，总胆固醇 7.59 mmol/L↑。肾功能：同型半胱氨酸 25.69 μmol/L↑，肌酐 33 μmol/L↓。心肌酶：乳酸脱氢酶 263 U/L↑。全程 C 反应蛋白 6.89 mg/L↑。血糖、电解质、淀粉酶、凝血功能未见明显异常。头部＋胸部 CT 平扫：①头部 CT 平扫未见明显异常，未见明显骨折外伤征象，必要时短期复查或 MR 检查；②支气管疾病，右上肺、双下肺渗出性病灶、右侧胸腔积液较前吸收；③左侧第

7～8 肋骨走行稍扭曲，请结合临床并复查；④肝右叶占位性病变，脾大，请结合临床及增强。

【临床诊治】

消化内科护理常规，一级护理，低蛋白饮食，血糖监测 q8h，家人陪伴，测脉搏、呼吸、血压每天 1 次，接触隔离。完善以下检查：血常规、尿常规、大便常规＋OB、电解质、肝功能、肾功能、血糖、血脂、血淀粉酶、心肌酶、凝血功能、胃功能、CRP、AFP、血浆 D－二聚体测定、血浆氨测定、乙型肝炎病毒（HBV）、DNA 测定（HBV-DNA）、异常凝血酶原、心电图、头部＋胸部 CT 平扫。

予注射用泮托拉唑（80 mg，静脉滴注，bid）抑酸，甘草酸单铵半胱氨酸（200 mL）＋门冬氨酸鸟氨酸（10 mg，续滴，qd）护肝，薄芝糖肽提高免疫力，乳果糖促排便，双歧杆菌调节肠道菌群，华蟾素提高免疫力，补液及支持治疗。

【检验医学在临床诊治中发挥的作用】

1. 血氨测定　测定血清中氨含量以确定是否存在氨中毒，有助于肝性脑病的诊断。测定动脉血氨比静脉血氨更有意义。

2. 肝功能检查　检测肝功能有助于判断肝的代谢解毒能力，以及肝性脑病是否由肝硬化等原发肝病引起。如谷草转氨酶及谷丙转氨酶由高值转为低值、血清胆红素显著增高、血清白蛋白减低、血糖降低、凝血酶原时间延长等都反映肝功能严重受损。

3. 肾功能　肝性脑病以代谢紊乱为基础，会导致肾功能受损，尤其破坏肾的过滤功能，故可检测血尿素氮、血肌酐等指标。

4. 病情监测　肝功能的监测尤为重要，定期复查肝功能，检测有无异常指标。若病情复发或加重，应及时到医院就诊。

〔卢婉莹　王　佳〕

二、肝性脑病（肝衰竭）

【病史摘要】

患者全身皮肤巩膜黄染半个月余，神志不清 1 天。家属代述患者于半个月前无明显诱因出现全身皮肤巩膜黄染，尿黄，呈浓茶样，未予重视。1 天前无明显诱因出现神志改变，躁动不安，并不能准确应答，进食减少，尿量减少，患者因躁动不安、不配合治疗，为求进一步诊治，在家属要求下转入上级医院就诊，因病情危重，急诊科以"急性肝衰竭（晚期）肝性脑病"收入医院。起病以来，患者神志改变如上，精神差，饮食、睡眠差，小便改变如上，大便情况不详，近期体重无明显变化。既往有小三阳病史 20 年余，间断服用"乙肝宁冲剂"，具体剂量不详。近 10 年来，未服用药物。既往有高血压病史 10 年余，最高血压不详，4

年前开始服用"尼莫地平"20 mg，口服，每天1次，"阿司匹林肠溶片"50 mg，口服，每天1次；有饮酒史20年，每天饮酒量约100 mL，未戒酒，否认毒物接触史。体温36.0 ℃，脉搏103次/min，呼吸26次/min，血压119/86 mmHg。发育正常，营养差，慢性肝病面容，神志昏迷，精神较差，自动体位，查体不能合作，全身皮肤有陈旧性皮疹瘢痕，全身浅表淋巴结未触及肿大，巩膜重度黄染。

【辅助检查】

血常规：WBC 23.95×10^9/L，N 84.9%，RBC 5.21×10^{12}/L，HGB 141 g/L，PLT 261×10^9/L。肝功能：ALT 2251 IU/L，AST 2209 IU/L，TBIL 560.2 μmol/L，DBIL 408 μmol/L，IBIL 152.2 μmol/L。肾功能：BUN 18.97 mmol/L，Cr 313.6 μmol/L。电解质：K 5.83 mmol/L。凝血功能：PT 45.5秒，PTA 10.7%，Fbg-(g/L) 15.2 mg/L，TT27.6秒，AT-Ⅲ 12.2%，FbP 47 ng/L。头+胸+全腹部CT：肝硬化，脾大，少量腹水，胆汁淤积，胆囊炎，前列腺钙化，腹膜后及右侧心膈角多发肿大淋巴结，提示右肺上叶结核（纤维、硬结为主），左肺尖小结节，考虑良性结节，右侧胸腔积液伴右下肺萎陷；头部CT平扫未见异常。

【临床诊治】

诊断：①急性肝衰竭（晚期）肝性脑病；②慢性乙型病毒性肝炎；③多器官功能不全（肝衰竭、肾衰竭、肝性脑病、凝血功能障碍）；④电解质紊乱，高钾血症；⑤高血压3级，很高危。

治疗：①ICU护理常规，重症监护，禁食，监测血压、脉搏、呼吸、神志、瞳孔、血氧饱和度、中心静脉压，上心电监护、吸氧，记24小时出入水量。②暂予以"美罗培南 0.5 g q6h"抗感染、"泮托拉唑 80 mg q12h"抑酸护胃、"还原型谷胱甘肽 2.4 g qd"护肝，辅以雾化化痰、营养支持、改善循环、补液、维持电解质平衡等对症支持治疗。③住院过程中，第一次查血氨为122.6 μmol/L，患者目前肝、肾功能差，行血浆置换改善肝功能，考虑肝衰竭引起凝血功能差，予以申请冰冻血浆等处理。④患者HBV-DNA阳性，慢性乙型病毒性肝炎，诊断明确，遵肝病科会诊意见予以加用恩替卡韦抗病毒治疗；积极争取肝移植或肝肾联合移植，候肝过程中可予人工肝桥接治疗（PE+CVVH，适当脱水）。

【检验医学在临床诊治中发挥的作用】

1. 该患者有乙型病毒性肝炎（简称乙肝）病史20余年，有饮酒史20年，此次因皮肤巩膜黄疸、神志不清入院。入院检查肝功能：ALT 2251 IU/L，AST 2209 IU/L，TBIL 560.2 μmol/L，DBIL 408 μmol/L，IBIL 152.2 μmol/L。ALT、AST作为肝脏疾病诊断的两个重要指标，在病毒性肝炎、肝硬化等疾病引起肝功能损害时，ALT、AST升高的程度与肝功能的损害呈正相关；与AST相比，ALT能够更好地反映肝损伤程度，血清ALT水平可在患者出现黄疸等相关临床症状时就升高，并且与病情的严重程度相关，可以作为判断急性肝炎是否恢复的一个良好的指标；同时，可通过 AST/ALT 的比值，对疾病做出鉴别诊断，急性肝炎时比值<1，肝硬化时比值≥2，而肝癌时≥3；因此，对于有乙肝病史的患者，定期复查肝功能，对于早期诊断肝损伤以及判断疾病的预后有重大的意义。

2. TBIL、DBIL、IBIL，这三项指标通常用来判断有无黄疸、黄疸的程度以及演变过程、对于急性肝衰竭的患者，由于肝细胞大量坏死，因此这三项指标都会升高。

3. 血清胆汁酸作为反映肝脏损害的一个敏感指标，当肝脏疾病其他肝功能指标正常时，可出现血清胆汁酸的增高；血清胆汁酸水平与慢性乙肝患者肝纤维化也有一定的联系，慢性肝炎患者血清胆汁酸水平随肝脏炎症分级与纤维化分期的增加呈上升趋势，并与病理学改变呈正相关，因此，在临床上应重视胆汁酸的检测，对于评估患者是否有肝硬化及其严重程度有一定的应用价值。

4. 血氨升高对于肝性脑病的诊断有重要的价值，一般肝性脑病的患者血氨都会升高，然而血氨升高的水平与肝性脑病的严重程度并不完全一致；目前，血氨的测定主要用于肝性脑病的监测和处理，结合患者的临床症状为进一步的治疗提供参考依据。血氨标本的采集是血氨检测结果准确性的关键，止血带压迫时间过长、采血后较长时间才检测、高温下运送均可能引起血氨假性升高，应室温下采静脉血后立即送检，30 分钟内完成测定，或离心后 4 ℃冷藏，2 小时内完成检测。

【思考/小结】

肝性脑病是终末期肝病患者的主要死因之一，早期诊断、及时治疗是改善此类患者预后的关键措施，而目前能够检测的几种肝功能损伤的生化指标，在肝性脑病的应用有限，有相关的文献报道，血氨与血清色氨酸联合检测能够提高肝性脑病患者早期诊断的灵敏度，且漏诊率较低。

〔卢婉莹　谭超超〕

第四节　颅内静脉窦血栓

【病史摘要】

患者 1 个月前开始出现一过性黑矇感，每次持续数秒，每天可多次无规律性发作。1 个月后开始自觉视力下降，右眼为甚，无视物变形、闪光感，无明显眼球转动痛，无眼红、眼胀、眼痛，无畏光、流泪，无头晕、头痛等不适。问诊药物治疗后，患者自觉未见明显好转，视力持续下降影响生活，为求进一步诊治，再次就诊。此次发病以来，患者食欲、睡眠、精神尚可，大小便正常，体重无明显减轻。有耳鸣史 1 年，耳鼻喉科及神经内科检查未见明显异常。7 个月前因左下肢肿胀查彩超发现左下肢静脉血栓形成，治疗半年。再次因腘窝部疼痛查下肢彩超示：左侧下肢股浅静脉远心端及腘静脉管腔内血栓形成。否认高血压、心脏病史，否认糖尿病、脑血管疾病、精神疾病史，否认手术、外伤、输血史，否认食物、药物过敏史。

【辅助检查】

心脏彩色多普勒超声示：三尖瓣轻度反流，左室收缩功能测试值正常范围。单侧下肢深静脉彩超：左侧下肢股浅静脉远心端及腘静脉管腔内血栓形成；双眼虹膜纹理清，双眼瞳孔圆形，直径约 3 mm，对光反应灵敏，双眼晶状体透明，核颜色透明，双眼眼底可见视盘水肿，边界不清，网膜面平伏，黄斑区反光欠清，未见明显出血及渗出。头颅 MRV 示下矢状窦大脑内静脉、右侧横窦、乙状窦及颈内静脉细小，显示不佳，上矢状窦窦汇直窦、左侧横窦、乙状窦及颈内静脉走行区未见明确充盈缺损。腰椎穿刺后测颅内压为 460 mmH$_2$O。蛋白 S 活性测定 26%↓。凝血功能：凝血酶原活动度 172.9↑，PT 国际标准化比值 0.77↓，D-二聚体定量 2.73↑，抗凝血酶Ⅲ活性测定 63.0↓，纤维蛋白（原）降解产物 8.1↑。抗心磷脂抗体 IgA、IgG、IgM 均为阴性，抗 β$_2$ 糖蛋白抗体正常。血栓三项：凝血酶-抗凝血酶复合物 5.3 ng/mL↑，纤溶酶- α$_2$ 纤溶酶抑制物复合物 0.88 μg/mL↑，血栓调节蛋白 15.6 μg/mL↑，组织纤溶酶原激活物/抑制剂- 1 复合物 13.0 ng/mL。多肿瘤标志物均正常。免疫全套（脑脊液）：脑脊液免疫球蛋白 A 0.05 mg/L，脑脊液免疫球蛋白 G 9.93 mg/L，脑脊液免疫球蛋白 M 0.15 mg/L，脑脊液白蛋白 96.60 mg/L。脑脊液隐球菌抗原阴性。肝功能：总蛋白 54.49 g/L↓，白蛋白 33.93 g/L↓，谷丙转氨酶 204.4 U/L↑，谷草转氨酶 90.5 U/L↑，余正常。血脂：甘油三酯 2.45 mmol/L↑，血清总胆固醇 7.68 mmol/L↑，高密度脂蛋白胆固醇 2.50 mmol/L↑，载脂蛋白 A1 1.98 g/L↑，载脂蛋白 B 1.27 g/L↑。同型半胱氨酸 16.21 μmol/L↑。

【临床诊治】

眼科一般护理常规，二级护理，低盐、低脂饮食；完善三大常规、肝肾功能、输血前检查、眼底荧光造影、视野等相关检查；予以营养神经、活血化瘀等治疗；完善腰椎穿刺后，做脑脊液生化、脑脊液常规检查，完善视神经炎全套检查。完善凝血功能、蛋白 S 和蛋白 C、风湿全套、抗心磷脂抗体、系统性肿瘤筛查，请耳鼻喉科会诊排查中耳炎、乳突炎。使用低分子肝素抗凝对防止颅内静脉血栓扩展、注射那曲肝素钙注射液抗凝治疗。

【检验医学在临床诊治中发挥的作用】

患者测量颅内压增高明确，结合患者凝血酶原活动度升高，抗凝血酶Ⅲ活性测定降低，凝血酶-抗凝血酶复合物升高，纤溶酶- α$_2$ 纤溶酶抑制物复合物升高，血栓调节蛋白升高等检测结果及其他辅助检查，可诊断为颅内静脉窦血栓。血栓的形成的病因多样，血液成分改变，如脂蛋白、胆固醇、凝血因子含量增加可导致血栓，系统性红斑狼疮、血管炎、抗心磷脂抗体综合征等全身性疾病也可导致血栓，还可由肿瘤导致，高同型半胱氨酸血症也是深静脉血栓形成的危险因素。可通过检测相关指标，提高早期诊断率，通过有效及时干预措施进一步改善临床结局。

【思考/小结】

颅内静脉窦血栓形成是由多种病因导致的脑静脉系统血管病，较少见，临床症状多样。凝血酶原、抗凝血酶活性等检测，可辅助临床及时诊断治疗。治疗方法包括抗凝治疗、溶栓或取栓治疗。患者可能由于药物治疗进一步导致肝功能受损，临床需动态检测肝功能，如出现明显总蛋白降低，AST、ALT 升高等改变，提示临床进一步采取更合理的治疗手段。

〔吴　玲　张　瑶〕

第五节　脑转移瘤

【病史摘要】

患者自诉 4 个月前无明显诱因出现头晕头痛，头痛呈持续性前额部胀痛，休息后仍不能缓解，并伴有双耳听力下降，无发热、呕吐、抽搐、视物旋转、大小便失禁等症状。住院治疗 1 个月，具体用药不详，患者症状无明显缓解。出院后再次就诊，行 PET/CT 提示：左肺下叶基底段糖代谢增高结节，考虑中央型肺癌可能性大；双肺门和纵隔淋巴结转移可能；左肺下叶、左侧胸膜转移可能，医院建议行肺部活检，患者及家属拒绝活检后出院。长期服用"布洛芬缓释胶囊"，症状可稍缓解，1 个月前行 2 次腰椎穿刺脑脊液检查均未发现癌细胞。今为求进一步诊治，再次就诊，以"头痛、听力下降查因"入院。

【辅助检查】

双耳听力下降，Romberg 征阳性。定位在颅内痛敏结构及前庭蜗神经，定性考虑肿瘤性。患者无腰穿禁忌，行腰椎穿刺脑脊液相关检查。脑脊液生化：脑脊液或尿蛋白 1965 mg/L↑。脑脊液分析：红细胞计数 280.00×10^6/L。头颅 MEI 平扫+增强：双侧脑室旁、双半卵圆中心、双侧额顶叶白质深部高信号 Fazekas 1 级；右大脑前动脉 A1 段细小；左侧顶叶脑膜及右侧颞叶脑膜多发强化结节，结合病史考虑转移瘤。免疫组化：（左下叶外基底段，TBLB）送检小组织多粒，其中一粒可见异型细胞团，结合免疫组化考虑肺腺癌。免疫组化：CD56（－）、CgA（－）、CK（pan）（＋）、CK5/6（－）、CK7（＋）、EGFR（＋）、Ki67（＋，30%）、Napsin A（＋）、p53（弱＋）、Syn（－）、TTF-1（＋）、p40（－）。脑脊液制片可见淋巴细胞及个别异型细胞，可疑腺癌（图 3－3）。电解质常规测定、肾功能常规检查、心肌酶常规检查：EGFR 88.35↓，$β_2$-微球蛋白 3.06 mg/L↑，胱抑素 C 1.50 mg/L↑，凝血功能检测：凝血酶原活动度 133.1%↑，凝血酶原活动度 133.1%↑，活化部分凝血活酶时间 24.1 秒↓。糖化血红蛋白检测：HbA1 9.5%↑，HbA1c 7.5%↑，HbA1c 7.5%↑，HbA1 9.5%↑。尿常规：白细胞总数 55.9 个/μL↑，尿白细胞酯酶 1+↑，尿胆原 34 μmol/L↑。肝功能常规检查、葡萄糖测定、血脂检测：总蛋白 55.98 g/L↓，白蛋白 34.74 g/L↓，葡萄糖 6.86 mmol/L↑，血清总胆固醇 5.92 mmol/L↑，载脂蛋白 B 1.18 g/L↑。

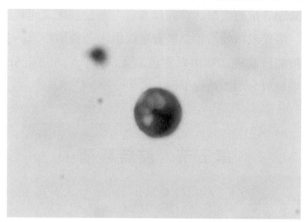

图 3-3 脑脊液液基制片可见淋巴细胞及个别异型细胞，可疑腺癌

【临床诊治】

神经内科护理常规，一级护理，低盐、低脂饮食，告病重，测血压 tid，监测血糖空腹+三餐后 2 小时血糖。完善血常规、肾功能、凝血全套、心电图、头部 CT、电解质，完善 OGTT、肝功能、血脂、尿常规、大便常规、胸部 CT、腹部彩色 B 超、甲状腺功能，尽快行头部 MRI 平扫+增强检查。予以止痛，每天 1 次皮下注射及口服二甲双胍缓释降血糖，甘油果糖氯化钠注射液静脉滴注，泮托拉唑肠溶胶囊护胃、阿普唑仑片改善睡眠等对症支持治疗。

【检验医学在临床诊治中发挥的作用】

患者脑脊液制片见个别异型细胞，可疑腺癌，且脑脊液蛋白含量明显增高，红细胞数量增多，结合病史以及免疫组化等辅助检测，可诊断为肺腺癌脑转移。

1. 脑转移瘤是指身体其他部位恶性肿瘤经血液转移或其他途径转移至颅内所致，通常为肺癌、胃癌等转移。脑脊液检查是该病的重要辅助检查方法，脑脊液中发现可疑癌细胞，结合患者病史，是诊断脑转移癌的重要依据。

2. 脑脊液蛋白明显增高常见于脊髓腔等中枢神经系统恶性肿瘤及其转移癌、化脓性脑膜炎、结核性脑膜炎等。脑脊液蛋白轻度增高常见于病毒性脑膜炎、真菌性脑膜炎、流行性乙型脑炎、脊髓灰质炎、脑膜血管梅毒等。

3. 脑脊液红细胞正常值升高时，多提示存在颅内或脊髓腔内有出血。

4. 电解质常规测定、肾功能常规检查、心肌酶常规检查、肝功能常规检查、血糖检测等可及时为患者提供对症治疗。

【思考/小结】

肺癌脑转移瘤是脑转移肿瘤中最常见的类型。肺癌脑转移患者愈后差，一旦发生，如果不及时治疗死亡率很高。目前肺癌脑转移的主要诊断依靠影像学检查手段。如 MRI、CT。但是对于一些微小病灶或者是弥漫性的脑转移灶，影像学往往无法明确判断，并且脑转移患者大多出现神经精神系统症状，导致其行动受限，难以配合，影像学检查一定程度上可能受限制。寻找这些病灶有可能分泌的某些肿瘤相关因子具有重要意义，可以让脑转移肿瘤患者尽早得到诊断，使其能够被及时治疗，从而改善愈后。

〔吴　玲　胡崇宇〕

第六节　流行性脑脊髓膜炎（脑膜炎奈瑟菌）

【病史摘要】

患者诉于 1 周前无明显诱因出现发热，最高体温为 39.1 ℃，伴咽痛及发热时头痛，无咳嗽、咳痰，无畏寒、寒战等不适，遂自行服用"布洛芬、消炎药（具体不详）"等药物，自诉当天服用上述药物后发热可缓解，后反复出现发热，伴头痛、咽痛等不适，服用上述药物，自觉症状无明显改善，未予以重视，未就诊治疗。于 3 天前晨 8 点左右被朋友发现晕倒在家，呼之不应，四肢及关节可见皮肤青紫、瘀斑，遂入院。医生予以磺苄西林抗感染，复方电解质、葡萄糖注射液补液及对症支持治疗，神志恢复，仍有反复发热、头痛等不适，体温波动在37.5 ℃～38.6 ℃，伴有咽痛、纳差等不适，并出现逆向型记忆缺失，无抽搐，无言语行为异常，否认大小便失禁情况，无咳嗽、咳痰，无胸闷、胸痛、心悸，无气促，无头晕等不适。患者自觉症状较前无明显改善，要求转院治疗。转院以"发热、头痛查因"入院。患者自起病以来，精神、睡眠一般，食纳差，大小便正常，体重较前无明显改变。

【辅助检查】

CRP 275.49 mg/L↑，WBC 21.94×10⁹/L，中性粒细胞百分率 83.90%，中性粒细胞计数 18.42×10⁹/L，淋巴细胞百分率 9.1%，红细胞计数 4.23×10¹²/L，血红蛋白 125 g/L，血小板计数 350×10⁹/L↑。肝功能：总蛋白 64.9 g/L↓，总胆红素 21.1 μmol/L↑，直接胆红素 6.7 μmol/L↑，余项正常。电解质：钾 3.29↓。脑脊液生化：葡萄糖 2.81 mmol/L，氯 123 mmol/L，乳酸脱氢酶 46.62 U/L，脑脊液或尿蛋白 486.9 mg/L↑，腺苷脱氨酶 3.6 U/L。脑脊液分析：无色水样，清晰透明，Pandy 试验微量，红细胞计数 7.0×10⁶/L，白细胞计数 140.0×10⁶/L，中性粒细胞 0.30%。淋巴细胞 0.40%，单核细胞 0.30%；隐球菌、细菌涂片阴性。

脑脊液液基制片未见肿瘤细胞（图3－4）。脊液免疫全套：脑脊液免疫球蛋白 A 28.70 mg/L↑，脑脊液免疫球蛋白 G 82.20 mg/L↑，脑脊液免疫球蛋白 M 3.56 mg/L↑，脑脊液白蛋白 449.00 mg/L↑。脑脊液隐球菌荚膜抗原检测、抗酸杆菌：阴性。脑脊液 NGS 结果：脑膜炎奈瑟菌。头胸部 CT 未见明显异常。降钙素原 4.580 ng/mL；凝血功能：凝血酶时间 11.10 秒，凝血酶原时间 12.30 秒，部分活化凝血酶时间 31.90 秒，国际标准化比率 1.14，纤维蛋白原 7.22 g/L，D－二聚体 22.76 ng/mL。呼吸道六项均阴性。

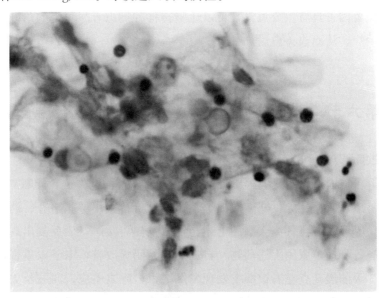

图3－4　脑脊液液基制片可见稍多淋巴细胞及少数中性粒细胞，未见肿瘤细胞

【临床诊治】

患者急性起病，主要表现为反复发热、头痛，随后突发意识障碍，遗留有逆行性记忆减退，四肢及关节可见皮肤青紫、瘀斑。辅助检查示白细胞、中性粒细胞、CRP 均升高，头胸部 CT 未见明显异常，定位：脑膜及广泛大脑皮质，考虑颅内感染可能性大。脑脊液检查提示白细胞升高，血糖低，提示化脓性脑膜炎可能，但仍不能完全排除少数病毒感染或非典型细菌感染可能，予以抽血查病原微生物宏基因检测，追脑脊液病原微生物宏基因检测，血及脑脊液 NGS 结果回报提示：脑膜炎奈瑟菌感染，流行性脑脊髓膜炎诊断明确。

神经内科护理常规，一级护理，普食饮食；告病重完善血常规、肾功能、凝血全套、电解质、心肌酶、肝功能、血脂、尿常规、大便常规，尽快行头颅 MRI 平扫＋增强＋头部 MRA、心脏彩超、腹部彩超等检查；予以"头孢曲松"抗感染、"阿昔洛韦"抗病毒及对症支持治疗，完善腰椎穿刺检查。

【检验医学在临床诊治中发挥的作用】

1. 患者血常规检查白细胞总数升高，中性粒细胞也升高，一般情况下流行性脑脊髓膜炎患者白细胞总数明显增加，为 $20 \times 10^9/L$ 左右，中性粒细胞占 80%～90%。

2. 流行性脑脊髓膜炎患者脑脊液检查是明确诊断的重要方法，患者颅内压多增高，脑脊液检查白细胞数目升高。如果临床上表现为脑膜炎，而病程早期脑积液检测正常，则应该12～24小时后再次检查，以免漏诊。

3. 细菌学检查为流行性脑脊髓膜炎诊断的重要手段。脑脊液沉淀后涂片或者取瘀斑处组织液涂片染色镜检，简便易行，阳性率较高。细菌培养为临床诊断的金标准，应在使用抗生素前进行，取血液或脑积液培养。结果阳性应进行菌株分型和药敏实验。

4. 免疫学检查可辅助诊断。用 ELISA 或免疫荧光法检测患者早期血液和脑脊液中特异性抗原可用于早期诊断。也可检测相应的特异性抗体，但其敏感性和特异性较差。

5. 核酸检测检测早期血清和脑脊液中细菌的 DNA 可辅助诊断。

【思考/小结】

患者如果在流行季节突发头痛、高热、呕吐，并且发现皮肤黏膜有瘀点、瘀斑，以及脑膜刺激症阳性等症状。可进一步做脑脊液检查明确诊断。流行性脑脊髓膜炎的确诊，依赖于细菌学检查，细菌培养是临床诊断的金标准。免疫学检查以及分子学检查方法，可辅助早期诊断。该病需要与其他细菌引起的化脓性脑膜炎、结核性脑膜炎等疾病相鉴别。临床需警惕该病的可能，及时检测，及时发现，如果及时诊断并予以对症合理治疗，患者一般愈后良好。

〔吴　玲　胡崇宇〕

第七节　视神经脊髓炎

【病史摘要】

患者家属诉于 3 天前无明显诱因出现右侧肢体活动障碍，主要表现为右上肢、右下肢肢体乏力，不能活动，伴右侧肢体麻木，无口吐白沫、流涎、口角㖞斜，无饮水呛咳等症状，左侧肢体无明显障碍，偶感麻木，活动较好。患者偶感头晕，伴视物旋转，件恶心呕吐，不伴耳鸣、听力下降等不适，卧床休息好转。在当地诊所输液 2 天未见好转。本院行颅脑 CT 未见明显异常，为进一步诊治，以"肢体活动障碍查因"入院，发病以来食欲差、睡眠差、精神差，小便近来有排出稍困难，有便秘现象，体重近 2 个月下降约 10 kg。患者及家属述患者 1 年前因受凉后反复出现咳嗽咳痰，为白色泡沫痰，不易咳出，每遇天气变凉或感冒咳嗽咳痰加重，1 年来发病 5 次左右，伴活动后气促，发病时步行稍快即感气促，爬一层楼即感气促，未予以重视。半年前因"发作性头晕伴视物旋转 20 余天"就诊，诊断为良性发作性位置性眩晕。自述既往有"慢性胃炎"病史，偶感胃胀不适，无黑便、便血现象，未行规律诊治。既往 4 年前因车祸摔伤致右侧肋骨第 4、第 5 肋骨折，于当地医院住院治疗后好转出院，具体不详。否认"肝炎、结核、伤寒、疟疾"病史，否认"高血压、糖尿病、高脂血症、脑血管疾病、冠心病、心脏瓣膜病、心律失常、精神疾病"病史。否认手术史，无输血史，否认食物、药物过敏史，预防接种史不详。

【辅助检查】

颈软，右上肢肌力 2 级，右下肢肌力 2 级，左上肢肌力 5 级，左下肢肌力 5 级，四肢肌张力正常，四肢腱反射（＋＋），双克征（－），双巴征（－）。左指鼻试验（－），右指鼻试验不能配合。双跟膝胫试验以及 Romberg 征睁眼及闭眼不能配合检查。右侧肢体浅感觉减弱。饮水试验 1 级。血常规：白细胞计数 5.75×10^9/L，中性粒细胞计数 4.14×10^9/L，淋巴细胞计数 1.16×10^9/L，中性粒细胞百分率 72.0%↑，红细胞计数 4.14×10^{12}/L，血红蛋白 115 g/L，血小板计数 339×10^9/L↑，血小板分布宽度 9.6↓，血小板压积 0.31↑。尿常规＋大便常规＋大便隐血试验未见明显异常。电解质：钾 3.73 mmol/L，钠 130 mmol/L↓，氯 98 mmol/L↓。降钙素原 0.02 ng/mL；C 反应蛋白 ＜3.14 mg/L；抗核抗体阳性（核仁型 1：100）↑，不典型 PANCA 弱阳性↑。第一次腰椎穿刺患者脑脊液少，难以流出，腰椎穿刺后抽血外送副肿瘤综合征检测 11 项均未见异常。第二次腰椎穿刺，脑脊液分析：无色水样，清晰透明，Pandy 试验阴性，红细胞计数 260.00×10^6/L，白细胞计数 0×10^6/L；脑脊液免疫全套：脑脊液免疫球蛋白 A 0.12 mg/L，脑脊液免疫球蛋白 G 56.60 mg/L↑，脑脊液免疫球蛋白 M 0.80 mg/L，脑脊液白蛋白 136.0 mg/L，脑脊液细菌＋真菌未见异常；脑脊液中枢神经系统脱髓鞘三项：抗水通道蛋白 4 抗体（AQP4），阳性（＋）1：3.2；抗髓鞘少突胶质细胞糖蛋白抗体（MOG）阴性（－）；抗髓鞘碱性蛋白抗体（MBP），阴性。血清中枢神经系统脱髓鞘疾病检测：AQP4 阳性（＋）1：10，MG 阴性（－），MBP 阴性。体感诱发电位回报结果：①双侧分别刺激，右侧 Ⅱ～Ⅴ 峰间潜伏期延长，双侧 Ⅰ、Ⅱ、Ⅲ、Ⅳ、Ⅴ 波峰潜伏期及 Ⅰ～Ⅱ、Ⅰ～Ⅳ、左侧 Ⅱ～Ⅴ 峰间潜伏期正常侧，各波波形分化及重复性尚可；②刺激双侧上肢正中神经诱发的双侧 N9（锁骨上电位）、N13（颈髓电位）、N20（皮层电位）波峰潜伏期延长，各波分化及重复性尚可；③刺激双下肢胫神经诱发的右侧 N8（腘窝电位）波峰潜伏期延长、双侧 N22（腰髓电位）、P40（皮层电位）波未引出，左侧 N8（腘窝电位）波峰潜伏期正常，各波分化及重复性尚可。提示：①右侧脑干听觉通路中枢段损害；②双上肢体感通路周围段及中枢段损害；③左下肢体感通路中枢段损害，右下肢体感通路周围段及中枢段损害。视觉诱发电位结果：双侧闪光刺激视觉诱发电位的 P2 波峰潜伏期及波幅正常，波形分化及重复性尚可。提示：双侧视觉通路未见明显异常。

【临床诊治】

完善三大常规、肝肾功能、输血前检查、自身抗体检查、电解质、肝功能、肾功能、血糖、血脂、血淀粉酶、心肌酶、凝血功能、中枢神经系统脱髓鞘疾病检测、心电图、头部 + 胸部 CT 平扫。完善腰椎穿刺后，做脑脊液生化、脑脊液常规检查。予以对症支持治疗。

【检验医学在临床诊治中发挥的作用】

1. 视神经脊髓炎患者血清中存在一种特异性免疫球蛋白 IgG，因其可选择性结合到水通道蛋白 4，所以被称为 AQP4 抗体，该抗体与视神经脊髓炎免疫发病机制密切相关。

2. 视神经脊髓炎患者多数会出现自身免疫性抗体阳性，这对于疾病的诊断有着重要的参考价值。在 AQP4 抗体阳性的视神经脊髓炎患者中有超过半数的患者伴其他自身抗体阳性，其中以 ANA 阳性居多。

【思考/小结】

对于可能为视神经脊髓炎的患者，需进行腰椎穿刺术，留取脑脊液进行化验。假如患者脑脊液当中存在水通道蛋白 4 抗体阳性，且通过影像学检查发现存在视神经、脑干以及存在大脑半球的损伤，则可以确诊为视神经脊髓炎。此外视神经脊髓炎患者通常存在自身免疫功能的异常，导致出现甲状腺功能异常以及系统性红斑狼疮等疾病，因此完善抗核抗体、抗 SSA 抗体、抗 SSB 抗体、乙酰胆碱受体抗体以及抗甲状腺抗体等自身免疫抗体的检测，对患者的治疗有重要意义。

〔吴　玲　胡崇宇〕

第八节　自身免疫性脑炎

【病史摘要】

患者诉于 23 天前无明显诱因出现头痛，呈持续性，为左侧颞部及前额部疼痛，性质及程度不详，伴头晕、食欲下降、恶心，未呕吐，偶有咳嗽，无视物旋转、四肢乏力、抽搐、站立不稳、意识不清，无腹痛、腹泻、咽痛、流涕等不适，至当地诊所输液治疗（具体药物不详），症状未见明显好转，8 天前无明显诱因突发抽搐，表现为头向左偏、口角抽搐、牙关紧闭、呼之不应，持续时间约 10 秒自行缓解，缓解后对抽搐无记忆，神志清楚，配合问答，伴言语含糊、反应较前迟钝、淡漠，伴恶心、呕吐，非喷射性，呕吐物为胃内容物，无眼睑上翻、口吐白沫、四肢抽搐强直。遂在当地住院治疗，患者再发抽搐数次，症状同前，伴发热，最高 38.8 ℃，口服退热药后体温可恢复正常，住院期间患者反复抽搐，症状基本同前，次数逐渐增多，每次持续 10 余秒。完善腰椎穿刺：脑脊液生化 5

项：氯化物 111 mmol/L，葡萄糖 4.11 mmol/L，蛋白 317 mg/L；脑脊液常规：白细胞 $111×10^6/L$，单核细胞 $109×10^6/L$，多核细胞 $2×10^6/L$，脑脊液三大染色阴性。血常规：白细胞 $10.72×10^9/L$，中性粒细胞 $9.85×10^9/L$，考虑颅内感染，予以抗病毒、抗结核、护脑、维持水电解质平衡等对症处理后，患者上述症状未见明显好转。今为求进一步诊治，入住本院。发病以来食欲较差，精神休息较差，体力稍差，大便正常，小便正常，体重无明显变化。

【辅助检查】

血常规：白细胞 $10.72×10^9/L$，中性粒细胞 $9.85×10^9/L$。完善腰椎穿刺：压力 110 cmH_2O；脑脊液三大染色：阴性；定位：颅内痛敏结构、广泛大脑皮质、脑水肿。脑脊液分析：无色水样，红细胞计数 $200.00×10^6/L$，白细胞计数 $60.00×10^6/L$；脑脊液生化：葡萄糖 3.27 mmol/L，同期血糖 5.60 mmol/L，氯 120 mmol/L，同期氯 97 mmol/L↓，脑脊液或尿蛋白 201 mg/L。电解质示：钾 3.60 mmol/L，钠 134 mmol/L；脑脊液墨汁染色、脑脊液细菌＋真菌涂片：阴性。血气分析：pH 校正值 7.43，二氧化碳分压校正值 37.1 mmHg，氧分压校正值 135.9 mmHg↑，氧合血红蛋白 98.2↑，血红蛋白氧饱和度 98.5↑。免疫分型（脑脊液）：脑脊液免疫球蛋白 A 2.16 mg/L，脑脊液免疫球蛋白 G 64.90 mg/L↑，脑脊液免疫球蛋白 M 1.74 mg/L↑，脑脊液白蛋白 220.00 mg/L。抗结核抗体（TB）：结核抗体 IgG 弱阳性↑，结核抗体 IgM 阴性。血和脑脊液副瘤综合征检测：阴性。血和脑脊液 GABAB 抗体 IgG 抗体 1∶100。电解质常规测定：钾 5.44 mmol/L↑，钠 120 mmol/L↓，氯 87 mmol/L↓，钙 1.85 mmol/L↓。

【临床诊治】

老年女性，急性起病，出现癫痫、精神行为异常，腰椎穿刺脑脊液白细胞轻度增高，呈淋巴细胞性炎症，MRI 见双侧海马病灶，结合血清及脑脊液抗 GABA 抗体阳性，脑脊液 NGS 阴性，诊断为自身免疫性脑炎（抗 GABA 抗体相关脑炎）。

神经内科护理常规，重症监护护理，低盐、低脂饮食，告病危，测神志、瞳孔、脉搏、呼吸、血压，监测血糖空腹＋三餐后 2 小时血糖；急查电解质，完善肝功能、血脂、尿常规、大便常规、输血前四项、心脏＋双下肢深静脉血管彩超、胸部＋全腹部增强 CT、头部 MRI 平扫＋增强＋DWI，复查腰椎穿刺、完善自身免疫性脑炎抗体检查；予以头孢曲松抗感染、阿昔洛韦抗病毒、苯巴比妥钠注射液＋丙戊酸钠抗癫痫、补液及对症支持治疗。静脉补钠、动态监测电解质变化。

【检验医学在临床诊治中发挥的作用】

目前抗 GABA 抗体相关脑炎主要由患者发生急性起病，进行性加重，以严重且难治的癫痫，伴出现精神行为异常、近记忆力受损等一系列符合边缘性脑炎的临床症状，结合脑脊液及血清中所检测到的特异性自身抗体以及相关免疫治疗的有效性来判断。实验室对患者血清和脑脊液抗 GABA 抗体检测对确诊该病具有重要意义，同时结合脑脊液细菌真菌涂片、培养等检测，血和脑脊液副瘤综合征检测等辅助检查，临床可及时诊断抗 GABA 抗体相关脑炎。在治疗方面，需检测电解质、肝功能、血糖等检测结果，及时对症治疗。患者经治疗后需定期随诊，完善相关检查评估疾病有无复发。

【思考/小结】

抗 GABA 脑炎多被误诊为病毒性脑炎或癫痫等，接诊疑似病毒性脑炎并伴有新发的顽固性癫痫发作的患者时，当抗癫痫药或抗病毒药治疗无效时，可行血清和脑脊液抗 GABA 抗体检查，以免漏诊误诊。其次由于血清抗 GABA 抗体检测假阳性率低，假阴性率较高，且易受到免疫治疗的影响，应在免疫治疗开始前进行血清和脑脊液抗体的检测，以提高诊断的敏感度和特异度。

〔吴　玲　黄　莹〕

参考文献

[1] MAKVANA S，KRILOV L R. Escherichia coli Infections ［J］. Pediatr Rev，2015，36（4）：167‐70；quiz171.

[2] LI S，GUO L，LIU L，et al. Clinical features and antibiotic resistance of Escherichia coli bloodstream infections in children ［J］. Zhonghua Er Ke Za Zhi. 2016，54（2）：150‐153.

[3] 杨宏，郝丹丹，陈春燕，等. 新生儿不同病原菌化脓性脑膜炎的临床诊疗探讨 ［J］. 现代医学与健康研究电子杂志，2020，4（16）：114‐116.

[4] 周露露，陈启雄. 新生儿大肠埃希菌脑膜炎临床研究进展 ［J］. 现代医药卫生，2020，36（14）：2185‐2188.

[5] 陈东科，孙长贵. 实用临床微生物学检验与图谱 ［M］. 北京：人民卫生出版社，2011.

[6] 龚道元，胥文春，郑峻松. 临床基础检验学 ［M］. 北京：人民卫生出版社，2017.

[7] 豆仁成，娄燕. 外周血和脑脊液检测标志物早期诊断化脓性脑膜炎的研究进展 ［J］. 中华诊断学电子杂志，2021，9（02）：137‐140.

[8] 胡二尧，尹俊雄，张纪红，等. 53 例成人化脓性脑膜炎临床特点及其复发的影响因素 ［J］. 江苏医药，2020，46（12）：1251‐1254.

[9] 龚道元，胥文春，郑峻松. 临床基础检验学 ［M］. 北京：人民卫生出版社，2017.

[10] 尹一兵，倪培华. 临床生物化学检验技术 ［M］. 北京：人民卫生出版社，2015.

[11] 尹凯歌，冯志杰. 胆汁酸的代谢、生理作用及其临床意义 ［J］. 世界华人消化杂志，2012，20（35）：3542‐3548.

[12] 徐小元，丁惠国，李文刚，等. 肝硬化肝性脑病诊疗指南 ［J］. 中国肝脏病杂志（电子版），2018，10（04）：17‐32.

［13］ 李乐辉，吴国平，林润. 血清 Trp 联合血氨检测提高急诊 ICU 肝性脑病早期诊断灵敏度的临床价值［J］. 肝脏，2019，24（04）：415‑417.

［14］ 张洋洋，黄丽琴，焦雯钰，等. 视神经脊髓炎谱系疾病临床特点分析及发病机制探讨［J］. 卒中与神经疾病，2021，28（03）：316‑320，337.

［15］ 邵春青，冯子仪，刘竞争，等. 视神经脊髓炎谱系疾病自身抗体分布及相关临床特点研究［J］. 标记免疫分析与临床，2021，28（05）：729‑732，778.

［16］ 石冰心，武雷，黄德晖. 视神经脊髓炎谱系疾病研究进展［J］. 中国神经免疫学和神经病学杂志，2020，27（06）：470‑474.

［17］ 曹高凯，王玮琳，王晓雪. 以癫痫为首发症状的 GABA BR 抗体脑炎 1 例［J］. 世界最新医学信息文摘，2019，19（76）：285‑287.

［18］ 朱威，祝立勇，杜铁宽. 抗 γ 氨基丁酸 B 受体脑炎误诊原因分析（附 1 例报告及文献复习）［J］. 中国临床神经科学，2019，27（03）：281‑287.

第四章 糖尿病检验案例分析

第一节 糖尿病酮症酸中毒

一、糖尿病酮症酸中毒（一）

【病史摘要】

患者，中年男性，多尿、多饮、多食、体重减轻1个月余；患者诉1个月前无明显诱因出现口渴、多饮、多食，每天小便10余次，尿量未测，烦渴多饮，每天饮水2000 mL，伴体重下降，近1个月来体重下降10 kg左右，自觉乏力不适，偶感头晕，无心悸、手抖、出汗、意识障碍，无肢体麻木、疼痛、间歇性跛行，无视物模糊，无腹胀、腹泻、便秘交替，无尿失禁、尿潴留。于医院体检时发现空腹血糖20.32 mmol/L。既往体健，无高血压、冠心病等慢性病病史，母亲有糖尿病病史。

【辅助检查】

空腹血糖20.32 mmol/L，糖化血红蛋白13.5%；OGTT：空腹19.8 mmol/L，服糖后2小时28.6 mmol/L；胰岛素测定2.71 μU/mL；C肽测定0.97 ng/mL。尿常规：葡萄糖（＋＋＋＋），酮体（＋＋）；尿白蛋白肌酐比值90 mg/L。血常规：WBC 18.25×10^9/L，N 96.3%，RBC 2.79×10^{12}/L，HGB 81 g/L，PLT 243×10^9/L。降钙素原7.1 ng/mL。肝功能：ALT 15.9 IU/L，AST 17.46 IU/L，ALB 31.2 g/L，余正常。肾功能：BUN 14 mmol/L，Cr 98.48 μmol/L，UA 217.1 mmol/L。电解质：钾5.46 mmol/L，氯111 mmol/L，钠135 mmol/L。血酮2.9 mmol/L。甲状腺＋颈部＋腹部＋泌尿系彩超：肝内多发高回声结节，考虑血管瘤，副脾，双侧颈动脉内中膜局部增厚。

【临床诊治】

1. 诊断 ①糖尿病（糖尿病酮症酸中毒）；②高脂血症；③肝血管瘤。

2. 治疗 糖尿病饮食、运动宣教，治疗上暂予胰岛素泵入降糖，硫酸锌营养神经，灯盏细辛＋银杏叶片改善微循环，瑞舒伐他汀调脂，加强补液等对症支持治疗。治疗过程中，接检验科危急值回报：葡萄糖33.51 mmol/L，予双通道补液降血糖治疗。治疗过程中，急查血气分析：pH校正值7.35，二氧化碳校正值

22.2 mmHg，氧分压 96.8 mmHg，实际碳酸氢盐 12.0 mmol/L，剩余碱 −11.8 mmol/L，血红蛋白氧饱和度 96.3；β-羟丁酸 2111.17 μmol/L；电解质：钾 4.49 mmol/L，钠 128 mmol/L，氯 92 mmol/L，急查结果显示酮症酸中毒，予双通道补液治疗，电解质结果提示钠、氯低，予浓氯化钠 20 mL 兑服。经过补液治疗，复查电解质结果正常，β-羟丁酸 132.96 μmol/L；血酮转阴，停用双通道补液降糖等治疗。

【检验医学在临床诊治中发挥的作用】

1. 对于有"三多一少"临床症状的患者，可以通过进行血糖的测定来确诊糖尿病，糖尿病诊断基于空腹血糖、随机血糖或者 OGTT 2 小时血糖值。通常以空腹血糖≥7.0 mmol/L 或随机血糖≥11.1 mmol/L 或 OGTT≥11.1 mmol/L 为诊断标准。

2. 通过监测糖化血红蛋白（HbA1c）能稳定和可靠地反映患者的预后，通常反映的是最近 6～8 周的平均血糖浓度，美国糖尿病协会推荐大多数糖尿病患者的目标 HbA1c 水平≤7%，通过达到这一目标可以有效预防糖尿病相关严重并发症，如糖尿病、肾病、糖尿病引起的神经、视网膜和牙龈病变。

3. 糖尿病酮症酸中毒为最常见的糖尿病急症，以高血糖、酮症、酸中毒为主要特征，而早期诊断是决定治疗成败的关键。该患者在治疗过程中，血糖曾达到 33.51 mmol/L，后续通过对患者进行电解质、血气分析、β-羟丁酸检测得患者目前存在酮症酸中毒，根据电解质、血气分析的结果对患者进行相应的补液以纠正电解质及酸碱平衡失调。

4. 酮症酸中毒主要由酮体中酸性代谢物引起，经输液和胰岛素治疗后，酮体水平下降，酸中毒可自行纠正，一般不需补碱。补碱的指征为：血 pH<7.1，碳酸氢盐<5 mmol/L，因此可以通过血气分析为临床补碱提供参考。

5. 酮症酸中毒者患有不同程度的失钾，治疗前的血钾不能真实反映体内缺钾程度，补钾应根据血钾和尿量，因此，通过定期检测血钾和尿量可以为临床治疗提供参考依据。

【思考/小结】

1. 糖尿病酮症酸中毒患者的早期诊断对于改善患者预后、降低死亡风险具有重大的意义，目前用于早期诊断的指标有血清酮体定性、血清 β-羟丁酸的定量检测、尿酮的定性检测。

2. 糖尿病酮症酸中毒常常引起严重的并发症，如急性呼吸窘迫综合征、脑水肿、急性心肌梗死与心力衰竭等，因此，在此类患者的治疗过程中，应加强临床与检验的沟通，监测血糖、电解质、血气分析、β-羟丁酸、肝肾功能等指标，选取合适的治疗措施来改善患者的预后。

〔黄湘平　谭超超〕

二、糖尿病酮症酸中毒（二）

【病史摘要】

患者，女，44 岁。多饮、乏力 10 余年。有"1 型糖尿病"病史 10 年。每天规律皮下注射 18 IU，1 天前因未注射胰岛素出现乏力、口干多饮。检查结果提示葡萄糖 21.4 mmol/L↑，乳酸 3.43 mmol/L↑，果糖胺 564.9 μmol/L↑，D-3 羟丁酸 6.031 mmol/L↑。诊断明确。体温 36.6 ℃，脉搏 74 次/min，呼吸 20 次/min，血压 10.33 mmHg。急性面容，神志清楚，双肺呼吸音清，未闻及干湿啰音和胸膜摩擦音。心尖冲动位于第 5 肋间左锁骨中线内 0.5 cm，心界无扩大，心率 74 次/min，律齐，心音正常，各瓣膜听诊区未闻及病理性杂音。腹部平软，全腹无压痛及腹肌紧张，未触及腹部包块，肝、脾肋缘下未触及，墨菲征阴性，肝区无叩击痛，腹部移动性浊音阴性，双肾区无叩击痛。肠鸣音正常，4 次/min。双下肢无水肿。

【辅助检查】

血气分析：钠 133.5 mmol/L↓，二氧化碳分压 14.5 mmHg↓，实际碳酸氢根 2.9 mmol/L↓，葡萄糖 21.4 mmol/L↑，细胞外剩余碱 -29.7 mmol/L↓，乳酸 3.43 mmol/L↑，标准碳酸氢根 5.9 mmol/L↓，pH 6.919↓。血常规：白细胞计数 19.50×10^9/L↑，中性粒细胞百分率 94.00%↑，中性粒细胞计数 18.33×10^9/L↑，血小板计数 336.00×10^9/L↑，红细胞计数 5.95×10^{12}/L↑，血红蛋白 149.00 g/L。肾功能：尿素氮 10.01 mmol/L↑，尿酸 547.9 μmol/L↑。血糖：葡萄糖 26.06 mmol/L↑，果糖胺 564.9 μmol/L↑，D-3 羟丁酸 6.031 mmol/L↑。肝功能：总蛋白 7.5 g/L↑。尿常规：尿蛋白（±）↑，葡萄糖（＋＋＋）↑，酮体（＋＋＋）↑。凝血常规未见明显异常。

治疗后血气分析：氯 112 mmol/L↑，葡萄糖 12.4 mmol/L↑，氧分压 127.5 mmHg↑，细胞外剩余碱 -13.0 mmol/L↓，实际碳酸氢根 13.7 mmol/L↓，钠 133.9 mmol/L↓，标准碳酸氢根 15.4 mmol/L↓，二氧化碳分压 29.4 mmHg↓，pH 7.286↓，血气提示代谢性酸中毒较前好转。尿常规：酮体（＋＋）↑，葡萄糖（＋＋＋）↑，提示酮体较前减少。糖尿病组：D-3 羟丁酸 1.199 mmol/L↑，果糖胺 396.1 μmol/L↑，葡萄糖 6.83 mmol/L↑，提示酮体较前好转。

出院前现患者乏力、多饮症状较前明显好转，检验提示酮体：β-羟丁酸 0.238 U/L，提示恢复正常。

【临床诊治】

内科护理常规，一级护理，告病重，低盐低脂糖尿病饮食，陪护，心电监护及血氧饱和度监测。完善三大常规，肝肾功能、电解质、血糖血脂，凝血全套，淀粉酶、心肌酶、输血前常规、胸部 CT，心电图，腹部 B 超，心脏彩超等检查。

暂予泮托拉唑护胃、降血糖治疗。继续同前胰岛素 50 U 泵入降糖，监测血糖，血糖低于 13.9 mmol/L 时使用糖＋胰岛素降酮体治疗，补钾、补钠、补液等维持水电解质平衡、对症支持治疗；随后予以三餐前门冬胰岛素皮下注射 4 U，睡前重组甘精胰岛素皮下注射 16 U，继续予以加强补液，动态监测血糖水平。患者无恶心呕吐，予以停泮托拉唑护胃，仍有乏力、纳差等不适，予以舒血宁改善循环。之后患者血糖控制较差，考虑胰岛素剂量不足，予以改三餐前门冬胰岛素皮下注射 8 U，动态监测血糖，积极宣教，嘱患者糖尿病饮食。患者 β-羟丁酸高，继续葡萄糖加钾加胰岛素降酮治疗，动态监测血酮。

【检验医学在临床诊治中发挥的作用】

1. 诊断 患者尿糖强阳性、尿酮阳性；血糖增高（一般为 16.7～33.3 mmol/L），$pH < 7.35$，高血酮（> 3 mmol/L 提示酸中毒），血实际 HCO_3^- 和标准 HCO_3^- 降低。阴离子间隙增大、剩余碱负值增大，血钠、血氯降低，血尿素和肌酐常偏高。血浆渗透压轻度上升。

2. 判断酸中毒严重程度 $pH < 7.3$ 或血 $HCO_3^- < 15$ mmol/L 为轻度；$pH < 7.2$ 或血 $HCO_3^- < 10$ mmol/L 为中度；$pH < 7.1$ 或血 $HCO_3^- < 5$ mmol/L 为严重酸中毒。

3. 检测血糖、血酮、血气等对糖尿病酮症酸中毒的早期筛查和病情监测、指导治疗有重要意义。

〔卢婉莹 谭超超〕

第二节 2 型糖尿病

【病史摘要】

患者，男，32 岁。自述口渴、多饮、消瘦 3 年，发现血糖升高 5 个月。拟诊为 2 型糖尿病。患者有口渴、多饮、消瘦症状，5 个月前空腹葡萄糖测定：18 mmol/L。其父亲有糖尿病病史。体格检查：体温 36.5 ℃，脉搏 102 次/min，呼吸 19 次/min，血压 122/68 mmHg。双下肢无水肿，双足背动脉搏动正常，右侧第二脚趾可见红肿溃烂。

【辅助检查】

2020 年 8 月 3 日上级医院空腹葡萄糖测定：14.5 mmol/L。2020 年 8 月 6 日测得 β-羟丁酸：911.73 μmol/L↑。电解质：钾 4.05 mmol/L，钠 136 mmol/L，氯 98 mmol/L↓。血常规、肾功能未见明显异常。次日测得 D-3-羟丁酸 326.75 μmol/L↑；复查电解质钾：3.29 mmol/L↓；尿液分析：细菌 56.1 个/μL↑，尿葡萄糖（＋＋＋＋）↑；HbA1c 12.6%↑，HbA₁ 15.1%↑；血浆葡萄糖：8.96 mmol/L↑；血脂：甘油三酯 2.14 mmol/L↑；血清 C 肽、尿微量白蛋白与

检验医学与临床诊治典型实例分析

肌酐比值等未见明显异常。

【临床诊治】

内科护理常规，二级护理，低盐、低脂、糖尿病饮食，监测血压、血糖。完善常规检查：大小便常规、肝功能、血脂、糖化血红蛋白、甲状腺功能、糖尿病免疫抗体、血气分析等相关检查。糖尿病饮食、运动宣教，胰岛素降糖，胰激肽原酶及灯盏细辛改善微循环，补液等对症支持治疗。请眼科会诊查看眼底，了解是否有糖尿病视网膜病变。眼一科医生会诊后建议处理：①积极治疗原发病；②定期眼科复诊。复查结果显示血酮已明显降低，继续予以降糖治疗即可，患者诉脚趾红肿疼痛，予以"头孢美唑钠"抗感染治疗，患者钾低，予以"氯化钾注射液"口服补钾，复查电解质。随后几天血糖下降且较稳定，遂停止胰岛素泵入及三餐前胰岛素注射，改为"甘精胰岛素 12 IU 睡前" + "西格列汀"降血糖，电脑血糖监测改为每天 5 次，余治疗同前；之后患者整体血糖高，加用"伏格列波糖"降血糖，"甘精胰岛素"改为"12 IU 睡前"；但餐后血糖仍偏高，将"伏格列波糖"改为"3 mg tid"，睡前及空腹血糖较高，将睡前胰岛素剂量增至 20 IU，余治疗同前；之后血糖控制稳定，且在院因脚趾伤口基本无运动，故血糖整体会稍高，无须继续调整降糖方案，患者复查相关检查未见明显异常，遂批准出院。住院期间初测 C 反应蛋白 26.4 mg/L↑；之后尿、无菌体液、大便细菌培养出铜绿假单胞菌；患者伤口仍可见溃烂，伤口处细菌提示为铜绿假单胞菌感染，药敏提示左氧氟沙星敏感，改抗生素"头孢美唑"为"左氧氟沙星"，之后复查血常规、电解质、ESR、CRP 未见明显异常，批准出院。

【检验医学在临床诊治中发挥的作用】

1. 检验医学为临床诊断及鉴别诊断提供了可靠支撑　空腹葡萄糖＞7.0 mmol/L 结合临床症状考虑诊断为糖尿病。血浆胰岛素及 C 肽水平低，自身免疫抗体等实验室检查，为 1 型糖尿病与 2 型糖尿病鉴别诊断提供了依据。此外，C 反应蛋白升高患者提示可能存在炎症及感染，细菌培养证实患者并发铜绿假单胞菌感染。

2. 检验医学指导临床用药　通过反复监测不同时间的血糖，更好地观测血糖动态变化，了解血糖控制情况，从而调整临床用药，以实现个体化用药。治疗期间患者血钾低，因此补钾。药敏提示左氧氟沙星敏感，改抗生素为"左氧氟沙星"。

3. 检验医学帮助评估糖尿病患者疗效和预后　监测血糖、酮体等，可判断糖尿病病情是否伴有糖尿病酮症酸中毒等并发症。

4. 糖化血红蛋白能够反映过去 2～3 个月血糖控制的平均水平，可以帮助临床评估患者血糖控制情况。糖化血红蛋白：4%～6% 为血糖控制正常；6%～7% 为血糖控制比较理想；7%～8% 为血糖控制一般；8%～9% 为控制不理想，需加强血糖控制；＞9%为血糖控制很差，是慢性并发症发生发展的危险因素。

5. 患者尿葡萄糖（＋＋＋＋），由于血糖过高，超过肾糖阈导致长期的尿糖，容易导致肾脏功能受损。尿微量白蛋白与肌酐比值主要用于糖尿病肾病微量蛋白尿的筛查，其准确性较尿常规更高，可以查出尿常规检查无法发现的少量蛋白尿患者，有助于早期发现及诊断糖尿病、肾病并发症。

【思考/小结】

1. 诊断糖尿病需注意 1 型糖尿病和 2 型糖尿病的鉴别，可通过血浆胰岛素、C 肽、自身免疫抗体等辅助检查有助于更好地进行鉴别诊断。

2. 糖尿病由于长期血糖增高，大血管和微血管受损并危及心、脑、肾、周围神经、眼睛、足等，糖尿病并发症高达 100 多种，是目前已知并发症最多的一种疾病。糖尿病死亡者有一半以上是心脑血管疾病所致，10%是肾病变所致。实验室筛查有助于早期预防及诊断糖尿病并发症。

3. 需加强落实糖尿病的"五驾马车"，即饮食治疗、运动治疗、血糖监测、糖尿病教育、药物治疗，实验室检测有助于糖尿病临床评估及预后判断。

〔黄湘平　谭超超〕

参考文献

[1] 葛均波，徐永健. 内科学［M］. 8 版. 北京：人民卫生出版社，2014.

[2] 刘晓云，杨涛. 2011 年美国糖尿病学会糖尿病医学诊治标准解读［J］. 中国医学前沿杂志（电子版），2011，3（04）：9－14.

[3] 葛均波，徐永健，王辰. 内科学［M］. 9 版. 北京：人民卫生出版社，2018.

[4] 尹一兵，倪培华. 临床生物化学检验技术［M］. 北京：人民卫生出版社，2015.

第五章　泌尿系统疾病检验案例分析

第一节　原发性肾病综合征

【病史摘要】

男，55 岁。反复颜面部及双下肢水肿 5 年余，尿中泡沫增多 2 天。患者 5 余年前因水肿、蛋白尿住院，查有大量蛋白尿、低蛋白血症、高脂血症。体格检查明显水肿，有典型"三高一低"表现，完善检查后确诊为原发性肾病综合征。服用泼尼松治疗近 5 年后，停用激素 3 个月余，期间多次查尿沉渣提示蛋白转阴。此次因自觉尿中泡沫较前增多，查尿沉渣示蛋白（＋＋＋＋），考虑肾病综合征复发诊断成立。体格检查：体温 36.4 ℃，脉搏 84 次/min，呼吸 20 次/min，血压 120/80 mmHg。神志清楚，颜面部未见明显水肿，双肾区无叩击痛，双下肢无水肿。

【辅助检查】

2020 年 7 月 13 日尿沉渣：蛋白（＋＋＋＋），蛋白质定性（＋＋＋＋），白细胞 2～8 个/HP，红细胞总数 0～2 个/HP；尿微量蛋白：尿微量白蛋白/尿肌酐比值 ＞1074 mg/g。

2020 年 7 月 15 日血常规：白细胞计数 6.51×10^9/L，红细胞计数 6.69×10^{12}/L ↑，血红蛋白 142 g/L，红细胞平均体积 69.8 f L↓，红细胞平均血红蛋白含量 21.2 pg↓，红细胞平均血红蛋白浓度 304 g/L↓，血小板计数 185×10^9/L。凝血功能：定量纤维蛋白原 4.36 g/L↑，D-二聚体定量 0.57 mg/L↑，抗凝血酶Ⅲ活性测定 73.0%↓。白细胞介素－6 0.967 pg/mL。血脂：甘油三酯 2.13 mmol/L↑，余正常。血糖、电解质、肝肾功能、心肌酶、红细胞沉降率、降钙素原、大便常规＋隐血、甲状腺功能均正常。胸片正常。

2020 年 7 月 16 日尿沉渣：蛋白质（＋＋＋）↑，pH 8.5↑。A25 特定蛋白分析：尿 N-乙酰-β-葡萄糖苷酶 23.53 U/L↑，尿免疫球蛋白 G 33.43 mg/L↑，尿微量白蛋白 1774.70 mg/L↑，尿转铁蛋白 99.92 mg/L↑，尿微量白蛋白/肌酐比值 2134.51 mg/g↑，尿 α_1-微球蛋白 24.42 mg/L↑，尿 β_2-微球蛋白 0.35 mg/L↑。腹部＋泌尿系 B 超：脂肪肝；餐后胆囊，胆囊结石；右肾强光点考虑小结石，钙化；前列腺体积增大。

2020 年 7 月 19 日尿沉渣：蛋白质（＋＋）↑，蛋白质定性（＋＋～＋＋＋）↑。患者复查尿液分析尿蛋白较前较少，血清白蛋白正常。

【临床诊治】

肾内科护理常规，一级护理，低盐优质低蛋白饮食。完善血常规、肾功能、电解质、心肌酶、凝血功能、尿沉渣、粪便常规、隐血试验、肝功能常规、血脂常规、C 反应蛋白、ESR、尿液特定蛋白、输血前四项、血氧饱和度监测、降钙素原（PCT）检测、尿蛋白定量、电脑血糖监测、葡萄糖测定、血清抗磷脂酶 A2 受体抗体、腹部＋泌尿系 B 超、心脏彩超、胸片、心电图等检查。暂予肾炎舒片、金水宝片护肾排毒，阿利沙坦酯片降尿蛋白，烟酸改善循环等对症支持治疗。根据检查结果酌情激素或免疫抑制剂治疗。2020 年 7 月 22 日患者复查肝功能示白蛋白降低，24 小时尿蛋白定量 1.92 g，考虑肾病综合征复发，查淋巴细胞检测正常，建议患者予激素及免疫抑制治疗，排除禁忌证后加用甲泼尼龙片 24 mg qd＋环孢素软胶囊 50 mg qid，同时辅以骨化三醇、碳酸钙 D_3 预防骨质疏松，兰索拉唑片护胃。

【检验医学在临床诊治中发挥的作用】

1. 确诊　肾病综合征的诊断标准包括大量蛋白尿（尿蛋白定量＞3.5 g/24 h 或将随机尿的尿白蛋白/肌酐作为标准）、低蛋白血症（血浆白蛋白＜30 g/L）、水肿、高脂血症，其中前二者为确诊的必备条件。

2. 有利于早期筛查　对于高危人群（如高龄、肥胖、糖尿病、高血压、血脂异常等），定期进行尿液及血生化筛查，如白蛋白尿和血肌酐、血脂的检测，从而做到早发现、早诊断、早治疗。

3. 评估预后及判断并发症　肾病综合征患者的预后一般良好，但若伴有持续性高血压、高血脂、高尿酸或肾功能受损、持续大量蛋白尿 2 年以上者预后差。存在反复感染、血栓、栓塞并发症者预后不良。根据病情程度进行复查。

4. 指导治疗　一般当血浆白蛋白＜20 g/L 时，提示存在高凝状态，即开始预防性抗凝治疗。治疗期间进行肝功能、肾功能、电解质等指标监测，防止肝肾毒性、电解质紊乱等。

【思考/小结】

肾病综合征尿液检查 24 小时尿蛋白定量＞3.5 g，尿沉渣可见各种管型，也可见镜下血尿或肉眼血尿，部分病例可见脂尿。血生化检查血脂总胆固醇、甘油三酯及磷脂均可升高。血清白蛋白低于 30 g/L。血清蛋白电泳可见 α_2、β 球蛋白升高。红细胞沉降率显著加快，一般为 40～80 mm/h（魏氏法）。其他纤维蛋白原、FDP、V、Ⅷ、X 因子均可升高。

〔卢婉莹　谭超超　陈愔音〕

第二节　慢性肾功能不全 5 期

【病史摘要】

患者，中年男性。患者发现肌酐升高 10 年，肌酐明显升高 5 个月，自觉尿中泡沫多，颜色深，有乏力，伴右腘窝酸痛，无肢体活动障碍，有咳嗽，为阵发性干咳，伴咽痛，无畏寒、发热，无喷嚏、流涕，无尿量减少，无尿频、尿急、尿痛，无双下肢水肿，无头晕、头痛，无畏光、脱发等。自起病以来，饮食差，伴恶心，无呕吐，睡眠、小便可，腹泻与便秘交替，大便不成形，偶有便秘，经常灌肠，每周 1 次，近半年来体重下降约 5 kg。既往有原发性高血压病史 10 年，最高压达 202/110 mmHg。

【辅助检查】

血常规：白细胞计数 6.14×10^9/L，中性粒细胞百分率 73.7%，淋巴细胞百分率 12.7%，红细胞计数 2.27×10^{12}/L，血红蛋白 73 g/L。血气分析：酸碱度 7.34，二氧化碳分压 38.4 mmHg，氧分压 80.4 mmHg，剩余碱 -5.3 mmol/L。生化报告 AU 5821：磷 2.05 mmol/L，尿素氮 32.55 mmol/L，肌酐 778.23 μmol/L，尿酸 513.1 μmol/L，β_2-微球蛋白 21.98 mg/L，视黄醇结合蛋白 95.9 mg/L，胱抑素 C 6.71 mg/L，钾 5.28 mmol/L，钠 136 mmol/L。电解质：磷 1.99 mmol/L，钾 5.28 mmol/L，总二氧化碳 16.0 mmol/L。肌红蛋白 245 ng/mL，白球比 1.28 ng/mL，谷丙转氨酶 5.2 U/L，载脂蛋白 A1 0.91 g/L，谷草转氨酶 9.5 U/L，同型半胱氨酸 32.11 μmol/L，间接胆红素 2.28 μmol/L，脂蛋白（a） 443.80 mg/L，总胆红素 3.57 μmol/L。A25 特定蛋白分析：尿 N-乙酰-β-葡萄糖苷酶 15.79 U/L，尿免疫球蛋白 G 121.10 mg/L，尿 α_2-巨球蛋白 <0.1 mg/L，尿微量白蛋白 568.54 mg/L，尿转铁蛋白 28.85 mg/L，尿肌酐 4.12 mmol/L，尿微量白蛋白/肌酐比值 1219.90 mg/g，尿视黄醇结合蛋白 8.21 mg/L，尿 α_1-微球蛋白 32.43 mg/L，尿 β_2-微球蛋白 >3.10 mg/L。

【临床诊治】

1. 临床诊断　①慢性肾功能不全 5 期；②高尿酸血症；③高钾血症；④肾性贫血；⑤代谢性酸中毒。

2. 治疗　①肾内科护理常规，一级护理，低盐、低脂、优质蛋白饮食，陪护，告病重，记 24 小时尿量。②予金水宝、肾衰宁护肾，薄芝糖肽调节免疫，烟酸改善循环、泮托拉唑护胃，促红素纠正贫血，纠正电解质紊乱，降血压等对症支持治疗。③患者肾功能不全 5 期诊断明确，现血气分析提示代谢性酸中毒，予以小苏打碱化尿液，保护肾脏功能；肌酐、尿素氮明显升高，需肾脏替代治疗，有透析指征，可选血液透析或腹膜透析。

【检验医学在临床诊治中发挥的作用】

1. 该患者发现肌酐升高 10 余年，而该患者缺乏典型的临床表现，只在最近 5 个月才发现有尿中泡沫多，颜色深等症状；进一步检查发现患者有中度贫血（血红蛋白 73 g/L），并且有高血压病史 10 年，最高压达 202/110 mmHg；对于有肌酐升高并且合并中重度贫血的高血压应该考虑患者是否有慢性肾功能不全的存在。

2. 诊断慢性肾功能不全的依据是肾小球滤过率的降低，目前可采用的指标有内生肌酐清除率（CCr）、血清肌酐以及血清尿素氮等，慢性肾功能不全时（CCr）会出现明显的降低，而肌酐和血清尿素氮会出现明显的升高，可通过肾小球滤过率和血清肌酐的升高对慢性肾功能不全进行进一步的分期。

3. 血胱抑素 C 是目前与肾小球滤过率最相关的内源性标志物，当肾功能出现轻微减退时，血胱抑素就会升高，其敏感性高于血肌酐。

4. β_2-微球蛋白主要用于监测近端肾小管的功能，是反映近端小管受损非常灵敏的指标，当慢性肾功能不全出现 β_2-微球蛋白升高时，表示患者已经出现近端肾小管的损害。

5. 慢性肾功能不全患者常常合并有多种并发症，因此在此类患者住院过程中应该密切监测患者电解质、血气分析等指标，以防出现高钾、酸碱代谢失衡从而加重肾的损伤。

6. 视黄醇结合蛋白（RBP）是由肝脏合成的一种转运视黄醇类物质的载体蛋白，可作为肾小管重吸收功能的敏感指标，当慢性肾功能不全时，血和尿 RBP 会出现明显的升高，并且能够一定程度上反应病情的严重程度，而同时检测患者血和尿 RBP 对早期诊断慢性肾功能不全和病情监测有重大的意义。

7. N-乙酰-β-葡萄糖苷酶（NAG）是组织细胞中的溶酶体水解酶，在肾近曲小管中含量较高，在尿中稳定，当肾功能不全引起近曲小管受损时，尿 NAG 会明显升高。

【思考/小结】

目前诊断肾功能不全的生化指标有很多，比如肌酐、尿素氮、尿酸、RBP、NAG 等，选择合适的指标对明确患者肾功能损害情况有重要的意义；而慢性肾功能不全病情迁延时间长、起病隐匿，当出现临床症状时往往肾功能已经出现严重的损害，因此，对血和尿标本进行联合检测对早期诊断肾功能不全有重大的应用价值。

〔卢婉莹　谭超超　陈惜音〕

第三节　慢性肾小球肾炎

【病史摘要】

患者，男，26 岁。反复蛋白尿、血尿 2 年余，再发、发热半天。体温 37.1 ℃，脉搏 99 次/min，呼吸 20 次/min，血压 142/80 mmHg。正常面容，咽部有充血，扁桃体Ⅲ度肿大，有白色脓性分泌物。双肺呼吸音清晰，未闻及干湿啰音和胸膜摩擦音。心率 99 次/min，律齐，无早搏，心音正常，各瓣膜区未闻及杂音。腹平软，全腹无压痛及腹肌紧张，肝及肾区无叩击痛，腹部移动性浊音阴性，双肾区无叩击痛。双下肢无水肿。

【辅助检查】

尿常规：Pro（＋＋＋），隐血（＋＋）。肾功能：Cr 83 μmol/L。血常规：白细胞计数 17.42×10^9/L↑，中性粒细胞计数 11.96×10^9/L↑，中性粒细胞百分率 68.6%，红细胞计数 4.82×10^{12}/L，血红蛋白 145 g/L，血小板计数 300×10^9/L。葡萄糖 3.75 mmol/L↓。甘油三酯 1.85 mmol/L↑。凝血功能：凝血酶原时间 11.6 秒，凝血酶原活动度 93.0，定量纤维蛋白原 6.08 g/L↑，活化部分凝血活酶时间 33.5 秒。C 反应蛋白 75.10 mg/L↑。白细胞介素－6 9.41 pg/mL↑。血栓弹力图检测：凝血因子功能正常，纤维蛋白原功能正常，血小板功能偏高。肝功能、电解质、心肌酶、降钙素原、免疫全套、风湿全套、狼疮全套、甲状腺功能、输血前四项、抗磷脂酶 A_2 受体抗体 IgG 均正常。腹部彩超：胆囊壁毛糙，双肾实质回声稍增强。尿特定蛋白分析：尿 NAG 70.67 U/L↑，尿免疫球蛋白 G 210.93 mg/L↑，尿 α_2-巨球蛋白＜0.1 mg/L↓，尿微量白蛋白＞2077.00 mg/L↑，尿转铁蛋白＞84.50 mg/L↑，尿肌酐 26.29 mmol/L↑，尿微量白蛋白/肌酐比值 ＞698.40mg/g↑，尿 α_1 微球蛋白 52.78 mg/L↑，尿 β_2-微球蛋白 1.91 mg/L↑。尿沉渣分析：红细胞总数 375000/mL↑，变异型 40%，蛋白质定性（＋＋＋）↑。大便常规（＋），OB 正常。免疫球蛋白 λ 型轻链（尿液）56.00 mg/L↑，免疫球蛋白 κ 型轻链（尿液）112.00 mg/L↑，κ/λ（尿液）2；24 小时尿蛋白定量（3200 mL）0.12 g。免疫固定电泳正常。

【临床诊治】

肾内科护理常规，二级护理，低盐低脂优质蛋白饮食，陪护，测血压、脉搏、呼吸（qd）。完善血常规、大便常规、尿常规、肝功能、凝血功能、输血前检查、电解质、腹部 B 超、胸部 CT 等。暂予盐酸左氧氟沙星氯化钠注射液抗感染，金水宝片，肾炎舒片护肾，薄芝糖肽注射液调节免疫等对症支持治疗。患者血压正常偏高，尿蛋白（＋＋＋），予阿利沙坦酯片（240 mg，口服，qd）降尿蛋白；服用阿利沙坦酯治疗后血压偏低，予阿利沙坦酯减量至 120 mg qd 降尿蛋白。

【检验医学在临床诊治中发挥的作用】

1. 尿液检查 多数尿蛋白阳性，尿蛋白定量为 1～3 g/d，肾小球病变较轻时，肾小球滤膜的选择性好，只有中小分子量的蛋白质（以白蛋白为主，并有少量的小分子蛋白）从尿中排出，而大分子量蛋白质（如 IgA、IgG 等）排出较少，排出的为选择性蛋白尿；非选择性蛋白尿反映肾小球毛细管壁有严重破裂损伤，大、中分子量蛋白质同时存在。镜下可见多形性红细胞，为肾小球源性，但当肾小球严重病变时也可出现均一形态正常的红细胞尿，可出现红细胞管型。

2. 血常规检查 早期血常规检查多正常或轻度贫血。晚期红细胞计数和血红蛋白明显下降。

3. 肾功能检查 血肌酐和血尿素氮升高，反映肾小球滤过功能下降；尿微量白蛋白和尿微量白蛋白/肌酐比值升高，反映肾小球屏障功能下降，有助于肾小球病变的早期诊断；尿 NAG 是肾脏早期损害的灵敏指标，肾小球肾炎 NAG 活性升高，且与病变程度相关。

4. 指导治疗 尿蛋白＞1 g/d 者，血压应控制在 125/75 mmHg 以下；尿蛋白＜1 g/d 者，血压应控制在 130/80 mmHg 以下。

〔卢婉莹 谭超超〕

第四节 尿路感染

【病史摘要】

患者，女，67 岁。双下肢乏力伴活动后气促 2 天。急诊尿常规提示尿蛋白、亚硝酸盐、红细胞阳性，细菌 304 个/μL↑，白细胞 428 个/μL↑，故考虑尿路感染所致；有冠状动脉粥样硬化病史。体温 36.2 ℃，脉搏 75 次/min，呼吸 20 次/min，血压 118/75 mmHg。神清，伸舌居中，鼻唇沟无歪斜，颈软，双肺呼吸音粗，双肺可闻及湿啰音，心率 75 次/min，律齐，心音可；腹平软，全腹无明显压痛，四肢肌力肌张力正常，双下肢无水肿。

【辅助检查】

尿常规：尿蛋白（±）↑，亚硝酸盐（+）↑，隐血（+）↑，红细胞 25 个/μL↑，白细胞酯酶（+++）↑，细菌 304 个/μL↑，白细胞 428 个/μL↑，pH 6.0。血气分析：pH 7.453↑，钠 137.0 mmol/L，标准碳酸氢根 26.6 mmol/L↑，总二氧化碳 27.6 mmol/L，钾 3.79 mmol/L，葡萄糖（血）7.5 mmol/L↑，氧分压 78.2 mmHg↓，血红蛋白氧饱和度 96.5，氯 99 mmol/L。血常规：白细胞计数 19.08×10⁹/L↑，中性粒细胞计数 15.51×10⁹/L↑，中性粒细胞百分率 81.30%↑，血红蛋白 136.00 g/L，血小板计数 186.00×10⁹/L，红细胞计数 4.34×10¹²/L。肾

功能：尿酸446.6 μmol/L↑。肝功能：总蛋白51.8 g/L↓，前白蛋白105.2 mg/L↓，白蛋白28.12 g/L↓，谷草转氨酶42 U/L↑，提示低蛋白血症。心肌酶：肌酸激酶575 U/L↑，肌红蛋白622.8 ng/mL↑，BNP 897.96 pg/mL↑。凝血常规：纤维蛋白原4.94 g/L↑，D-二聚体（凝血）659.00 ng/mL↑。复查心肌酶：肌酸激酶1030 U/L↑，复查肌红蛋白702 ng/mL↑；降钙素原定量2.868 ng/mL↑，全程C反应蛋白222.14 mg/L↑；血清淀粉样蛋白＞320.00↑；红细胞沉降率61.54 mm/h。

心电图：窦性心动过速，T波改变，心电轴右偏。胸部CT：①支气管疾患；②心影较大，主动脉及冠状动脉硬化，心包少量积液较前吸收；升主动脉旁小片状稍低密度影大致同前。

【临床诊治】

内科护理常规，心电监护，一级护理，低盐、低脂、优质蛋白饮食，陪护。完善三大常规、肝肾功能、电解质、血糖血脂、凝血全套、心肌酶、甲状腺功能、胸片、心电图、腹部B超、心脏彩超等检查。予头孢噻肟钠抗感染、单硝酸异山梨酯护心、多索茶碱平喘、泮托拉唑护胃等对症支持治疗。患者尿常规示亚硝酸盐阳性，考虑大肠埃希菌感染可能性大，且患者炎性指标明显升高，加用依替米星联合抗感染治疗。双下肢有轻度水肿，结合患者白蛋白稍低，予人血白蛋白维持治疗后呋塞米利尿减轻水肿。患者稍气喘，血气分析示氧分压下降，加用孟鲁司特钠、沙丁胺醇、沙美特洛替卡松解痉平喘。

【检验医学在临床诊治中发挥的作用】

1. 尿常规　一般为脓尿（尿沉渣镜检白细胞＞5个/HP），部分患者会出现镜下血尿，少数急性膀胱炎患者甚至出现肉眼血尿，尿蛋白定性与定量检查一般为阴性。尿镜检发现白细胞管型、闪光细胞（中性粒细胞在低渗尿液中发生肿胀，细胞质内颗粒呈布朗运动，由于光的折射使其运动似星状闪光）提示肾盂肾炎。

2. 尿白细胞排泄率　准确留取3小时尿液，立即进行白细胞计数，所得白细胞数按每小时计算，正常人白细胞计数$<2×10^5$/h，白细胞计数$>3×10^5$/h为阳性，介于两者之间为可疑。

3. 尿亚硝酸盐　当具备还原硝酸盐能力的革兰氏阴性杆菌（如大肠埃希菌）感染泌尿道时，且尿液在膀胱存留较长时间后（4小时），可以将尿中蛋白质代谢产物硝酸盐还原为亚硝酸盐，因此，尿亚硝酸盐可以间接反映泌尿系统具有硝酸盐还原酶细菌感染的情况，可以作为泌尿系统感染的过筛实验，阴性结果不能排除泌尿系统感染。

4. 尿白细胞酯酶　白细胞酯酶是中性粒细胞含有的一种特异性酯酶，检测白细胞酯酶活性可以间接反映中性粒细胞的数量，包括已经破坏的中性粒细胞。

〔卢婉莹　谭超超〕

第五节　急性肾盂肾炎

【病史摘要】

患者2天前无明显诱因出现左侧腰部胀痛，持续性痛，无右下腹、会阴部放射。伴发热，体温最高达 39.8 ℃，有畏寒寒战，无肉眼血尿，无尿频、尿急、尿痛，无恶心及呕吐，无排尿费力，无尿液自主流出。无头晕、头痛，无胸闷及心悸，无咳嗽及咳痰。自服退热药后可退至正常，数小时又再次出现发热。患者反复发热，腰部胀痛逐渐加重，门诊以"肾盂肾炎"收入院。患者发病以来，精神一般，食欲尚可，食量正常，大小便尚正常，体重无变化。1个月前体检发现"幽门螺杆菌感染"，服用"奥美拉唑＋枸橼酸铋钾＋克拉霉素＋阿莫西林"14天抗幽门螺杆菌；否认肝炎、结核、疟疾病史，否认高血压、心脏病史，否认糖尿病、脑血管疾病、精神疾病史，否认手术、外伤、输血史，否认食物、药物过敏史。

【辅助检查】

专科检查：双肾区无局限性隆起，双肾区无肿块，左肾区有叩痛，无血管杂音。沿输尿管行程区无压痛，膀胱耻骨上区无局限性隆起，膀胱区无充盈，无压痛。外生殖器正常。无血管杂音；血常规：白细胞计数 17.36×10^9/L，中性粒细胞百分率 90.5%。C反应蛋白 67.99 mg/L↑。降钙素原定量 0.331 ng/mL↑。尿常规：酮体（＋＋），隐血（＋），白细胞酯酶（＋）。凝血常规：纤维蛋白原 5.48 g/L↑。电解质：钠 134.3 mmol/L↓，氯 91.38 mmol/L↓，磷 0.73 mmol/L↓，镁 0.76 mmol/L↓。尿培养加药敏：大肠埃希菌阳性。尿沉渣全套：肾小管上皮细胞 3.2 个/μL↑，非鳞状上皮细胞 3.4 个/μL↑；

【临床诊治】

根据患者既往病史、体征及辅助检查，诊断为急性肾盂肾炎。泌尿外科护理常规，二级护理，低盐、低脂饮食，陪护。完善三大常规，肝肾功能、电解质、血糖血脂，凝血全套，胸部CT＋泌尿系CT，心电图等检查。治疗上予头孢地嗪抗感染、补液等对症治疗。后改用美罗培南抗感染，予以复方双氯芬酸钠注射液退热、补液等对症支持治疗，动态观察患者病情变化。

【检验医学在临床诊治中发挥的作用】

1. **患者尿培养发现大肠埃希菌**　患者具有急性肾盂肾炎的典型表现，腰部胀痛、发热，且尿培养发现病原菌大肠埃希菌，可确定为急性肾盂肾炎。95%以上的急性肾盂肾炎的病原菌为革兰氏阴性菌，少数情况也可为腐生性葡萄球菌和粪肠球菌。需要注意的是尿培养出现两种以上细菌，多数情况下提示标本污染。

2. **患者尿液中白细胞脂酶为阳性，且隐血试验为阳性，还发现较多上皮细**

胞。急性肾盂肾炎患者通常表现为脓尿，白细胞脂酶试验呈阳性反应，尿沉渣镜检可发现白细胞管型、菌尿，也可伴随显微镜下血尿或肉眼血尿。

3. 血常规检查　患者白细胞数目增加，中性粒细胞比例升高，C反应蛋白、降钙素原升高，提示炎症。PCT与CRP联合检测诊断急性肾盂肾炎具有较高特异度与敏感度，对预后也具有一定评估作用，可以为临床诊疗提供参考依据。

【思考/小结】

1. 受患者疾病谱差异及治疗过程中抗菌药物改变等因素影响，不同时期中段尿培养，急性肾盂肾炎患者的病原菌构成比例、分布变化及耐药情况存在一定差异。及时了解患者病原菌菌群分布和耐药情况，有助于临床合理规范用药，提高疾病治疗效果。

2. CRP为一种非特异性炎症指标，其对感染诊断的特异性不高，因此单独用于急性肾盂肾炎诊断中准确性较低，可与PCT联合用于诊断，以提升诊断阳性率。

〔吴　玲　谭黎明〕

参考文献

[1] 尹一兵，倪培华. 临床生物化学检验技术［M］. 北京：人民卫生出版社，2015.

[2] 葛均波，徐永健，王辰. 内科学［M］. 9版. 北京：人民卫生出版社，2018.

[3] 孙雪峰. 慢性肾功能不全的临床诊治思路［J］. 中国实用内科杂志，2007（16）：1328 - 1330.

[4] 罗建伟，周远青，欧阳德宏，等. 慢性肾功能不全患者血和尿视黄醇结合蛋白含量的相关性［J］. 黑龙江医学，2012，36（04）：254 - 256.

[5] 龚道元，胥文春，郑峻松. 临床基础检验学［M］. 北京：人民卫生出版社，2017.

[6] 王淑峰，姚丹林. PCT与CRP联合检测对急性肾盂肾炎的诊断价值分析［J］. 中外医疗，2020，39（20）：190 - 192.

[7] 岳秀丽. 急性肾盂肾炎合并尿路感染患者中段尿标本培养分析［J］. 深圳中西医结合杂志，2020，30（08）：84 - 85.

第六章 心血管疾病检验案例分析

第一节 缺陷乏养菌致感染性心内膜炎

【病史摘要】

患者，中年女性。因"胸闷、气促伴间断发热 5 个月，加重 1 周"入院。患者 5 个月前开始出现活动后胸闷、气促，症状在休息后可缓解，并伴有间断发热，且多在夜间出现，发热时伴寒战、大汗淋漓和全身疼痛，需高枕入睡，不能平卧。后逐渐出现双下肢水肿。2 个月前出现双下肢膝关节以下对称性灰色芝麻样大的皮疹。1 个月前开始出现干咳，咳嗽伴胸痛，无咯血。1 周前患者因胸闷、气促症状较前明显加重，休息时也感觉明显，于是前来本院就诊。既往间断肩关节和膝关节疼痛 10 余年，未予重视。1 个月因出现阴道大出血和体重急剧下降在外院确诊为宫颈癌。无外伤和出游史。

【辅助检查】

体温 38.0 ℃，呼吸 24 次/min，脉搏 110 次/min，血压 100/66 mmHg。贫血貌，精神差。颈静脉充盈。双肺叩诊清音，未闻及干湿啰音。心率 110 次/min，叩诊心界向左扩大，心音增强，节律稍有不齐，二尖瓣听诊区可闻及 3/6 级收缩期心脏杂音，向腋下传导，无心包摩擦音。左手掌小鱼际肌处可见米粒大小的红色结节，突起皮肤，无压痛。双下肢轻度水肿。血常规：白细胞计数 $3.83×10^9$/L，中性粒细胞百分比 76.5%，血红蛋白 52 g/L。尿常规：隐血（＋＋），蛋白质＋，尿胆原 33 mmol/L。血生化检查：白蛋白 28.3 g/L。凝血功能检查：D-二聚体 3.77 mg/L，抗凝血酶Ⅲ活性 58.5%，纤维蛋白（原）降解产物 12.9 μg/L。乙肝病毒表面抗原＞250 IU/mL。心脏彩超示：二尖瓣前瓣左房面可见约 8.9 mm× 7.5 mm 的赘生物（图 6-1）。胸腹部 CT 检查示：脾脏多发梗死灶，左肾梗死（图 6-2）。入院后第 3 天血培养结果回报为缺陷乏养菌（图 6-3、图 6-4）。

【临床诊治】

患者有长期发热达 5 个月余，并有双下肢水肿的表现，心脏二尖瓣可闻及收缩期杂音，左手掌小鱼际肌处可见红色结节，为感染性心内膜炎的典型表现，血培养和心脏彩超可支持诊断，同时需完善 CT 检查发现赘生物脱落可能引起的脏

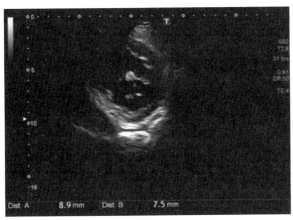

显示二尖瓣前、后壁稍厚，毛糙，回声增强，前瓣左房面可见约 8.9 mm×7.5 mm 的稍高回声团，随心动周期甩动，前瓣关闭时凸向左房超过瓣环约 4.8 mm

图 6-1　患者心脏彩超检查结果

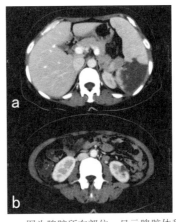

a 图为脾脏所在部位，显示脾脏体积增大，脾脏实质内见多发斑片状低密度灶，部分病灶尖端指向脾门，增强扫描脾脏内低密度灶无强化。b 图为肾脏所在部位，左肾下极可见斑片状低密度灶，增强扫描无强化

图 6-2　患者胸腹部 CT 检查结果

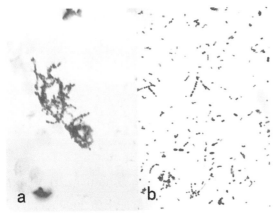

a 图为血培养报阳后培养物直接涂片染色镜检。b 图为转种血平板后挑取菌落涂片染色镜检

图 6-3　缺陷乏养菌涂片革兰染色镜检镜下形态（10×100）

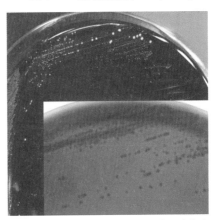

需氧培养 72 小时后，血平板上表现为灰白色、光滑湿润、大小不一的小菌落，对光拍摄可见明显的 β 溶血环

图 6-4　缺陷乏养菌菌落形态

器损伤。患者病程较长，合并肿瘤基础疾病，病情较重，予以硝普钠降压、呋塞米利尿改善心功能，同时输注去白浓缩红细胞纠正重度贫血。予以头孢哌酮/舒巴坦钠（2 g，q8h，静脉滴注）和盐酸万古霉素（1 g，q12h，静脉滴注）。4 天后患者左手掌小鱼际肌红色痛性结节和双下肢黑色芝麻大小的黑色瘀斑逐渐消失。入院后第 10 天患者体温恢复正常，复查血培养为阴性，各项炎症指标恢复正常。于入院后第 23 天接受全身麻醉下行"二尖瓣置换，三尖瓣成形"术，手术过程顺利，患者心脏瓣膜病变基本控制。

【检验医学在临床诊治中发挥的作用】

1. 及时发现病原体，为临床诊治提供实验室依据。

2. 参与临床疑难病例会诊，讨论不常见病原体的诊治方案。

【思考/小结】

1. 感染性心内膜炎是世界范围内普遍存在的一种炎症性疾病，有显著的发病率和死亡率。虽然近几十年来葡萄球菌已为该病的最常见致病菌，但不常见的病原体也是引起该病的重要原因。由缺陷乏养菌引起的感染性心内膜炎国内外鲜有报道，但其致病能力不容忽视。

2. 美国临床实验室标准化概念（CLSI）未能提供有关缺陷乏养菌的药敏折点。美国心脏学会和英国抗菌化学治疗学会对缺陷乏养菌引起的心内膜炎推荐使用氨苄西林或阿莫西林联合庆大霉素治疗。对青霉素过敏者，选用万古霉素或万古霉素联合庆大霉素。

〔郑淑娟　欧阳鹏文〕

第二节　肺炎链球菌引起的亚急性细菌性心内膜炎

【病史摘要】

患者，男，56 岁。反复气促 1 个月，加重 4 天入院。拟诊：①瓣膜性心脏病，主动脉瓣二叶瓣；②主动脉瓣狭窄并关闭不全；③心功能Ⅳ级。体格检查：体温 36.0 ℃，脉搏 110 次/min，呼吸 36 次/min，血压 120/80 mmHg。发育正常，营养良好，急性病容，神志清楚，精神尚可。端坐位，查体合作，问答切题，全身皮肤黏膜未见黄染，全身浅表淋巴结未触及明显肿大。

【辅助检查】

入院后完善相关检查。血气分析：pH 7.504，PCO_2 26.3 mmHg。B 型脑利钠肽前体 8775×10^6 mg/L。甲状腺功能：血清游离三碘甲腺原氨酸 2.99 pmol/L，偏低。凝血功能：定量纤维蛋白原 4.36 g/L，活化部分凝血活酶时间 43.4 秒，抗凝血酶Ⅲ活性测定 66.7%，D-二聚体定量 0.59 μg/mL，大致正常。尿常规：隐血（＋＋），蛋白质微量，透明度微浊，余正常。肌钙蛋白 2.7 ng/mL，偏高。血常规：白细胞计数 8.18×10^9/L，中性粒细胞百分率 85.85%，红细胞计数 3.36×10^{12}/L，血红蛋白 96 g/L，血小板计数 201×10^9/L，提示轻度贫血。肾功能：肌酐 90.1 μmol/L。电解质：钾 4.66 mmol/L，正常。心肌酶：肌酸激酶 142.9 U/L，心型肌酸激酶 13.1 U/L，正常。

【临床诊治】

内科护理常规，一级护理，低盐、低脂糖尿病饮食，监测血压、血糖。完善常规检查：大便常规、尿常规、肝功能、血脂、糖化血红蛋白、甲状腺功能、血气分析等相关检查。心脏彩超：左心房、左心室增大，主动脉瓣二叶瓣畸形并赘生物形成，主动脉瓣狭窄（轻度）并反流（重度），二、三尖瓣反流（轻度），左室顺应性降低，收缩功能正常低值。心功能：EF 50%（simpson法）。心脏彩超结果提示：主动脉瓣二叶瓣畸形并赘生物形成？结合患者出现发热，体温达38℃，怀疑菌血症，抽三套血培养送检微生物室，次日三套血培养需氧培养报阳（图6-5），均为革兰氏阳性球菌，链状排列，提示可能为链球菌感染，考虑心肌脓肿、亚急性感染性心内膜炎。革兰氏阳性球菌经鉴定为肺炎链球菌。药敏结果：对头孢吡肟、头孢曲松、美罗培南、青霉素、万古霉素敏感。患者有气促不适，心率偏快，予毛花苷C强心控制心室率治疗；患者发热不适，根据心脏彩超结果和血培养结果，考虑亚急性感染性心内膜炎；双下肺有湿啰音，胸片提示肺纹理增粗、模糊，有咳嗽、咳痰症状，考虑慢性支气管炎急性发作，予头孢硫脒抗感染，培哚普利片改善心室重构治疗。动态心电图结果：窦性心动过速，频发室性早搏，部分成对及二联律，短阵型心动过速，偶发房性早搏，部分成对，ST段下移，T波低平倒置，Ⅰ度房室阻滞，心率变异性降低。予以强心、利尿、扩血管、改善心室重构、护胃、抗感染等对症支持治疗。患者最终好转出院。

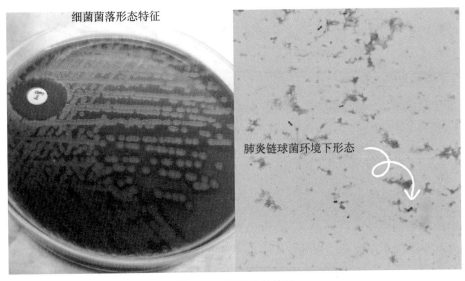

图6-5　细菌培养结果

【检验医学在临床诊治中发挥的作用】

1. 病原学诊断为感染性疾病的确诊提供了可靠的依据，于临床送检的3瓶血培养进行培养，3次血培养先后报阳，第一时间抽取血培养液直接涂片染色镜检，镜下发现革兰氏阳性球菌，呈短链状排列，考虑链球菌引起的菌血症。及时将危急值报予临床，将镜下细菌形态也与临床进行了沟通，提示临床考虑链球菌感染，为临床早期准确诊断提供可靠证据。

2. 检验医学指导临床用药　3次血培养均为肺炎链球菌，药敏结果：对头孢吡肟、头孢曲松、利奈唑胺、美罗培南、左氧氟沙星、加替沙星、青霉素、万古霉素敏感，对克林霉素、四环素、红霉素、复方磺胺甲噁唑耐药。为临床正确用药提供了准确依据。

【思考/小结】

亚急性细菌性心内膜炎常发生在原有心脏病（如心瓣膜病、先天性心脏病）基础上合并细菌感染所致。病原菌多系甲型溶血性链球菌，也存在肺炎链球菌，少数为大肠埃希菌。最常侵犯二尖瓣和主动脉瓣，特点为在病变的瓣膜上形成赘生物，质松脆，易破碎脱落，瓣膜易变形穿孔。

〔曾　玲〕

第三节　金黄色葡萄球菌感染性心内膜炎

【病史摘要】

患儿，男，12岁。因"发热6天"收住PICU。体格检查：体温37.0℃，脉搏74次/min，呼吸20次/min，血压94/61 mmHg，体重42 kg。患儿自起病以来，精神稍差，食纳欠佳，大小便正常，体重无减轻。双侧膝关节、踝关节未见红肿及活动受限，左手环指甲床外侧可见红肿、有压痛、无渗出；有一过性左侧膝关节疼痛、无红肿，双下肢无水肿。

【辅助检查】

入院后予以一系列检查。血常规：WBC $6.1×10^9$/L，N 85.8%↑，HGB 116 g/L↓，PLT $181×10^9$/L。CRP 67.49 mg/L↑。降钙素原 $2.69×10^6$ mg/L↑。细胞因子检测（6项）：白介素-10 $17.54×10^6$ mg/L↑，白介素-6 $74.54×10^6$ mg/L↑。甲型、乙型流感病毒：均阴性。血培养：耐甲氧西林金黄色葡萄球菌。肝功能、肾功能、电解质、心肌酶、凝血功能大致正常。左侧膝关节正侧位片未见明显骨质异常。胸部CT：未见明显异常。超声：左侧示指远节皮下软组织内及甲床以上声像考虑炎性改变声像可能性大（图6-6），二尖瓣前瓣左心房面

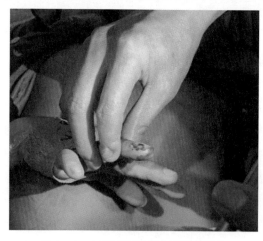

图6-6　左侧示指远节皮下软组织炎

及左心室流出道面稍高回声团考虑赘生物形成可能性大。心前区可闻及 3/6 级收缩期吹风样杂音，主动脉瓣二瓣化畸形并主动脉瓣轻度狭窄及主动脉瓣轻度关闭不全，二尖瓣、三尖瓣轻度反流。

【临床诊治】

本例患儿有发热、心脏病（主动脉瓣二瓣化畸形并主动脉瓣轻度狭窄及主动脉瓣轻度关闭不全，二尖瓣、三尖瓣轻度反流）、贫血、皮肤病损（图 6-7）、赘生物和血培养阳性，这些都是感染性心内膜炎明确诊断的临床特点。患儿在 2 月 28 日、3 月 2 日、3 月 5 日血培养检查回报耐甲氧西林金黄色葡萄球菌感染。明确感染后予以万古霉素 53 mg/kg 治疗，加用头孢噻肟、利福平（20 mg/kg）、抗感染治疗，维生素 C 护心、小剂量肝素钠抗凝等对症支持治疗后，患儿无发热、精神反应好。复查血常规：白细胞计数 8.0×10^9/L，中性粒细胞百分率 63.8%，血红蛋白 112 g/L↑，血小板计数 438×10^9/L↑；复查 CRP 31.3 mg/L↑；复查电解质、肾功能、肝功能、心肌酶正常；心脏彩超：二尖瓣前瓣左房面中等回声光团附着，考虑赘生物可能性大，经全院大会诊后建议手术治疗。手术治疗后，继续对其进行抗感染对症治疗，好转后予以出院。

【检验医学在临床诊治中发挥的作用】

1. 除典型表现者外，临床确诊一般较难。持续性阳性血培养，同时伴有新出现的心脏反流性杂音或心脏易患因素伴血管现象（微血管炎所致周围征、肾小球肾炎或动脉栓塞表现），可以基本确诊为感染性心内膜炎。

2. 通过血培养鉴定和药敏试验明确了血流感染的病原菌以及体外可使用的药敏，为临床迅速控制感染提供了依据，并指导临床用药。

【思考/小结】

1. 感染性心内膜炎（infective endocarditis，IE）是一种严重威胁人类健康的疾病，常多发于原已有病的心脏，左侧心脏的心内膜炎主要累及主动脉瓣和二尖瓣，尤多见于轻至中度关闭不全者，具有较高的发病率及病死率。IE 指因细菌、真菌和其他微生物（如病毒、立克次体、衣原体、螺旋体等）直接感染而产生心瓣膜或心室壁内膜的炎症。感染性心内膜炎典型的临床表现有发热、杂音、贫血、栓塞、皮肤病损和血培养阳性等。IE 的基本病理变化为心瓣膜表面附着由血小板、纤维蛋白、红细胞、白细胞和感染病原体沉着而组成的赘生物。本病常有微栓或免疫机制引起的小血管炎，如皮肤黏膜瘀点，指甲下出血，Osler 结和 Janeway 损害等。葡萄球菌和链球菌是导致 IE 的主要病原菌，而针对甲氧西林耐药的金黄色葡萄球菌（MRSA），《2015 欧洲心脏病学会感染性心内膜炎管理指南》推荐万古霉素为一线治疗药物。

2. 金黄色葡萄球菌败血症和感染性心内膜炎是临床上需及时诊治的疾病。两者合并时更是临床上比较棘手的疾病。金黄色葡萄球菌菌血症易并发细菌性心内膜炎，不及时进行有效的治疗常会危及生命，因此确诊后治疗方案（药物、疗程）的优化成为金黄色葡萄球菌菌血症诊治的关键。其中治疗成功与否取决于抗生素对微生物的根除，而手术有助于根除微生物。研究发现，在充足抗感染治疗后仍有 50% 的患者需行外科手术治疗。本例患者经过积极地抗生素和手术治疗，最后好转出院。

〔刘　琼　谢良伊〕

第四节　冠状动脉粥样硬化性心脏病

【病史摘要】

患者自述 10 月 10 日上午 8 点左右无明显诱因出现胸骨后疼痛，为胸骨中段持续性压榨性痛，程度剧烈、难以忍受，伴有大汗、气促、背胀、恶心，无明显黑矇、晕厥、心悸、呕吐等不适，无腹痛、头晕、头痛、畏寒、发热等；患者遂来县级医院就诊，查心电图示：Ⅱ、Ⅲ、aVF、V6 ST 段抬高，考虑急性心肌梗死，予阿司匹林 300 mg、氯吡格雷 300 mg 抗血小板聚集，肝素钠 4800 U（体重 80 kg），重组人尿激酶原 20 mg 静脉注射、30 mg 静脉滴注后，12:20 溶栓完毕，继续予序贯抗凝 12 U/(kg·h)，经溶栓后胸痛好转。复查心电图抬高 ST 段较前压低，为求进一步诊治于上级医院急诊，复查心电图提示Ⅱ、Ⅲ、aVF Q 波形成，Ⅱ、$V_7 \sim V_9$ 导联 ST 段抬高，肌钙蛋白 6 mg/L，NT-proBNP 219 ng/L；予以尿激酶原 20 mg 冠状动脉内溶栓后抽吸出少量红色血栓，于回旋支近段病变处植入 BUMA 3.0 mm×20 mm 药物支架 1 枚。复查造影示慢血流，予以欣维宁 5 mL 冠状动脉内注入；再次造影示支架内未见残余狭窄，远段血流 TIMI 3 级，术后安返病房，未诉特殊不适。本次发病以来，精神状态良好，食欲良好，睡眠良好，无盗汗，大便正常，小便正常，体重无明显变化。2 年前发现血压升高，最高血压（140～148）/90 mmHg，未服抗高血压药，未规律监测血压。右腕关节外伤史，遗留右拇指活动障碍。

【辅助检查】

血常规：WBC $8.84×10^9$/L，N 81.6%，HGB 163 g/L，PLT $193×10^9$/L。肝功能：ALT 34.7 IU/L，AST 76.8 IU/L，总胆红素 11.06 μmol/L。肾功能：BUN 8.2 mmol/L，Cr 114 μmol/L，尿酸 438 μmol/L。血钾：3.77 mmol/L。心肌酶：CK 1111.5 U/L，CK-MB 132 U/L；肌钙蛋白：6 mg/L，NT-proBNP 219 ng/L。血脂：甘油三酯 1.56 mmol/L，总胆固醇 6.03 mmol/L，高密度脂蛋白 3.95 mmol/L，低密度脂蛋白 4.63 mmol/L。

急诊冠状动脉造影提示：①冠状动脉分布，右冠优势型；②左主干，未见狭窄；③左前降支，近中段狭窄 70%～80%，第一对角支近段狭窄 60%，远段血流

TIMI 3 级；④左回旋支，近段狭窄 99%伴血栓影，远段血流 TIMI 1 级；⑤右冠状动脉，近中段狭窄 50%～60%，远段血流 T3 级。

【临床诊治】

诊断：①冠状动脉粥样硬化性心脏病；②原发性高血压 1 级（极高危）；③高脂血症。

治疗：①心内科护理常规，一级护理，低盐、低脂饮食，告病危、吸氧、陪护、心电监护。②暂予以阿司匹林、硫酸氢氯吡格雷、那曲肝素抗栓，依折麦布＋匹伐他汀调脂稳定斑块，培哚普利降压抗心室重构，美托洛尔缓释片抑制交感兴奋预防猝死，硫糖铝＋泮托拉唑护胃，尼可地尔改善冠状动脉循环，单硝酸异山梨酯扩冠，维持水电解质平衡等对症支持治疗，待检查结果回报后进一步调整。③介入术后第 1 天检查结果回报：钙 2.30 mmol/L，镁 0.79 mmol/L，肌酸激酶 2636.2 U/L，心型肌酸激酶 340 U/L，钾 3.70 L，钠 138 mmol/L；10 月 11 日肌钙蛋白测定：肌钙蛋白 21 ng/mL。患者回旋支次全闭，已行静脉溶栓＋冠状动脉内溶栓＋血栓抽吸＋PCI 术，并于回旋支植入冠状动脉支架 1 枚，继续抗板、调脂、抗凝、护心等冠心病二级预防治疗，患者下后壁心肌梗死，梗死面积较大，目前血压偏低，予停用硝酸异山梨酯及培哚普利，患者心率偏慢，予停用美托洛尔，同时适当补液维持前负荷，余治疗同前，继续观察病情变化。④介入术后第 3 天检查结果回报：L-乳酸脱氢酶 572.61 U/L，肌酸激酶 268.7 U/L，心型肌酸激酶 21 U/L，肌钙蛋白 2.7 mg/mL；电解质：钾 3.78 mmol/L，钠 139 mmol/L，氯 103 mmol/L。患者目前诊断明确，手术后病情稳定，肌钙蛋白、肌酶均下降，考虑目前治疗有效，患者血钾偏低，予以氯化钾 30 mL 兑服补充；拟完善左心室声学造影、心脏磁共振检查，进一步评估心脏情况。

【检验医学在临床诊治中的作用】

1. 该患者首发症状为无明显诱因的情况下胸骨后疼痛，结合其他症状以及心电图结果，考虑为急性心肌梗死。在急性心肌梗死时，心肌酶等各项变化如下：①谷丙转氨酶（AST）一般 6～12 小时升高，24～48 小时达到高峰，持续 5 天或 1 周，但由于血液标本溶血时，AST 也会升高，而且不具有组织的特异性，目前 AST 用于急性心肌梗死的诊断价值有限；②乳酸脱氢酶（LDH）在急性心肌梗死发作后 8～12 小时出现升高，48～72 小时达峰值，7～12 天恢复正常，和 AST 一样，LDH 在诊断心肌梗死时特异性也较差，仅仅以 LDH 升高作为一个参考指标；③血清肌酸激酶（CK）及其同工酶（CK-MB）在心肌梗死发生后 4～6 小时即可升高，24 小时达峰值，48～72 小时恢复正常，二者用于急性心肌梗死时灵敏度和特异性较好，是目前常选用的指标，并且可用于观察心肌梗死患者溶栓治疗的效果，一般溶栓治疗后，CK-MB 会出现升高。

2. **血清心肌肌钙蛋白及肌红蛋白** 血清肌钙蛋白是目前诊断急性心肌梗死的

确定性标志物，在发病 3～6 小时即可升高，10～24 小时达峰值，恢复正常需要 10～15 天，和传统的心肌酶相比，它具有更高的特异性和灵敏度，是一种理想的心肌坏死标志物，被誉为心肌损伤的"金标准"。

3. 肌红蛋白（Mb）在急性心肌梗死 2 小时即可升高，6～9 小时达高峰，24～36 小时恢复正常，肌红蛋白作为心肌损伤时出现最早的标志物，可以用于心肌梗死的早期诊断，当胸痛发生 2～12 小时内，若肌红蛋白正常可以排除急性心肌梗死，由于肌红蛋白恢复正常的时间也很快，因此可以用于心肌梗死的判断。

【思考/小结】

急性心肌梗死是造成冠心病患者死亡的首要原因，由于其临床症状不典型，早期诊断较困难，目前常用于检测的血清学标志物如：AST、LDH、CK 以及 CK-MB，虽然在急性心肌梗死时都会出现升高，但是特异性和灵敏度还是比较低，肌钙蛋白仍是目前诊断急性心肌梗死的"金标准"。

〔卢婉莹　王　庆　谭黎明〕

第五节　病毒性心肌炎

【病史摘要】

患儿 10 余天前因呼吸道感染于当地医院就诊，有咳嗽，伴流涕，无咳痰，无发热、胸闷、气促、呼吸困难、大汗淋漓、面色苍白、乏力等不适，查心电图提示频发性室性早搏。患儿自起病以来，精神可，食纳可，小便正常，体重无明显变化。无甲流、手足口病接触史，否认特殊疾病史，否认手术、外伤、输血史，否认食物、药物过敏史，否认异物吸入史。咽部黏膜稍红，无疱疹，扁桃体 I 度肿大，无脓性分泌物。胸廓正常，呼吸运动正常，呼吸规整，无三凹征，肋间隙正常，胸骨无叩痛。双肺叩诊清音，双肺呼吸音稍粗，无胸膜摩擦音。心前区无隆起，心尖冲动正常，心浊音界正常，心率 120 次/min，律不齐，可闻及较多早搏，各瓣膜听诊区未闻及杂音，无心包摩擦音。

【辅助检查】

血常规：WBC 13.85×10^9/L，N 14.10%，L 10.9×10^9/L，HGB 118 g/L，PLT 170×10^9/L。生化检查：甘油三酯 1.88 mmol/L↑，脂蛋白 a 488.9 mg/L↑，肌酐 17.65 μmol/L↓，尿酸 372.9 μmol/L↑，β_2-微球蛋白 4.03 mg/L↑，谷丙转氨酶 117.6 U/L↑，谷草转氨酶 211.73 U/L↑，L-乳酸脱氢酶 601.89 U/L↑，肌酸激酶 102.3 U/L，心型肌酸激酶 35 U/L↑。ESR 15.2 mm/h。B 型脑利钠肽前体 451.8×10^6 mg/L↑。降钙素原 0.12 mg/L↑。甲、乙型流感病毒、呼吸道合胞病毒、腺病毒、支原体 DNA：阴性；EB 病毒抗体 Ig-M、EB 病毒 DNA、柯

萨奇病毒 Ig-M、鼻病毒。阳性；胸部 X 线：考虑支气管炎。心脏彩超：二、三尖瓣轻度反流，左心功能测值正常范围，左室假腱索，心律失常。动态心电图：①窦性心动过速；②频发室性早搏（多源性，部分呈联律）考虑伴室性并行心律；③ST 段改变；④心率变异性轻度降低。

【临床诊治】

儿科护理常规，一级护理，清淡饮食，陪护。完善三大常规，肝肾功能、电解质、血糖、血脂、心电图、BNP、心脏彩超等检查。予心电监测，抗病毒，护肝，护心，抗心律失常等对症治疗。

【检验医学在临床诊治中发挥的作用】

1. 血常规检查　患者白细胞总数不高，淋巴细胞增多。血常规正常范围白细胞为（4.0～10.0）×10^9/L，淋巴细胞百分比 20%～40%，淋巴细胞增高常提示病毒感染。

2. 心肌酶学和心肌损伤标志物检查　患者出现肌酸激酶同工酶（CK-MB）升高、L-乳酸脱氢酶升高、B 型脑利钠肽前体升高、谷丙转氨酶升高、谷草转氨酶升高。当心肌受损时以上物质释放入血，可通过测得其变化，诊断心肌损伤。

3. 病毒学检查　患者 EB 病毒抗体 IgM、EB 病毒 DNA、柯萨奇病毒 IgM、鼻病毒：阳性。多种病毒可引起心肌炎，其中以引起肠道和上呼吸道感染的病毒感染最多见。柯萨奇病毒 A 组、柯萨奇病毒 B 组、埃可（ECHO）病毒、脊髓灰质炎病毒为常见致心肌炎病毒，其中柯萨奇病毒 B 组病毒是最主要的病毒。可从咽拭子、粪便、心肌组织中分离病毒或用 PCR 技术检测病毒核酸；血清中可检测特异性抗病毒抗体。

【思考/小结】

心肌炎在心脏疾病中发生率较高，目前心肌炎主要发生于病毒性感染。该病起病急，进展快，在临床上经常会遇到急性心肌炎的患者入院时早期症状不明显，但病情急转直下，在很短的时间内就会出现心力衰竭、心律失常和心源性休克等症状。当患者发生过呼吸道或消化道感染，并伴随出现持续性的心绞痛、心律失常、心电图显示 ST 段改变时，必须高度警惕病毒性心肌炎的发生。肌钙蛋白（cTnT）、肌红蛋白（Mb）、CK-MB 和心力衰竭标志物 BNP 是诊断心肌损伤的敏感和特异性的心肌损伤标志物，心肌损伤标志物的检测有助于临床的早期诊断，对患者的治疗、病情评估和预后判断有重要的意义。

〔吴　玲　谭超超〕

第六节　急性 ST 段抬高型心肌梗死

【病史摘要】

患者，男，64 岁。胸痛 6 小时。10 余年前体检发现血脂高，未重视及降脂治疗。有高血脂、吸烟等危险因素，患者持续性胸痛，心电图示胸导联 ST 段抬高，心肌酶升高，冠状动脉造影示左前降支近中段狭窄 75%，远段血流 TIMI 3 级；粗大的对角支近段闭塞。对角支近段病变处、前降支近段病变处各植入支架 1 枚。入院诊断为冠状动脉粥样硬化性心脏病，急性 ST 段抬高型心肌梗死，心功能 I 级（Killip 分级），PCI 术后。体格检查：体温 36.3 ℃，脉搏 73 次/min，呼吸 18 次/min，血压 113/72 mmHg。自动体位，颈静脉无充盈，肝颈静脉回流征阴性。心前区无隆起，心尖冲动位于第 5 肋间左锁骨中线内 0.5 cm，无震颤，心界叩诊无扩大，律齐，无早搏，心音正常。

【辅助检查】

心电图：①窦性心律；②$V_1 \sim V_5$ 导联 ST 段上抬。心肌酶：肌红蛋白 53.28 ng/mL、L-乳酸脱氢酶 191.3 U/L、肌酸激酶 276.8 U/L、心型肌酸激酶 20.5 U/L。

入院后肌钙蛋白 23 ng/mL↑，B 型脑利钠肽前体 111 ng/L↓，L-乳酸脱氢酶 513.09 U/L↑，肌酸激酶 2448.0 U/L↑，心型肌酸激酶 163 U/L↑，肌红蛋白 792.4 ng/mL↑。电解质：钾 3.86 mmol/L，钠 139 mmol/L，氯 102 mmol/L。

复查心电图：①窦性心律；②偶发房性早搏；③散发性室性早搏；④短阵室性心动过速；⑤急性心肌梗死；⑥心率变异性 SDNN＞50 毫秒（96 毫秒）。冠状动脉造影结果：①冠状动脉分布，右冠优势型；②左主干，未见明显狭窄；③左前降支，近中段狭窄 75%，远段血流 TIMI 3 级；粗大的对角支近段闭塞；④左回旋支，近段狭窄 60%，远段狭窄 70%，远段血流 TIMI 3 级；⑤右冠状动脉，可见散在斑块，远段血流 TIMI 3 级。前降支近段严重狭窄、对角支近段闭塞经 PCI 术后，支架内无残余狭窄，远段血流 TIMI 3 级。心脏彩超示：心内结构未见明显异常；左心室前壁心尖段局部运动减弱；二尖瓣、三尖瓣、主动脉瓣少量反流，左心室收缩功能测值正常（EF 69%）。

【临床诊治】

心内科护理常规，一级护理，低盐、低脂饮食，告病危、吸氧、心电监护。完善常规检查：血常规、尿常规、粪便常规加隐血、肝功能、肾功能、电解质、血糖监测、血脂、心肌酶、肌钙蛋白、凝血全套、输血前常规、脑利钠肽前体、甲状腺功能、胸部 CT、腹部 B 超、心脏彩色 B 超、24 小时动态心电图。暂予以阿司匹林、氯吡格雷抗血小板聚集，低分子肝素抗凝，匹伐他汀调脂稳定斑块，培哚普利降压抗心室重构，美托洛尔缓释片抑制交感兴奋预防猝死，维持水电解质平衡等对症支持治疗，待检查结果回报后进一步调整。随后复查多次心肌酶均下降，患者情况好转，无新发或再发胸痛，无明显心力衰竭失代偿症状及体征，可予运动康复及日常生活指导，同时给予自我管理教育、健康宣教、舒缓紧张情绪、饮食指导建议食物多样化、粗细搭配、平衡膳食，指导患者戒烟，可于心电监护下行徒手体操运动疗法及各关节活动度训练疗法，继续予以抗栓、调脂稳定斑块、降压抗心室重构，控制心室率防猝死等对症支持治疗，予以出院。

【检验医学在临床诊治中发挥的作用】

1. 血清肌红蛋白可作为急性心肌梗死（AMI）诊断的早期最灵敏的指标，但特异性差，骨骼肌损伤、创伤、肾衰竭等疾病，都可导致其升高。阳性虽不能确诊 AMI，但可用于早期排除 AMI 诊断的重要指标；还可用于再梗死的诊断，如果重新升高，应考虑为再梗死。

2. 肌酸激酶（CK）主要存在于骨骼肌、心肌、脑组织和平滑肌中。CK 存在3 种同工酶，即 CK-BB、CK-MB、CK-MM。CK-BB 主要存在于脑组织中，CK-MM 主要存在于各种肌肉组织中，CK-MB 主要存在于心肌。血清 CK 活性变化和持续时间与心肌组织坏死程度成正比，是诊断心肌疾病的重要指标。CK 水平受性别、年龄、种族、生理状态的影响，运动持续时间越长，强度越大，CK 增高越明显。心肌梗死发生后 3～8 小时，血清 CK 开始上升，10 小时达到高峰，3～4 天恢复正常，可用于监测心肌梗死范围大小或再梗死。心肌梗死发生后 2～8 小时内，CK-MB 开始上升，9～30 小时达到高峰，3 天恢复正常，对心肌梗死早期诊断很有价值。CK 在 AMI 发作 6 小时内和 36 小时后敏感性低，对心肌微小损伤不敏感。临床上倾向用 CK-MB 替代 CK 作为心肌损伤的生物标志物。

3. cTnI 与 cTnT 为心脏特有，且含量远多于 CK，因而特异性和敏感度高于CK，不仅能检测出急性心肌梗死患者，而且能检测微小损伤；有较长窗口期，cTnT 长达 7 天，cTnI 长达 10 天，甚至 14 天，有利于诊断迟到的急性心肌梗死等疾病。可用于判断再灌注成功与否；肌钙蛋白血中浓度和心肌损伤范围有较好的相关性，可用于判断病情轻重，指导正确治疗；但在损伤发生 6 小时内敏感度较低，对确定是否早期使用溶栓疗法价值较小；且窗口期长，诊断近期发生的再梗死效果差。

【思考/小结】

cTnI 或 cTnT、CK-MB 是临床效能较高项目，CK 是临床效能一般项目，Mb 是反映早期心肌损伤的项目。由于 cTnI 检测的高敏感性和特异性，故成为急性心肌梗死实验诊断的首选项目。但 cTnI 的升高不一定是心肌梗死，部分其他疾病也会导致肌钙蛋白值的升高，临床应用时应与心电图、临床症状及冠状动脉造影等结合。

〔黄湘平　谭超超〕

参考文献

［1］ BIRLUTIU V，BIRLUTIU R M. Endocarditis due to Abiotrophia defectiva，a biofilm-related infection associated with the presence of fixed braces：A case report ［J］. Medicine (Baltimore)，2017，96（46）：e8756.

［2］ 吴重阳，谢轶. 缺陷乏养菌致感染性心内膜炎一例 ［J］. 华西医学，2020，35（08）：1012‒1014.

［3］ ESCARRÁ F，FEDULLO A G，VELIZ N，et al. Endocarditis por streptococcus pneumoniae en pediatría. Presentación de un caso clínico ［Streptococcus pneumoniae endocarditis in a child：a case report］ ［J］. Rev Chil Pediatr，2017，88（6）：776‒780.

［4］ MARRIE T J，TYRRELL G J，MAJUMDAR S R，et al. Risk factors for pneumococcal endocarditis ［J］. Eur J Clin Microbiol Infect Dis，2018，37（2）：277‒280.

［5］ 谢悦，赵仕勇，邓继岿，等. 儿童肺炎链球菌感染性心内膜炎 3 例 ［J］. 中华实用儿科临床杂志，2020（07）：559‒560.

［6］ 陈东科，孙长贵. 实用临床微生物学检验与图谱 ［M］. 北京：人民卫生出版社，2011.

［7］ Pant，Sadip，Patel，et al. Trends in Infective Endocarditis Incidence，Microbiology，and Valve Replacement in the United States From 2000 to 2011 ［J］. J Am Coll Cardiol，2015，65（19）：2070‒2076.

［8］ SELTON-SUTY C，CÉLARD M，Le Moing V，et al. Preeminence of Staphylococcus aureus in infective endocarditis：a1-year population-based survey ［J］. Clin Infect Dis，2012，54（9）：1230‒1239.

［9］ HABIB G，LANCELLOTTI P，ANTUNES M J，et al. 2015 ESC Guidelines for the management of infective endocarditis：The Task Force for the Management of Infective Endocarditis of the European Society of Cardiology（ESC）［J］. G Ital Cardiol（Rome），2016，17（04）：277‒319.

［10］ HOLLAND T L，ARNOLD C，FOWLER V G Jr. Clinical managent of staphylococcus aureus bacteremia：a review ［J］. JAMA，2014，312（13）：1330‒1341.

［11］ 梁富翔，宋兵，刘瑞生，等. 早期手术治疗感染性心内膜炎疗效的 Meta 分析 ［J］. 中国循证医学杂志，2015，15（08）：938‒944.

［12］ 府伟灵，徐克前. 临床生物化学检验 ［M］. 5 版. 北京：人民卫生出版社，2013.

［13］ 尹一兵，倪培华. 临床生物化学检验技术 ［M］. 北京：人民卫生出版社，2015.

［14］ 龚道元，胥文春，郑峻松. 临床基础检验学 ［M］. 北京：人民卫生出版社，2017.

［15］ 吴旭光. 急性重症病毒性心肌炎的临床分析 ［J］. 中国校医，2018，32（03）：230，232.

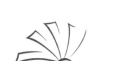

第七章　肝胆疾病检验案例分析

第一节　术后肝功能不全

【病史摘要】

2020 年 9 月 25 日，患者于 4 小时前不慎被小车撞到，头部着地致头痛，意识障碍，伴呕吐，呕吐物为胃内容物，送至急诊科，以"脑外伤"收治入院。既往史：否认肝炎、结核、疟疾病史，有"原发性高血压"，患高血压 20 年，最高达 200/110 mmHg，规律服用抗高血压药，具体药物不详，血压控制尚可；有"冠心病"史，否认糖尿病、精神疾病史，否认手术、外伤、输血史，否认食物、药物过敏史，预防接种史不详。

【辅助检查】

体格检查：体温 36.0 ℃，脉搏 70 次/min，呼吸 26 次/min，血压 191/100 mmHg。CT 示：左侧顶部硬膜外血肿形成，脑实质受压，中线移位；双侧额叶深部及右侧海马旁回、双侧颞叶脑挫裂伤；双侧脑室旁、放射冠区多发脑梗死；老年脑；左侧额顶骨骨折并头皮血肿形成；筛窦及左侧上颌窦积液、积血；左侧眼周软组织血肿形成；寰枢关节半脱位（伪影干扰显示）；颈椎退行性病变；双肺炎症；T7、T11 椎体压缩性骨折；肝囊肿、双肾囊肿；右肾结石或钙化灶；腰椎骶化、腰椎退行性病变；左侧耻骨上下支、左侧耻骨联合、左侧坐骨骨折，周围软组织肿胀；主动脉及其分支、冠状动脉粥样硬化。

患者嗜睡，呼唤睁眼，刺痛定位，不能发音，GCS 评分 8 分，头颅未及畸形，左侧颞部稍肿，活动性渗血，双侧额纹对称，左侧眼眶肿胀，双侧瞳孔等大等圆，直径 3 mm，光反射灵敏，四肢肢体活动可，肢体及躯干浅感觉正常，双侧病理征未引出，颈抗阴性。

【临床诊治】

初步诊断：①闭合性颅脑损伤特重型、左侧顶部硬膜外血肿。②左侧额顶骨骨折、颅骨骨折。③双侧额叶深部及右侧海马旁回、双侧颞叶挫裂伤。④双侧脑室旁、放射冠区多发脑梗死。⑤筛窦及左侧上颌窦积液、积血。⑥T7、T11 椎体压缩性骨折。

急诊全身麻醉下行"开颅血肿清除术"，术后根据患者病情，征得患者及家属同意，转往急诊 ICU 行进一步治疗。

【检验医学在临床诊治中发挥的作用】

术后肝功能示 ALT 514 U/L，AST 5 U/L，与历史结果有较大出入，返回查当天仪器结果反应曲线，如图 7-1、图 7-2 所示。

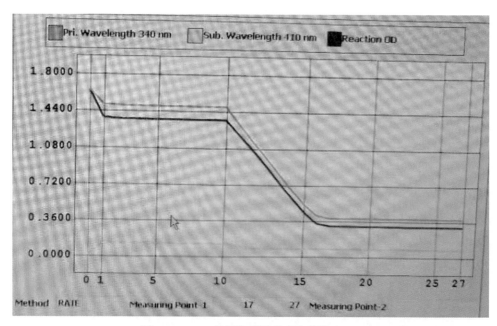

图 7-1　ALT 检测仪器结果反应曲线（一）

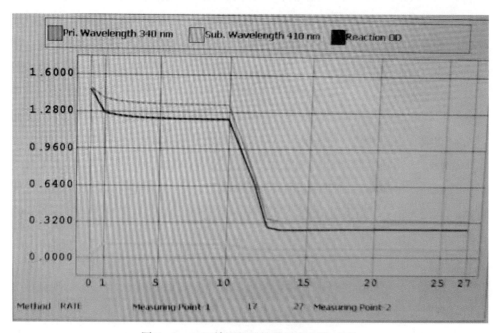

图 7-2　AST 检测仪器结果反应曲线（二）

ALT 检测中，加入样本后，仪器共取若干个点测定吸光度，在第 16 点时，在反应体系中加入 R2 试剂，开始反应，取第 20～28 点反应稳定阶段进行测试。从图中可以看到，第 16 点加入 R2 试剂后发生反应，吸光度迅速下降，至第 24 点时已不再下降，表明反应体系中样本浓度过高，底物耗尽。

同理，AST 检测中，在加入试剂后吸光度也迅速下降，在第 20 点开始测试前已耗尽底物，无法测出。遂将上述样本进行 5 倍稀释，再行检测，结果如图 7－3、图 7－4 所示。

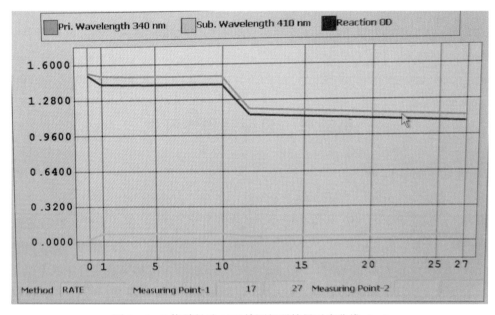

图 7－3　5 倍稀释后 ALT 检测仪器结果反应曲线（一）

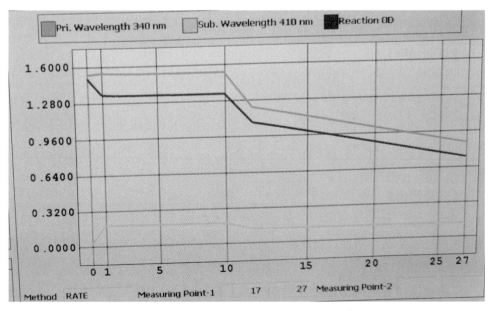

图 7－4　5 倍稀释后 AST 检测仪器结果反应曲线（二）

稀释后反应曲线在第 20～28 点吸光度下降，ALT 测定结果为 2026 U/L，AST 测定结果为 5211 U/L。

与临床沟通后，考虑术后肝肾功能不全，予以还原型谷胱甘肽护肝治疗。

【思考/小结】

检验人员对于仪器的结果要进行有效准确地监控，利用反应曲线我们可以非常清楚、高效地监测整个反应过程，快速找到异常结果出现的原因，一味地复检不仅是对资源的无意义浪费，还可能漏过错误，影响临床诊断。因此，除了要关注历史结果的比较，还应针对异常结果进行仪器检测反应曲线的判断，掌握异常曲线的形成原因和处理方法，为临床提供准确的生化检验结果，提高诊疗的准确性和全面性。

〔王宇鹏 艾正华〕

第二节 丙型病毒性肝炎

【病史摘要】

患者，女，37 岁。口干、眼干 6 个月。患者 7 天前因口干、眼干曾在某医院检查，ANA 阳性、抗 SSA 抗体和抗 SSB 抗体弱阳性，疑似干燥综合征来本院就诊。既往健康。否认有其他疾病史。入院时体格检查：体温 36.5 ℃，脉搏 86 次/min，呼吸 16 次/min，血压 115/78 mmHg。全身皮肤黏膜未见黄染，全身浅表淋巴结未触及肿大。双下肺叩诊音浊，双肺呼吸音粗糙，双肺可闻及湿啰音。心率 86 次/min，律齐，心音正常，各瓣膜听诊区未闻及病理性杂音。肝脾肋缘下未触及，肝及肾区无叩击痛。肠鸣音正常。关节无红肿，无杵状指（趾）。颜面部、背部、双下肢中度水肿，双下肢皮肤无色素沉着。

【辅助检查】

外院 ANA 阳性、抗 SSA 抗体和抗 SSB 抗体弱阳性。本院 ANA 核颗粒型 1：100 阳性、抗 SSA 抗体和抗 SSB 抗体结果均为阴性。重抽血同时在不同实验室用两种不同厂家试剂进行检测，室间比对结果显示抗 SSA 抗体和抗 SSB 抗体结果均为阴性。HCV 抗体阳性，HCV 抗 RNA 5.0×10^5，唇腺活检、角膜染色和唾液流率均正常。

【临床诊治】

患者，女。外院结果可疑干燥综合征，本院抗 SSA 抗体、抗 SSB 抗体为阴性，患者 HCV 抗体阳性，建议临床检测 HCV RNA，诊断为活动性丙型肝炎病毒感染，先治疗 HCV 肝炎，观察疗效后下一步治疗。

【检验医学在临床诊治中发挥的作用】

1. 随着医学的发展，临床对医学检验人员的要求不仅仅是专业知识的掌握，及时给出正确的实验室结果，而且应熟悉基本临床知识，了解临床疾病的诊断、治疗和预后。检验医生应具备积极、高效与临床沟通的能力，指导临床正确选择检测项目，合理解读实验室结果，更好地为临床服务。

2. HCV 抗体仅作为 HCV 感染的标志物之一，不能区分现症感染与既往感染，HCV RNA 伴随存在是 HCV 感染的直接证据。该患者 HCV 抗体阳性，建议临床检测 HCV RNA，可判断活动性丙型肝炎病毒感染。

3. 抗 SSA 抗体、抗 SSB 抗体是 SS 抗体最常见自身抗体，同时检测可提高 SS 抗体诊断率。

【思考/小结】

1. 检验质量是根本　因为不同实验室使用不同的检测系统，且不同厂家的自身抗体检测质量不一。由于质量是检测的核心，因此实验室应规范检测流程，定期评估检测系统的性能，以保证做出准确的检测结果，提高临床诊断和治疗水平。

2. 相关诊断指南　2016 年 ACR/EULAR 原发性干燥综合征分类新标准显示，唇腺病理活检或抗 SSA 抗体/Ro 抗体阳性分别得分 3，角膜染色、Schirmer、自然唾液流率分别得分 1 分。入选标准为具有眼干或口干症状的患者，当患者得分 ≥4，则可诊断为原发性干燥综合征。因为可能有重叠的临床表现或干扰诊断试验结果，应排除患有下列疾病的患者，并且不可再纳入 SS 研究或治疗试验：①头颈部放疗史；②活动性丙型肝炎病毒感染（由 PCR 确认）；③AIDS；④结节病；⑤淀粉样变性；⑥移植物抗宿主病；⑦IgG4 相关性疾病。相关文献指出，活动性丙型肝炎病毒感染不仅可引起慢性肝脏疾病，也可出现类似 SS 样的外分泌腺受累表现，主要表现为抗 SSA 抗体和抗 SSB 抗体阴性或低滴度阳性。所以此患者应考虑活动性丙型肝炎病毒感染，而患者的唇腺活检结果正常则更证实此诊断。

〔朱子菲　黎村艳〕

参考文献

[1] 程绍云. 临床生化检验结果反应曲线发生异常的原因探究 [J]. 中国医药指南，2015，13 (28)：14-15.

[2] 殷文正. 浅议临床生化检验结果反应曲线发生异常的原因 [J]. 当代医药论丛，2014，12 (04)：14-15.

[3] 王冬莲，纪东辉，周君. OLYMPUS AU2700 全自动生化分析仪五种异常反应曲线的分析及处理 [J]. 现代检验医学杂志，2003 (01)：55-56.

[4] 金月波，何菁. 2016 年 ACR/EULAR 原发性干燥综合征分类新标准 [J]. 中华风湿病学

杂志，2017，21（3）：213.

［5］牛素平，赵丽珂，黄慈波. 病毒感染与干燥综合征发病的研究进展 ［J］. 中华风湿病学杂志，2009，13（7）：488‐489.

第八章　自身免疫性疾病检验案例分析

系统性红斑狼疮

一、ANA 谱在系统性红斑狼疮的诊断应用

【病史摘要】

患者，女，26 岁。因"头晕 6 天，发热 5 天"入院，患者 6 天前受凉后出现头晕，无晕厥，伴有纳差，乏力，无腹痛酸胀等不适，5 天前出现发热，最高体温 40 ℃，无畏寒寒战等不适；上级医院急诊科就诊，血常规示血红蛋白 29 g/L，血小板 76×10⁹/L，白细胞及分类正常，以"贫血原因待查"收入院。起病以来精神较差，食欲一般，大小便颜色较深，睡眠较差，体重无明显改变。既往史：无特殊。体格检查：体温 38.5 ℃，脉搏 102 次/min，呼吸 19 次/min，血压 107/41 mmHg。贫血面容，神志清楚，全身皮肤黏膜未见黄染，全身浅表淋巴结未触及肿大。双肺叩诊清音。心率 102 次/min，律齐，心音正常。腹部平软，全腹无压痛及腹肌紧张，肝、肾肋缘下未触及，双下肢无水肿。

【辅助检查】

1. 入院前急诊科检验结果　血常规：WBC 7.23×10⁹/L，N 59.8%，RBC 1.09×10¹²/L，HGB 29 g/L，PLT 70×10⁹/L，MCV 85 f L，RET 16% 。肝功能：总胆红素 64.8 g/L，间接胆红素 50.4 g/L。肾功能：BUN 4.74 mmol/L，Cr 53.9 μmol/L，UA 569 μmol/L。腹水常规：正常。心肌酶：LDH 784 U/L。电解质：钾 3.07 mmol/L。

2. 入院后　血常规：WBC 6.14 ×10⁹/L，RBC 1.05×10¹²/L，HGB 27 g/L，PLT 73×10⁹/L，MCV 85 f L，RET 16%。尿蛋白阴性。大便隐血阴性。总胆红素 64.8 μmol/L，非结合胆红素 50.4 μmol/L。红细胞沉降率 140 mm/h，C 反应蛋白 78 mg/L。PCT 0.39 ng/mL。直接抗人球蛋白实验：IgG（＋＋＋＋），C（＋＋＋＋），多特（＋＋＋）。PLT 抗体：阳性。免疫功能：IgG 18.5 g/L，C3 0.41 g/L，C4 0.06 g/L。狼疮全套：ANA 核均质型 1∶320 阳性，dsDNA（ELISA）127 IU/mL，dsDNA（IFA）阴性。抗心磷脂抗体谱：抗心磷脂抗体

IgM 阳性。骨髓细胞学：骨髓增生明显活跃，粒系占 30%，红系占 62%，粒∶红＝0.48∶1，粒系比例减少，红系比例增多，晚幼红细胞比值均增高，形态大致正常，成熟红细胞大小不均，淋巴细胞比例减少，形态大致正常；全片可见巨核细胞 34 个；未见寄生虫及异常细胞。血涂片：有核细胞散在分布，计数 100 个白细胞可见晚幼红 4 个，成熟红细胞大小不均，血小板分布少。诊断意见：符合增生性贫血骨髓象。重抽血复查 dsDNA 结果 137 IU/mL。

【临床诊治】

患者发热，无尿频、腹痛等不适，考虑呼吸道感染可能性大，暂予以美罗培南抗感染，补液，维持水电解质平衡对症支持治疗。患者为青年女性，发热，贫血，补体 C3 和补体 C4 降低，血小板减低，抗核抗体阳性，dsDNA 两次结果均阳性，需考虑系统性红斑狼疮（systemic lupus erythematosus，SLE）继发溶血性贫血的可能，请风湿免疫科会诊后结合患者相关辅助检查，诊断为系统性红斑狼疮并自身免疫性溶血性贫血，患者经对症治疗后病情好转出院。

【检验医学在临床诊治中发挥的作用】

1. 作为检验医生，不仅要确保准确及时的检验结果，还应该要主动与临床医生沟通，结合临床表现从而给出有价值的信息和建议，让临床医生更好地理解和应用检验结果。

2. dsDNA 是 SLE 患者的特征性标志抗体，是 SLE 的重要诊断标准之一，其检测方法学多，间接免疫荧光法是检测 dsDNA 的金标准，但灵敏度较低。酶联免疫法（ELISA）可定量检测 dsDNA，对判断治疗效果有帮助，但其检测 dsDNA 阳性，需两次检测结果为阳性。多种方法学同时检测，可提高检测灵敏度，保证结果的准确性。

3. 自身抗体的检测对于自身免疫性疾病的辅助诊断、病情判断和疗效观察具有重要意义，SLE 能早期诊断并得到合理有效治疗，则病情更容易持续缓解并改善疾病预后。检测抗核抗体谱有助于疾病的早期诊断。

【思考/小结】

1. 系统性红斑狼疮是一种多系统疾病和多种自身抗体的自身免疫性疾病，其病因不明。临床表现复杂，临床表现不典型，尤其是早期或不典型病例，诊断困难。约有 2% 的患者以溶血性贫血起病，且不伴或很少伴有 SLE 其他症状，容易误诊。此患者为青年女性，发热，贫血，补体 C3 和补体 C4 降低，血小板减低，抗核抗体阳性，dsDNA 两次结果均阳性，最终诊断为系统性红斑狼疮继发自身免疫性溶血性贫血。

2. 本患者以自身免疫性溶血性贫血（autoimmune hemolytic anemia，AIHA）首发表现，临床较为少见。AIHA 是一组溶血性贫血，由于免疫功能紊乱，红细胞的自身抗体黏附在红细胞膜上，加速了红细胞的破坏，AIHA 的病因可分为特发性原因和继发性原因两类。以下疾病可能继发 AIHA 自身免疫性疾病，如系统性红斑狼疮、肿瘤和感染。以 AIHA 为首发或最突出症状的系统性红斑狼疮患者，在疾病的早期阶段往往临床表现不典型，甚至也无明确的实验室指标，较易误诊为特发 AIHA，应引起临床医生的高度重视。

3. 患者为青年女性，不明原因发热，溶血性贫血伴 ANA 阳性、补体下降、红细胞沉降率明显增快，dsDNA 阳性，故高度怀疑 SLE 继发于 AIHA。2017 年欧洲抗风湿病联盟（EULAR）和美国风湿病学会（ACR）联合推出 SLE 的诊断标准，总分 ≥10 分可分类诊断 SLE。此患者在抗核抗体阳性诊断的前提下，最终确诊 SLE。临床工作中需要详尽的病史与系统的检查，以及病理及免疫学数据，只有结合这些资料才能提高 SLE 的临床诊断准确性。

〔朱子菲　黎村艳〕

二、核糖体 P 蛋白在系统性红斑狼疮的诊断应用

【病史摘要】

患者，男，54 岁。腹胀、纳差 3 个月，发现肾功能不全 1 个月，少尿半个月。12 天前在另一家三甲医院入院治疗，治疗效果不佳，转入本院治疗。既往健康。否认有其他疾病史。体格检查：体温 36.4 ℃，脉搏 90 次/min，呼吸 21 次/min，血压 142/87 mmHg。发育正常，营养差，慢性病容，肤色晦暗，神志清楚，精神较差，查体欠配合，未吸氧，全身皮肤黏膜未见黄染，可见散在出血点，左颈部及左腋下可触及单个肿大淋巴结，可活动，与周围组织无粘连。双下肺叩诊清音，双肺呼吸音低，双肺可闻及散在湿啰音。心率 90 次/min，律齐，心间区可闻及 3/6 级吹风样杂音。腹部膨隆，左下腹可见腹腔引流管，肝脾肋缘下未触及，肝及肾区无叩击痛，肠鸣音正常。关节无红肿，无杵状指（趾）。颜面部、背部、双下肢无水肿，双下肢皮肤无色素沉着。四肢麻木，有针刺样疼痛。

【辅助检查】

1. 外院检验结果　血常规：PLT 74×10^9/L，HGB 61 g/L。肾功能：BUN 27 mmol/L，Cr 204 μmol/L，UA 657 μmol/L。免疫功能：IgG 18.1 g/L，C3 0.66 g/L，C4 0.18 g/L。铁蛋白 562.4 ng/mL。降钙素原 14.3 ng/mL。骨髓穿刺结果：骨髓增生活跃，粒系 55%，红系 22%。结核全套阴性：胸腹水结核阴性。李凡他试验（+），ANA + ENA：阴性。皮质醇 634 nmol/L（8:00 am），508 nmol/L（4:00 pm），512 nmol/L（12:0 pm）；ATCH 252 nmol/L（8:0 am），77.9 nmol/L（4:00 pm），85.3 nmol/L（12:00 pm）；甲状腺功能：FT₃ 1.1 pg/mL，FT₄ 0.74 ng/dL，TSH 9.82 μIU/mL。促黄体生成激素 0.12 mIU/mL，雌二醇 48.42 pg/mL。BNP 23230 pg/mL。

PET-CT 结果：双侧胸腔少至中量积液；心包少量积液，腹盆腔大量积液；双侧颈部、双侧锁骨区、双侧肺门、纵隔（主肺动脉窗、气管隆突前、气管隆突下）双侧窝、腹膜后、双侧腹股沟区淋巴结糖代谢增高，考虑为淋巴结反应性增生；可疑肝硬化，腹水；常规显像及延迟显像胃腔充盈欠佳，局部胃黏膜增厚，建议胃镜；右侧气胸，右肺压缩 50%；左侧上颌窦囊肿；所示诸骨骨代谢弥漫性增高，考虑骨髓反应性增生；脊椎退变。

2. 本院入院检验结果　血常规：WBC $13×10^9/L$，N 78.9%，HGB 67 g/L，PLT $9×10^9/L$。尿常规：尿蛋白（＋＋＋）。肝功能：总蛋白 59.4 g/L，白蛋白 21.7 g/L。肾功能：BUN 53 mmol/L，Cr 584 μmol/L，UA 783 μmol/L。腹水常规：正常。ANA 胞浆颗粒＋核颗粒型 1∶320 阳性，核糖体 P 蛋白阳性。

胸腹部 B 超显示：双侧胸腔大量积液，腹腔大量积液。

【临床诊治】

患者肾内科，拟诊：多器官功能损害查因，行百令片护肾、升血小板胶囊升血小板、硫辛酸抗氧化应激、呋塞米＋螺内酯利尿、输注血小板等对症治疗以及肾脏替代治疗。患者 ANA 和 ENA 结果与外院的不符，复查结果显示 ANA 细胞质颗粒＋核颗粒型 1∶320 阳性，核糖体 P 蛋白阳性，告知临床间接免疫荧光法抗核糖体 P 蛋白镜下特有的表现和靶抗原确认实验是一致的。根据诊断指南，结合临床表现和实验室结果，患者诊断为不典型系统性红斑狼疮，激素基础治疗上加免疫抑制剂对症治疗后患者病情好转出院。

【检验医学在临床诊治中发挥的作用】

1. 检验医生不仅提供准确实验室结果，并且与临床医生进行沟通，尽早确认诊断，使得患者能够对症下药，病情缓解。

2. 抗可提取核抗原抗体（ENA）包括多种，核糖体 P 蛋白抗体是 SLE 特异性抗体，在 PSS、SS、PM/DM、MCTD 及健康者中未检出。此患者外院 ENA 显示阴性，考虑为靶抗原检测受限。

【思考/小结】

1. 患者肾功能不全，但泌尿系 B 超及 PET-CT 未见明显梗阻，不支持肾后性因素。患者有大量腹水、白蛋白低，近半个月少尿，肾功能提示肌酐、尿素氮进行性升高，以尿素氮升高为主（尿素氮/肌酐比值 mmol/μmol×247，＞40 为肾前性，＜20 为肾性或肾后性，＜10 为正常），B 超肾脏大小正常，考虑灌注不足，肾前性因素成立。患者无链球菌感染病史，以及 ASO 不高，排除急性肾小球肾炎，没有基础疾病，排除慢性肾病急性加重。患者有服用中药史。铁蛋白明显升高，见于感染、淋巴瘤、恶性肿瘤、结缔组织疾病、成人 Still 病。虽然 PCT 3.39 mg/L，但无发热、有咳嗽，未发现明显感染灶，重症感染依据不足，可动态监测 PCT 结果。外院影像学和结核抗体显示结核感染依据也不足。

2. 患者胸、腹、盆腔及心包多浆膜腔积液，肾功能异常，PLT 进行性下降，铁蛋白升高，C3 0.66 g/L，C4 0.18 g/L，考虑结缔组织病，且患者单纯输注血小板效果不佳，予以激素治疗后血小板上升，符合结缔组织病表现。

3. 抗核糖体 P 蛋白抗体，即 anti-P 抗体，是系统性红斑狼疮的标志性抗体和早期诊断指标。有相关文献报道抗核糖体 P 蛋白抗体阳性与神经精神狼疮相关，此患者在住院期间也出现精神亢奋等神经系统表现。抗核糖体 P 蛋白抗体与系统性红斑狼疮患者肝脏损害、肾炎和病情活动也相关，所以可作为临床辅助诊断。抗核糖体 P 蛋白镜下（间接免疫荧光法）表现为间期细胞质出现细颗粒样荧光，并有空泡出现，部分核仁阳性，这与靶抗原确认实验结果可以相互验证，进一步提高准确性。

〔朱子菲　黎村艳〕

参考文献

[1] HOCHBERG M C. Updating the American Col ege of Rheumatology revised criteria for the classification of systemic lupus erythematosus〔J〕. Arthritis Rheum，1997，40（9）：1725.

[2] YEHUDA SHOENFELD，M. ERIC GERSHWM，PIER LUIGIMERONI. 自身抗体〔M〕. 2 版. 邹和建，译. 北京：人民卫生出版社，2009：169.

第九章　呼吸系统疾病检验案例分析

第一节　支气管肺炎

【病史摘要】

患儿，男，1岁。因"发热4天，咳嗽伴腹泻3天"入院。患儿4天前受凉后出现发热，体温波动，为36.5 ℃～39.5 ℃，无畏寒、寒战，无呕吐、腹泻，在当地医院就诊并输液治疗4天（具体诊断及用药不详）后未见明显好转。3天前患儿出现咳嗽，呈阵发性连声咳，闻及喉间痰响，无气促及呼吸困难，无呕吐，伴有腹泻，大便稀水样，量中等，每天4～6次，无血丝黏液，无红白胨子。为求治疗前来本院儿科门诊就，以"发热查因"收入小儿科。患儿自起病以来精神尚、食纳可，小便正常，体重无减轻。既往体质一般，否认食物、药物过敏史。

【辅助检查】

体温37.2 ℃，脉搏108次/min，呼吸32次/min。发育正常，神志清楚，精神反应可，检查合作。全身皮肤巩膜无黄染，无浅表淋巴结肿大，皮肤弹性差。结膜正常，哭时泪少。口唇干，无发绀。咽部黏膜红肿，无疱疹，扁桃体Ⅰ度肿大，无脓性分泌物。颈软无抵抗，胸廓正常，呼吸运动正常，呼吸规整，无三凹征，肋间隙正常，双肺呼吸音粗，对称，可闻及湿啰音，无胸膜摩擦音。心浊音界正常，心音有力，各瓣膜听诊区未闻及杂音，余可。血常规示：WBC 18.35×10^9/L，N 71.5%，HGB 92 g/L，PLT 377×10^9/L。

【临床诊治】

入院后完善相关检查。血常规：WBC 16.83×10^9/L，N 78.1%，HGB 79 g/L，PLT 268×10^9/L。ESR 44 mm/h。CRP 169.00 mg/L。两次痰培养均为肺炎链球菌（＋＋＋＋），对万古霉素敏感。肺炎支原体抗体1∶80（＋）。尿液分析葡萄糖（＋＋＋）。肝功能：ALT 180.5 U/L，AST 104.7 U/L。EB-VCA-IgM阳性。呼吸道病毒七项中流感病毒A型病毒抗原阳性。胸片示：双肺纹理模糊，未见实质性病变，心膈正常（图9-1）。先后予以万古霉素抗感染，予炎琥宁抗病毒，布地奈德＋万托林雾化，左卡尼汀护心，蒙脱石散保护胃肠黏膜，双歧杆菌调节肠道菌群，多烯磷脂酰胆碱及联苯双酯滴丸护肝，磷酸奥司他韦抗流感及人血免疫球蛋白等支持对症处理，患儿病情好转。复查尿液分析阴性。复查肝功能：ALT 66.13 U/L；肾功能、血糖、电解质未见明显异常。复查痰培养正常菌群，血培养无菌生长，复查 CRP 3.12 mg/L。

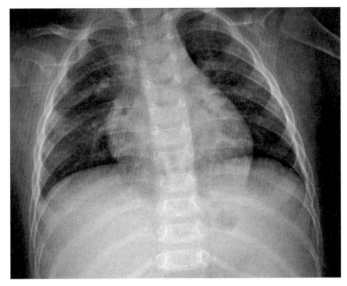

图 9-1　胸部 X 线检查结果

【检验医学在临床诊治中发挥的作用】

1. 通过检查痰培养，呼吸道病毒七项，明确了该患儿的支气管肺炎是在流感病毒感染的基础上合并肺炎链球菌感染。

2. 血培养阴性　排除了败血症。

3. 弥漫性肺泡出血综合征　患儿发热咳嗽入院，双肺呼吸音粗，对称，闻及湿啰音，中度贫血，但弥漫性肺泡出血综合征主要症状是咯血、呼吸困难，胸片检查有双肺弥漫性肺泡浸润，可排除此病。

4. 川崎病　患儿发热 4 天入院。川崎病特点：抗生素治疗无效，常见双侧结膜充血，口唇潮红，有皲裂或出血，见杨梅样舌，手足呈硬性水肿，手掌和足底早期出现潮红，10 天后出现特征性趾端大片状脱皮，出现于甲床皮肤交界处，还有急性非化脓性一过性颈淋巴结肿胀，可排除此病。

5. 万古霉素抗感染，磷酸奥司他韦抗流感及人血免疫球蛋白等支持对症处理，病情得以好转。该患者感染的肺炎链球菌为多重耐药菌，对青霉素类、头孢类、大环内酯类、四环素类、林可霉素类耐药，临床医生根据药敏结果选用敏感的糖肽类万古霉素，合理执行了抗菌药物分级管理制度。

【思考/小结】

使用二线（限制使用级）或三线（特殊使用级）抗生素时，需根据药敏结果合理使用抗菌药物。

〔谢良伊　欧阳鹏文　谢　安〕

第二节　Ⅱ型呼吸衰竭

【病史摘要】

患者，老年男性。反复气促20余年，加重18天。患者自诉20年前开始出现劳动后气促，休息后可缓解，无明显咳嗽、咳痰，无咯血，夜间可平卧。当地医院诊断为"慢性支气管炎"，予对症处理。患者20年来反复发作气促。19天前，患者受凉后出现气促加重，无咳嗽、咳痰，活动受限，至医院住院治疗，具体治疗措施不详。昨天早晨患者起床上厕所后出现气促加重，呼吸困难，静息状态下明显，不伴胸痛，患者遂至上级医院急诊，完善CTA检查提示"肺动脉栓塞，肺部感染"，经本科会诊后收入本科住院治疗。起病以来，患者精神一般，食欲一般，睡眠较差，大便正常，小便正常，体重无明显变化。患者有高血压史20余年，慢性支气管炎20余年，吸烟30年，饮酒30年。

【辅助检查】

肺动脉CTA：①左下肺炎症；②提示右肺动脉主干、右中肺及上肺动脉栓塞。血气分析：二氧化碳分压58.2 mmHg，氧分压49.5 mmHg，二氧化碳分压校正值57.2 mmHg，总二氧化碳34.0 mmol/L，乳酸2.36 mmol/L，血红蛋白氧饱和度82.3%；心电图：窦性心律，电轴左偏。凝血功能：D-二聚体定量4.23 mg/L，纤维蛋白（原）降解产物12.10 μg/mL。血细胞分析：白细胞计数12.14×10⁹/L，中性粒细胞计数10.63×10⁹/L，中性粒细胞百分率87.6%。

【临床诊治】

临床诊断：①肺动脉栓塞；②Ⅱ型呼吸衰竭；③慢性阻塞性肺疾病。

治疗：①介入科护理常规，重症监护，告病危，易消化饮食，无创通气；②暂予抗凝、改善循环、哌拉西林他唑巴坦4.5 g q8h抗感染、化痰等对症支持治疗；③患者入院呼吸困难，无创呼吸机辅助呼吸，吸入氧浓度40%，经过治疗后，血氧饱和度达95%，患者呼吸功能得到改善。

【检验医学在临床诊治中发挥的作用】

1. 血浆D-二聚体是一个特异的纤溶过程标志物，急性肺动脉栓塞时会升高，但由于特异性较差，无诊断价值。当其含量低于500 μg/L，可用于排除急性肺动脉栓塞。

2. Ⅱ型呼吸衰竭即高碳酸性呼吸衰竭，通过血气分析可以诊断，一般此类患者血气分析特点是二氧化碳分压＞50 mmHg，氧分压＜60 mmHg；对于该类患者的治疗，采用低流量给氧或者无创机械通气，通过监测患者血气分析的结果，评估治疗效果。

3. Ⅱ型呼吸衰竭由于二氧化碳分压的升高，pH的下降，常常导致机体出现酸碱平衡和电解质的紊乱，在治疗过程中，可以通过测定电解质、肾功能等指标，及时处理，避免出现高钾、酸中毒等对心脏和肾脏的毒害。

【思考/小结】

肺动脉栓塞和Ⅱ型呼吸衰竭对人体造成的危害较大，目前确诊肺动脉栓塞依靠肺动脉 CT，如果能够发现一种或者几种特异性较好的早期标志物，对改善肺动脉栓塞患者的病情及预后有很大的意义。Ⅱ型呼吸衰竭可以通过患者血气分析确诊，由于Ⅱ型呼吸衰竭通常会造成电解质平衡的紊乱，因此，对于此类患者，在治疗过程中，密切监测电解质以及血气分析是非常有必要的。

〔卢婉莹　谭黎明〕

第三节　急性呼吸窘迫综合征

【病史摘要】

患者，男，55 岁。畏寒、寒战、发热 10 余天。发现"肺尘埃沉着病"4 年，曾从事"木工""金矿矿工"10 余年。既往有糖尿病、类风湿关节炎等基础疾病，抵抗力较差。体温 38.0 ℃，脉搏 80 次/min，呼吸 20 次/min，血压 122/69 mmHg。血氧饱和度 85%，吸入氧浓度 21%。神志清楚，胸廓对称无畸形，胸骨无压痛，双侧呼吸动度未见异常，语颤未见异常，双肺叩诊呈清音，双肺呼吸音粗糙，双肺可闻及散在湿啰音，以左下肺明显。根据患者目前主要症状、体格检查及辅助检查结果，目前诊断考虑：脓毒症、双肺肺炎及 ARDS。

【辅助检查】

血气分析：pH 7.44，PCO_2 24 mmHg，PO_2 62 mmHg，HCO_3^- 16.3 mmol/L，BE -7.9 mmol/L，FiO_2 29%。血常规：WBC 6.6×10^9/L，N 79.7%，HGB 89 g/L，PLT 150×10^9/L。肝功能：TBIL 12.9 μmol/L，DBIL 9.1 μmol/L，ALT 41.6 U/L，AST 44.3 U/L。肺炎衣原体抗体 IgG 阳性：43.2 U/mL；IgM 阴性。复查血常规：白细胞计数 10.12×10^9/L↑，中性粒细胞百分率 85.4%↑，血红蛋白 119 g/L↓，血小板计数 171×10^9/L。肾功能：尿素氮 3.30 mmol/L，肌酐 63.68 μmol/L，尿酸 144.1 μmol/L↓。电解质：钾 3.27 mmol/L↓，钠 137 mmol/L，氯 107 mmol/L。风湿全套：C 反应蛋白 110 mg/L↑，补体 C3 0.89 g/L↓，类风湿因子 49 IU/mL↑。凝血功能：凝血酶原时间 13.1 秒↑，定量纤维蛋白原 5.95 g/L↑，D-二聚体定量 25.49 mg/L↑，纤维蛋白（原）降解产物 69.20 μg/mL↑。

胸部 X 线：双肺磨玻璃样病变（以肺间质性病变为主），考虑感染性病变，不除外病毒性肺炎。胸部 CT：双肺炎症；双侧胸膜增厚。心脏彩超：EF 62%；FS 33%，二、三尖瓣轻度反流，左心室松弛性减退，收缩功能测值正常范围。

【临床诊治】

感染科护理常规，一级护理，糖尿病饮食，陪护，监测血压、呼吸、脉搏，吸氧，告病重。完善常规检查：三大常规、肝肾功能、电解质、血糖、血脂、凝血常规、淀粉酶、心肌酶、输血前常规、TORCH、EB病毒抗体、甲状腺功能、血培养、PCT、CRP、ESR、结核斑点试验、PPD皮试、免疫全套、风湿全套、狼疮全套、降钙素原、血培养、结核感染T细胞检测，新冠肺炎核酸检测，胸部CT平扫等相关检查。治疗上予以注射用亚胺培南西司他丁钠0.5 g q6h，莫西沙星0.4 g qd抗感染，更昔洛韦抗病毒，喜炎平注射液抗炎，阿卡波糖、沙格列汀、地特胰岛素注射液降血糖，肝安注射液护肝等营养支持对症治疗。酌情调整治疗方案。患者发生呼吸衰竭，进行气管内插管和机械通气治疗；为建立快速输液通路，纠正低血容量状态，监测CVP并指导液体治疗，行中心静脉穿刺置管术。因重症肺炎、脓毒症诊断明确，原发病灶尚未明确，需追查病史，且患者因类风湿关节炎长期应用甲氨蝶呤等药物，需高度警惕病毒等特殊感染可能性，此外患者发热时间长，原因不明，予完善痰培养、血培养等检查，追踪细菌学。根据血液及痰液DNA测序，考虑感染原因为人类（伽马）疱疹病毒四型及痰格登链球菌感染。患者经积极抗感染、呼吸机辅助治疗后好转，目前，成功撤机、拔除气管内插管，经鼻导管吸氧，吸氧浓度33%以下，血氧饱和度可维持在97%以上，无畏寒、发热、气促等不适，继续抗感染、抗病毒治疗，动态复查血气分析、血常规、炎症指标，根据情况调整抗生素方案。

【检验医学在临床诊治中发挥的作用】

1. 诊断　根据ARDS柏林定义，诊断ARDS必须满足一个条件即低氧血症：氧合指数（PaO_2/FiO_2）≤300 mmHg（PEEP/CPAP≥5 cmH_2O）。并根据氧合指数将ARDS按照严重程度分为三类：轻度ARDS氧合指数为200～300 mmHg；中度ARDS氧合指数为100～200 mmHg；重度ARDS氧合指数≤100 mmHg。

2. 筛查　血气分析发现氧分压下降是早期发现ARDS的重要指标，同时ARDS患者动脉血气的典型改变为PaO_2降低，$PaCO_2$降低，pH升高。血常规发现中性粒细胞数量改变，白蛋白迅速下降等。

3. 辅助治疗　ARDS患者需尽快纠正缺氧，一般采取高浓度给氧，使PaO_2≥60 mmHg或SaO_2≥90%；监测血气亦有助于及时调整治疗方案。

4. D-二聚体是继发性纤溶亢进的特有标记物，增高见于继发性纤维蛋白溶解功能亢进，比如高凝状态。患者气管内插管状态，D-二聚体升高，警示有双下肢静脉血栓形成可能和存在"肺栓塞"风险，提示完善双下肢深静脉彩超，必要时予以抗凝治疗。

5. **防治并发症**　酸碱紊乱是急性呼吸窘迫综合征的首位并发症，因此，监测血气等指标对并发症的防治尤为重要。

〔卢婉莹 谭超超〕

第四节 肺腺癌

【病史摘要】

患者，男，68 岁。咳嗽、胸闷 10 余天。既往有"糖尿病"病史，目前服用"二甲双胍片 0.5 g bid、伏格列波糖片 0.2 mg bid、格列美脲 0.2 mg bid"降血糖，自诉血糖控制尚可。

【体格检查】

体温 36.3 ℃，脉搏 116 次/min，呼吸 20 次/min，血压 145/91 mmHg。浅表淋巴结未扪及肿大，气管居中，右下肺呼吸音消失，左肺呼吸音清，未闻及明显干湿啰音，心率齐，各瓣膜听诊区未闻及杂音，腹软，无压痛及反跳痛，双下肢无水肿。

【辅助检查】

血常规：WBC 4.3×10^9/L，HGB 132 g/L，PLT 268×10^9/L。红细胞沉降率 51.0 mm/h。总蛋白 64.7 g/L，白蛋白 36.7 g/L，谷草转氨酶 45.8 U/L，尿素 2.72 mmol/L，甘油三酯 1.74 mmol/L，高密度脂蛋白 0.59 mmol/L，结核抗体阴性，凝血功能正常。癌胚抗原84.6 ng/mL，癌抗原125 41.56 U/mL。胸腔积液生化：总蛋白 59.5 g/L，白蛋白 35.3 g/L，球蛋白 24.2 g/L，乳酸脱氢酶 966 U/L，腺苷脱氢酶 31.7 U/L，胸腔积液癌胚抗原＞1000 ng/mL。胸腔积液常规：黄色，混浊，相对密度 1.033，凝固状况无凝块，李凡他试验阳性，细胞总数 1300×10^6/L，有核细胞数 1090×10^6/L。胸腔积液细胞学检查可见肿瘤细胞（考虑腺癌）。胸腔积液病理学（液基细胞学及细胞学蜡块）检查见腺癌细胞，结合免疫组化符合肺来源（图 9－2）。胸部 CT：右上肺后段肿块灶，考虑肺癌可能性大，伴纵隔右肺门增大淋巴结，并累及邻近胸膜可能。

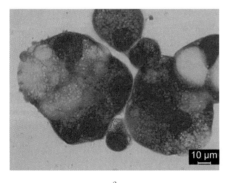
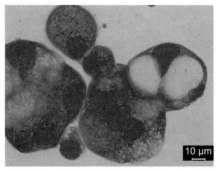

a   b

图 9－2　胸腔积液细胞学瑞姬染色中查见腺癌细胞（×1000）

【临床诊治】

根据胸腔积液细胞学、细胞学蜡块病理学检查，检见腺癌细胞，结合免疫组化结果 TTF-1（＋），NapsinA（＋），ALK 对照×3/EML4-ALK（vantana）（－），EGFR（98％＋），患者诊断为肺腺癌明确。根据患者基因检测结果，采用靶向药盐酸厄络替尼进一步治疗。

【检验医学在临床诊疗中发挥的作用】

1. 常规浆膜腔积液细胞学检查有着色无须固定，采用常规的瑞姬染色后着色清晰、形态直观，通过较高的放大倍数能够清晰反映细胞内部结构等优点。

2. 浆膜腔积液细胞学检查通常采用离心、推片、染色，可使细胞分布层次清晰、大细胞较集中于涂片的尾部及海岸线处，便于寻找，提高了阳性检出率。

3. 关于恶性肿瘤细胞的典型形态，周道银、吴茅等教授将其简要概括为"三大三千"，即胞体大、胞核大、核仁大，形态千姿百态、胞质千变万化、胞核千奇百怪。

4. 腺癌细胞是三大肿瘤细胞中最常见的一类，肿瘤细胞的异质性和多样化是腺癌细胞的重要特征，具体可以分为：巨大核、云雾样细胞质、腺腔样排列、大分泌泡、低分化、畸形多核、单核细胞样变及细胞粘连现象 8 个方面。

【思考/小结】

1. 浆膜腔积液的细胞学检查由于是手工操作、费时费力、收费低、风险偏大，受到的重视程度不够。

2. 目前很大一部分医院没有开展常规积液的细胞学检查，导致许多有价值的标本被遗漏，使常规工作中细胞形态学检验优势没有得到发挥，从而耽误了临床诊断与治疗。

3. 该患者在浆膜腔积液常规细胞学中检出腺癌细胞的同时所做的液基细胞学检查没有检出癌细胞，有待进一步评估两类方法的检出效率。

4. 为了保证检验结果质量，应该控制好标本的采集、转运和储存这些关键因素。

〔梁湘辉〕

第五节　支气管扩张并双肺感染

【病史摘要】

患者，男性。因"反复水肿，蛋白尿 7 个月余，咳嗽、发热半个月"入院。患者于 7 个月余前无明显诱因出现双下肢水肿，无明显腹胀，尿量减少，少尿，尿中无泡沫增多，无胸闷、气短，无尿频、尿痛，无头晕、头痛，至当地医院就诊，检查发现蛋白尿，考虑为"肾病综合征、高血压肾病"，给予免疫抑制治疗，同时降压、护肾等药物治疗，患者水肿减轻，病情好转出院。出院后坚持泼尼松等药物治疗，定期门诊复诊。半个月前患者受凉后出现咳嗽、咳痰，呈黄白色或黄绿色痰，可咳出，伴间断发热，未测体温，无畏寒、寒战，自服退热药可好转，无胸闷、胸痛，无心悸、气促。今为求进一步诊治来本院，门诊以"肾病综合征、高血压、糖尿病肾病"收入本院肾病科。自发病以来，患者无胸闷、心慌、气短，无尿频、尿痛、尿急，无排尿困难、肉眼血尿，无畏光、脱发，无皮疹、口腔溃疡，无关节疼痛，精神状态良好，体力、睡眠情况欠佳，大便正常，尿量正常，体重无明显变化。既往 1 年前行"脑膜瘤手术"。有高血压病史 7 年，最高血压 180/110 mmHg，自服降压药物治疗，具体药物及血压控制情况不详。否认肝炎、结核、疟疾病史，无冠心病，否认食物、药物过敏史，预防接种史不详。

【辅助检查】

体温 36.8 ℃，脉搏 80 次/min，呼吸 20 次/min，血压 90/60 mmHg。慢性贫血面容，神志清楚，反应迟钝，自动体位，查体合作，全身皮肤黝黑，全身浅表淋巴结无肿大。头部右侧可见弧形手术瘢痕，双眼睑无水肿。咽部无充血，扁桃体无肿大，双肺叩诊清音，双肺呼吸音清晰，未闻及干湿啰音和胸膜摩擦音。心率 80 次/min，律齐。双下肢中重度水肿。血常规 WBC 7.55×10^9/L，N 85.0%，HGB 77 g/L，PLT 188×10^9/L，中度贫血。肾功能 BUN 16.1 mmol/L，Cr 151.6 μmol/L，UA 572.0 μmol/L。尿常规示蛋白质（＋＋＋），白细胞 3～5 个/HP；24 小时尿蛋白 2332.3 mg/L。肝功能：白蛋白 20.8 g/L。红细胞沉降率 105 mm/h。葡萄糖 7.89 mmol/L，HbAlc 9.5%。CRP 173.00 mg/L。C12 癌抗原 125 95.27 kU/ L。肺部 CT 提示支气管扩张并双肺感染，头部 CT 提示脑梗死。

【临床诊治】

患者，老年男性。反复水肿、蛋白尿 7 个月余，伴大量蛋白尿、低蛋白血症，肾病综合征诊断成立，并且有高血压、糖尿病、脑梗死的基础疾病，患者半个月以来开始出现咳嗽、咳痰，咳黄绿色痰，伴发热，自服退热药，CT 提示肺炎，但体查未闻及明显干湿啰音，进一步完善痰培养，并予以头孢他啶经验性抗感染治疗。两次痰培养分别为产气肠杆菌（＋＋）及不动杆菌属（＋＋＋），均为头孢哌酮/舒巴坦、头孢曲松敏感，遂改用头孢哌酮/舒巴坦抗感染及对症支持治疗。入院 10 天后患者突然出现畏寒发热，因患者中心静脉置管，故予拔除置管，同时考虑肺部感染未控制，头孢曲松抗感染，完善血培养检查。导管拔除后未再发热。继续对症支持治疗后，患者咳嗽、咳痰逐渐缓解，无发热，无胸闷、气促，左手及双下肢水肿有所减轻，复查痰培养正常菌群，血培养结果为阴性，血常规 WBC 3.10×10^9/L，N 85.7%。复查肾功能 BUN 13.51 mmol/L，Cr

98 μmol/L，UA 448 μmol/L，患者病情好转出院。

【检验医学在临床诊治中发挥的作用】

1. 患者老年男性，反复水肿、蛋白尿 7 个月余需考虑的疾病：①肿瘤相关性肾病；②肾病综合征，继发可能；③高血压肾病。患者反复浮肿，伴大量蛋白尿、低蛋白血症，肾病综合征诊断成立。

2. 在支气管扩张并双肺感染诊治过程中，医生经验用药，头孢他啶抗感染，痰培养药敏结果出来后根据药敏结果选用头孢哌酮/舒巴坦，感染得到控制，10 天后突然出现畏寒发热，因患者中心静脉置管，故予拔除置管，同时考虑肺部感染未控制，头孢曲松抗感染，导管拔除后未再发热，一过性高热考虑与导管相关血流感染可能。

【思考/小结】

1. 考虑导管相关性血流感染，保留导管时，抽取两套血，一套来自外周静脉；另一套来自导管内，两套血的采血时间应接近且同时送检；导管可拔除时，应将导管尖端进行培养，两个部位采取外周血各一套，以提高确诊率。

2. 当怀疑中心静脉导管导致的发热，同时合并严重疾病状态时，即使血培养阴性也应立即拔除导管。

3. 采血时机需把握准确，尽可能在抗菌药物使用前，对已用抗菌药物的患者，最好在下次用药前采血，在寒战、高热初起时采血可提高阳性率。

〔谢良伊　欧阳鹏文〕

第六节　机化性肺炎

【病史摘要】

患者，男，65 岁。咳嗽 1 个月余。胸廓对称无畸形，胸骨无压痛，双侧呼吸动度未见异常，语颤未见异常，双肺叩诊呈清音，双肺呼吸音偏低，未闻及干湿啰音。胸片显示：右上肺节段性肺炎。胸部 HRCT 增强：右上肺前段实变、双肺散在多发结节及斑片灶。考虑感染性病变。完善肺部穿刺活检等相关检查，结果回报：炎性指标升高不明显，灌洗液病原学相关检查均阴性，送检肺组织内肺泡上皮及间质增生，伴淋巴细胞浸润，肺泡腔内可见成纤维细胞增生，提示机化性肺炎。

【辅助检查】

血常规、尿常规、大便常规＋隐血试验、电解质、肝功能、肾功能、血脂、红细胞沉降率、甲状腺功能三项、降钙素原、输血前四项均无明显异常。痰涂片显示白细胞＜10/LP，鳞状上皮细胞＞25/LP，白细胞外可见较多革兰氏阳性球菌，少量革兰氏阴性杆菌。真菌 D-葡聚糖检测＋曲霉菌半乳甘露聚糖检测（GM

实验）阴性，半乳甘露聚糖（隐球菌抗原）检测阴性。肺炎衣原体 IgG + IgM 检测（化学发光）、肺炎支原体 IgG + IgM 检测（化学发光）：肺炎支原体 IgG 阳性，肺炎衣原体 IgG 阳性，肺炎支原体 IgM 阴性，肺炎衣原体 IgM 阴性。C 反应蛋白 36.80 mg/L。EB 病毒 DNA 测定，腺病毒 DNA 测定、流感病毒筛查无明显异常。三项呼吸道病毒核酸检测（双扩增法）：呼吸道合胞病毒 RSV 阴性，人副流感病毒 PIV1/2/3 阴性，腺病毒 AdV 阴性。结核感染 T 细胞检测，结核分枝杆菌 γ-干扰素检测阴性。多肿瘤标志物 12 项联合检测：癌胚抗原、甲胎蛋白、糖类抗原、总前列腺特异性抗原、游离前列腺特异性抗原、细胞角蛋白 19 片段、糖类抗原、神经元特异性烯醇化酶、胃泌素前体释放肽片段、糖类抗原 724、胃蛋白酶原 I、胃蛋白酶原 II、PG I/PG II 均无明显异常。取患者肺泡灌洗液进行 NGS 检测，未检出细菌、分枝杆菌、支原体、衣原体、立克次体、真菌、DNA 病毒、RNA 病毒、寄生虫。肺泡灌洗液结果回报：肺泡灌洗液液基制片可见鳞状上皮细胞、纤毛柱状上皮细胞、吞噬细胞及炎细胞，未见癌细胞。肺泡灌洗液细胞计数液基制片可见鳞状上皮细胞、纤毛柱状上皮细胞、较多单核吞噬细胞（约占炎细胞总数的 30%）及淋巴细胞（约占炎细胞总数的 70%），未见癌细胞。结核分枝杆菌复合群 DNA-PCR 检测阴性，菌多糖免疫荧光染色阴性。心电图：窦性心律、正常 ECG。心脏彩超：AO 24 mm；LA 31 mm；LV：DM 40 mm；SM：30 mm；PA：21 mm；RA：28 mm；RV：32 mm；IVS：9 mm；LVPW：10 mm；EF：69%；FS 39% 主动脉瓣退行性变，三尖瓣轻度反流，左心室松弛性下降，收缩功能测值正常范围。胸部 HRCT 增强：右上肺前段实变、双肺散在多发结节及斑片灶。腹部彩超：胆囊壁胆固醇结晶声像，脂肪肝声像，前列腺增生并钙化灶形成。肺功能 + 呼出气 NO 测定：肺通气功能大致正常，$FeNO_{50}$、14 ppb（非嗜酸性气道炎症），CaNO 6.8 ppb（小气道炎症）。常规病理回报（右上叶前段钳夹组织）送检肺组织内肺泡上皮及间质增生，伴淋巴细胞浸润，肺泡腔内可见成纤维细胞增生，符合机化性肺炎（图 9 - 3）。特殊染色：PAS（-）、抗酸染色（-）。

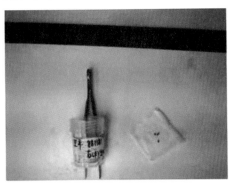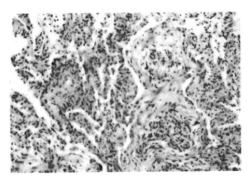

图 9 - 3　机化性肺炎患者右上叶前段钳夹组织病理活检

【临床诊治】

患者，男，65岁。咳嗽1个月余。咳嗽查因，提示肺部感染。为明确肺部病变原因，完善相关检查。最初以哌拉西林/他唑巴坦静脉滴注抗感染治疗，溴己新+桉柠蒎肠溶软胶囊+川贝枇杷片祛痰以及对症支持治疗。影像学显示患者右肺磨玻璃影，不排除病毒感染，加用奥司他韦抗病毒。NGS检测提示，未检测出典型病原体（如细菌、病毒、寄生虫等），但临床仍考虑感染可能，予以比阿培南+莫西沙星经验治疗，停用哌拉西林/他唑巴坦，用柴银口服液利咽止咳。治疗过程中患者有发热，改莫西沙星为多西环素。病理结果提示机化性肺炎可能，建议激素治疗。

机化性肺炎的治疗尚无规范的治疗方案，糖皮质激素是主要的治疗药物。临床症状轻微的患者，偶尔可能自行缓解。在肺功能出现恶化之前可只进行监测而不给予治疗。应当每8～12周对患者重新评估，以了解症状或肺功能是否恶化。对于中至重度疾病患者，常规使用糖皮质激素治疗。如果患者期望避免糖皮质激素治疗，有研究提示可以选择大环内酯类进行治疗。

【检验医学在临床诊治中发挥的作用】

1. 患者炎性指标升高不明显：C反应蛋白36.80 mg/L，红细胞沉降率、降钙素原结果无明显异常。痰涂片显示白细胞<10/LP，鳞状上皮细胞>25/LP，白细胞外可见较多革兰氏阳性球菌，少量革兰氏阴性杆菌。呼吸道微生物培养及鉴定：无致病菌生长，无真菌生长。半乳甘露聚糖检测（GM试验）阴性，排除侵袭性曲霉菌感染。半乳甘露聚糖（隐球菌抗原）检测阴性，排除隐球菌感染。肺炎支原体IgG阳性，肺炎衣原体IgG阳性，肺炎支原体IgM阴性，肺炎衣原体IgM阴性，排除肺炎支原体、肺炎衣原体感染。

2. 由于影像学显示患者右肺磨玻璃影，不排除病毒感染。因此进行EB病毒DNA测定，腺病毒DNA测定、流感病毒、呼吸道合胞病毒RSV，人副流感病毒PIV1/2/3，腺病毒AdV检测，结果均为阴性，基本排除病毒感染引起肺部疾病的可能。

3. 患者入院后出现低热症状，因此进行抗酸染色、结核感染T细胞检测、结核分枝杆菌Y-干扰素检测、结核分枝杆菌复合群DNA-PCR检测，结果均为阴性，排除结核感染。

4. 患者胸部HRCT增强：右上肺前段实变、双肺散在多发结节及斑片灶。为排除肺癌，进行多肿瘤标志物12项联合检测，结果均为阴性。肺泡灌洗液液基制片未见癌细胞，基本排除肺癌。

5. NGS检测中细菌、分枝杆菌、支原体、衣原体、立克次体、真菌、DNA病毒、RNA病毒、寄生虫均未检出。同时取肺右上叶前段钳夹组织进行病理活检。送检肺组织内肺泡上皮及间质增生，伴淋巴细胞浸润，肺泡腔内可见成纤维细胞增生，符合机化性肺炎。

【思考/小结】

1. 机化性肺炎是一种以肺泡、肺泡管或伴有细支气管内机化性肉芽组织为组织病理学特征的临床综合征。回顾性研究显示发生率约为 1.96/10 万，但有逐年增加趋势。继发于结缔组织疾病、恶性肿瘤、药物、放疗、器官移植等疾病称为继发性机化性肺炎；无明确病因时称为隐源性机化性肺炎。机化性肺炎临床症状与感染引起的症状相似。隐源性机化性肺炎疾病初期很难与肺部感染性疾病鉴别。而对于感染引起的继发性机化性肺炎患者，在已经明确存在致病菌的基础上，病情出现迁延或复发，临床更容易只关注抗感染治疗而忽视合并机化性肺炎的可能。常见处理为反复进行病原体检测并调整抗生素，容易造成病情的延误。因此，对于感染后继发性机化性肺炎的诊断，最重要的是进行呼吸道微生物培养及鉴定药敏，根据药敏结果选择抗生素治疗仍无效时，及时取肺组织做病理检查。隐源性机化性肺炎的诊断较复杂，通过辅助检查排除肺癌、肺结核、细菌性肺炎、病毒性肺炎、非典型病原体肺部感染后及时取肺组织做病理检查，才能确诊。

2. 机化性肺炎的诊断，最终仍需依赖病理检查。虽然影像学检查对于机化性肺炎的诊断灵敏度较高，但特异度差，难以与其他肺部疾病进行辨别。病理检查作为一种有创检查，一般在患者病情已经较严重时才进行，而且可能会出现漏诊情况。因此，寻找一种稳定可靠的早期生物标志物来辅助机化性肺炎的诊断是很有必要的。有研究指出，动态监测纤维蛋白原和 D-二聚体，对预测机化性肺炎的复发有一定的临床价值。因此，我们可进行更深入地筛查及研究，寻找机化性肺炎诊治的新标志物。

〔向哲邑〕

参考文献

［1］ 李慧霞. 160 例支气管肺炎患儿痰液标本的细菌培养及药敏试验结果对抗菌药物治疗的影响［J］. 抗感染药学，2020，17（09）：1279-1281.

［2］ 郭亚琳，杨玉霞，董芃芃. 下呼吸道感染患儿支气管肺泡灌洗液的病原学研究［J］. 中国当代儿科杂志，2019，21（02）：144-149.

［3］ 庞丹，孙巧英，伊乐. 儿童支气管肺炎常见致病菌及耐药性临床分析［J］. 国际检验医学杂志，2016，37（02）：221-223.

［4］ 葛均波，徐永健，王辰. 内科学［M］. 9 版. 北京：人民卫生出版社，2018.

［5］ 吴茅. 浆膜腔积液细胞图谱新解及病例分析［M］. 北京：人民卫生出版社，2018.

［6］ 胡晓波. 临床体液常规检验的技术现状与规范［J］. 检验医学，2020，35（11）：1087-

1089.

［7］ 吴光付，马春成，杨爱成，等．免疫抑制剂治疗肾病综合征后并发重症肺炎的相关危险因素［J］．实用中西医结合临床，2020，20（06）：119-120.

［8］ 魏淑琦，余小平．糖皮质激素治疗肾病综合征并发重症肺炎的临床效果分析［J］．中西医结合心血管病电子杂志，2020，8（14）：77，79.

［9］ 刘坤，刘洁，余晓艳，等．肾病综合征患者合并严重肺部感染3例报告［J］．临床肾脏病杂志，2019，19（11）：865-866.

［10］ 彭丽，兰雷，姜俊，等．肾病综合征住院患者免疫抑制状态下重症肺炎及其相关因素的临床研究［J］．安徽医科大学学报，2019，54（01）：112-116.

［11］ POLITANO S A, COLBERT G B, HAMIDUZZAMAN N. Nephrotic Syndrome［J］. Prim Care，2020，47（4）：597-613.

［12］ 吴月，朱晓萍．隐源性、继发性及急性纤维素性机化性肺炎的临床、影像及预后比较［J］．国际呼吸杂志，2021，41（9）：696-702.

［13］ 李惠萍，范峰，李秋红，等．肺活检证实隐源性机化性肺炎25例临床诊治体会［J］．中华结核和呼吸杂志，2007，30（4）：259-264.

［14］ 潘晓鸿，毛敏杰，徐节坤，等．肺结核合并机化性肺炎一例［J］．浙江中西医结合杂志，2021，31（4）：359-360.

［15］ 何彦侠，李秀业，熊鑫，等．感染后机化性肺炎临床诊断及治疗分析［J］．疑难病杂志，2019，18（2）：151-154.

［16］ 陈智鸿，谭于飞，张连鹏，等．纤维蛋白原和D-二聚体对隐源性机化性肺炎复发的预测价值［J］．中华结核和呼吸杂志，2019，42（4）：297-299.

［17］ 张建红．糖皮质激素治疗隐源性机化性肺炎1例［J］．医师在线，2019，9（22）：26.

第十章　代谢紊乱检验案例分析

第一节　高钾血症

【病史摘要】

患者反复夜尿增多 8 个月余，发现血钾升高 1 天。患者 8 个月前因皮肤油腻、脱发，无暴饮暴食，无体重明显异常，无口干、便秘，无溃疡、皮疹、关节疼痛等不适，至妇科就诊，考虑高雄激素血症，予以螺内酯 1 粒 bid 口服，服用 1 个月后患者因夜尿增多，影响生活自行停药，未复诊。停药后患者自觉夜尿增多及上述症状好转，1 个月前患者再次出现皮肤油腻、脱发，伴夜尿增多，入睡困难。患者自行服用螺内酯治疗，症状未见好转，为求治疗于今天就诊抽血。查电解质：血钾 6.22 mmol/L。患者起病以来，饮食尚可，睡眠、精神欠佳，尿多，夜尿频。体重未见明显改变。有乙型病毒性肝炎（简称乙肝）病史 34 年。

【辅助检查】

血常规：WBC 3.59×10^9/L，中性粒细胞 1.53×10^9/L，N 42.6%，L 43.2%，RBC 4.12×10^{12}/L，HGB 124 g/L，PLT 191×10^9/L。电解质：血钾 6.22 mmol/L，血钙 1.48 mmol/L。肾功能：Cr 63.7 μmol/L，BUN 7.11 mmol/L，UA 267.7 μmol/L。肝功能：ALT 25.34 U/L，AST 24.1 U/L。心肌酶：MYO 53.28 ng/mL、LDH 191.3 U/L、CK 276.8 U/L、CK-MB：20.5 U/L。乙肝定量：乙肝表面抗原、e 抗体、核心抗体阳性。血气分析：酸碱度 7.43，二氧化碳分压 35.6 mmHg，氧分压 134.5 mmHg，二氧化碳分压校正值 34.8 mmHg，氧分压校正值 131.5 mmHg，剩余碱 - 0.6 mmol/L，乳酸 1.90 mmol/L。

【临床诊治】

诊断：①高钾血症；②乙型病毒性肝炎。

治疗：患者入院检查结果显示钾高钙低，乙肝表面抗原阳性，首先调节免疫、平衡水电解质治疗，予以补钙保护心肌细胞，在治疗过程中，嘱患者停止服用螺内酯，同时通过复查电解质、肾功能、24 小时尿电解质、血气分析，确定患者血钾升高为服用螺内酯的一过性升高，患者经治疗后电解质恢复正常出院。

【检验医学在临床诊治中发挥的作用】

在本案例中，该患者在服用螺内酯后出现反复的夜尿增多伴有高钾血症，在经过一系列的检查，如肾功能、电解质、血糖、血气分析等，最终确定患者的高钾血症为长期服用螺内酯引起，停用螺内酯后患者电解质恢复正常出院。高钾血症作为临床上常见的一种引起电解质紊乱的疾病之一，如果不能及时地找到病因，进行及时有效地救治，会对患者造成严重的影响甚至危害患者的生命。目前在临床上引起高钾血症的病因有很多，如急慢性肾衰竭、代谢性酸中毒、应用保钾型利尿药、糖尿病酮症酸中毒等，而及时寻找到确切的病因，对于高钾血症的治疗尤为重要，通过检测患者的肾功能、电解质、血糖、血气分析等为临床寻找病因做出鉴别诊断具有重大的意义。

【思考/小结】

在进行高钾血症的诊断时，要注意与假性血钾升高相鉴别，假性血钾升高是检测过程中多种因素影响所致，如标本采集时所用抗凝剂为 EDTA-K2、标本采集后没有及时送检、采集标本时反复挤压导致溶血以及输钾的同时同侧采血所致等。因此，在平时的检验工作中，对于测定有血钾升高的患者，应该警惕假性血钾升高的可能，应与临床及时沟通。

〔黄湘平　徐无忌　谭超超〕

第二节　代谢综合征

【病史摘要】

患者，女，28 岁。体重增加伴闭经，膝关节疼痛半年。体温 36.8 ℃，脉搏 106 次/min，呼吸 20 次/min，血压 156/107 mmHg。腹部膨隆，无胃肠形及蠕动波，无腹壁静脉曲张。腹肌柔软，全腹无压痛，无反跳痛，无肌紧张，全腹未扪及包块，肝脾肋下未及；肝、脾、双肾区无叩击痛，移动性浊音阴性。无胃振水音，听诊肠鸣音未见异常。身高 163 cm，体重 89 kg，BMI 33.5 kg/m²。

【辅助检查】

生化报告：总胆红素 20.93 μmol/L↑，直接胆红素 6.29 μmol/L↑，谷丙转氨酶 161.9 U/L↑，谷草转氨酶 86.4 U/L↑，葡萄糖 9.28 mmol/L↑，血清总胆固醇 8.13 mmol/L↑，甘油三酯 4.04 mmol/L↑。血气分析：氧分压 65.7 mmHg↓，乳酸 3.05 mmol/L↑。糖化血红蛋白：HbA1c 11.8%↑，HbA₁ 14.1%↑。UN-9000 尿液分析：细菌 36748.7 个/μL↑，尿葡萄糖（＋＋＋）↑，尿蛋白（＋＋＋）↑。2020 年 9 月 26 日血型+抗筛：ABO 正定型 B 型，Rh（D）阳性↑；罗氏电化学发光：血清促甲状腺激素 4.210 μIU/mL↑。余血常规、凝血功能、肾功能、电解质、胰岛功能、心肌酶、淀粉酶、大便常规、乙肝三对、输血前四项均未见明显异常；心电图正常。胸部CT：胸部CT平扫未见明显异常，提示脂肪肝；胃镜：非萎缩性胃炎（红斑渗出）。

【临床诊治】

肝胆外科护理常规，二级护理，递延低脂饮食，陪护。完善三大常规，肝肾功能、电解质、血糖、血脂、凝血全套，淀粉酶、心肌酶、输血前常规、乙肝三对、胰岛功能、胸部CT，心电图，腹部B超，胃镜等检查。待检查结果完善后若无明显禁忌，予全身麻醉插管下行腹腔镜下胃转流术治疗。术后监测生命体征、遥测心电监护、遥测血氧饱和度、吸氧、禁食；观察伤口敷料情况、观察精神状态，注意腹部体征及症状，警惕术后出血、胆漏等并发症；抗感染、制酸护胃、护肝、补液等营养对症治疗。

【检验医学在临床诊治中发挥的作用】

1. 诊断　具有以下3项或3项以上者可诊断为代谢综合征。①中心型肥胖：男性腰围≥90 cm，女性腰围≥85cm；②高血糖：空腹血糖≥6.1 mmol/L（10 mg/dL）或糖负荷后2小时血糖≥7.8 mmol/L（140 mg/dL）或已确诊为糖尿病并治疗者；③高血压：血压≥130/85 mmHg或已确诊为高血压并治疗者；④空腹血TG≥1.7 mmol/L（150 mg/dL）；⑤空腹血HDL-C＜1.04 mmol/L（40 mg/dL）。

2. 早期筛查　体重明显增加，尤其是腰围增粗；发现高脂血症、高尿酸血症；血压≥130/85 mmHg；空腹血糖≥5.6 mmol/L。当发现存在以上情况时，将有可能发展为代谢综合征。

3. 监测病情并指导用药　监测血压、血糖、血脂等情况，并及时调整用药，从而达到治疗目标：①体重在1年内减轻7%～10%，争取BMI和腰围正常化；②血压：糖尿病患者血压＜130/80 mmHg，非糖尿病患者血压＜140/90 mmHg；③LDL-C＜2.6 mmol/L、TG＜1.7 mmol/L、HDL-C＞1.04 mmol/L（男）或1.3 mmol/L（女）；④空腹血糖＜6.1 mmol/L或糖负荷后2小时血糖＜7.8 mmol/L及HbA1c＜7%。

〔卢婉莹　谭超超〕

第三节　新生儿高胆红素血症

【病史摘要】

患儿出生后3天无明显诱因出现皮肤黄染，以头面部及躯干明显，经皮测TCB 12.5 mg/dL，无尖叫、抽搐等不适，未予特殊处理，皮肤黄染进行性加重，外院测TCB 17.9/16.7 mg/dL，为进一步诊治来本院就医，门诊拟诊断为"新生儿高胆红素血症"收入院。患儿自患病以来精神状态好，吃奶好，大小便正常。

患儿为第 4 胎第 2 产，胎龄 37^{+2} 周，顺产，出生体重 2.35 kg，出生时无宫内窘迫，羊水清亮，有胎膜早破 2 小时，脐带情况可，胎盘粘连，Apgar 评分：1 分钟 10 分，5 分钟 10 分。开奶时间：出生后 1 小时。喂养方式：母乳喂养，已解大小便。父亲，ABO 血型 B 型，Rh 血型阳性；母亲，ABO 血型 A 型，Rh 血型阳性。

【辅助检查】

入院血糖：6.7 mmol/L。经皮测 TCB：17.4/16.2 mg/dL。查血气分析：pH 7.462，PCO_2 31.0 mmHg，PO_2 96.1 mmHg，SO_2 99.5%，钠 139 mmol/L，钾 5.2 mol/L，钙 1.38 mmol/L，血糖 4.4 mmol/L，乳酸 6.3 mmol/L，HCO_3^- 23.5 mmol/L，BE -1.7 mmol/L，HGB 10.7 g/dL。血常规：白细胞计数 9.06×10^9/L，中性粒细胞百分率 35.6%，淋巴细胞百分率 41.1%，红细胞计数 5.24×10^{12}/L，血红蛋白 190 g/L，血小板计数 298×10^9/L，网织红细胞百分率 0.84%，网织红细胞平均体积 154.9 fL；胆红素测定：直接胆红素 22.94 μmol/L，间接胆红素 349.22 μmol/L，总胆红素 372.16 μmol/L；肾功能、电解质、心肌酶大致正常。

甲状腺功能正常；输血前四项阴性；降钙素原 0.11 ng/mL；TORCH：CMV-IgG 119 U/mL，HSV1+2 型-IgG＞30.0；免疫全套：免疫球蛋白 A 0.07 g/L↓，C 反应蛋白＜3.14 mg/L，补体 C3 0.80 g/L；葡萄糖-6-磷酸脱氢酶：葡萄糖-6-磷酸脱氢酶比值法，患者 1.57，对照 1.68。

【临床诊治】

1. 入院诊断　新生儿高胆红素血症：①新生儿感染？②葡萄糖-6-磷酸酶缺乏症？

2. 治疗　①新生儿护理常规，特级护理，告病重，人工喂养。②予以蓝光照射退黄治疗、必要时予白蛋白静脉滴注联结血中游离胆红素，使其不易通过血脑屏障、予丙种球蛋白静脉滴注抑制抗原抗体反应；向家长交代病情，观察黄疸进展情况，随时可有病情变化，已予积极治疗，家长表示理解。③患儿于生后第 3 天出现皮肤黄染，逐渐加重，现日龄 8 天，面部、躯干、四肢均黄染。胆红素测定：直接胆红素 22.94 μmol/L，间接胆红素 349.22 μmol/L，总胆红素 372.16 μmol/L（光疗 4 小时后）；肝功能：总胆红素 331.4 μmol/L，直接胆红素 33.7 μmol/L，间接胆红素 297.7 μmol/L，故新生儿高胆红素血症（重度）诊断成立。继续予蓝光退黄治疗，监测黄疸进展情况。④治疗过程中查头部 MRI：双侧苍白球对称性 T1 稍高信号；胆红素脑病待排查。患儿系新生儿高胆红素血症（重度）患儿，磁共振示胆红素脑病待排查，故诊断：脑损伤高危儿，加用胞磷胆碱护脑治疗，余治疗上暂无特殊更改。⑤患儿经过一段时间的治疗后，出院复查，检查结果回报：胆红素测定，直接胆红素 14.45 μmol/L，间接胆红素 162.82 μmol/L，总胆红素 177.27 μmol/L；血培养及鉴定 7 天培养无细菌、无真菌生长。

【检验医学在临床诊治中的作用】

1. 该患儿出生 3 天后，有皮肤巩膜的黄染，引起新生儿黄疸的原因有很多，如细菌性感染、血型不合的溶血、新生儿肝炎、母乳性黄疸等；经皮测 TCB 12.5 mg/dL，血清胆红素测定：直接胆红素 22.94 μmol/L，间接胆红素 349.22 μmol/L，总胆红素 372.16 μmol/L；依据检查结果可以诊断为新生儿高胆红素血症，该患儿三项胆红素检查结果都升高，因此可以排除溶血性黄疸。

2. 根据胆红素的检查结果，对患儿选择不同的治疗方法。根据 2001 年中华医学会儿科学分会新生儿学组制定的《新生儿黄疸干预推荐方案》，对于出生时龄大于 72 小时的患儿，总胆红素≥291 μmol/L，采用光疗，总胆红素≥376 μmol/L 时，采用换血疗法。因此，检测患儿血清胆红素的结果，对于患儿治疗方法的选择和病情的监测都具有重要的意义。

3. 该患儿血培养及鉴定：7 天培养无细菌、无真菌生长；葡萄糖-6-磷酸脱氢酶：葡萄糖-6-磷酸脱氢酶比值法，患者 1.57，对照 1.68。两项检查结果可以排除新生儿感染以及葡萄糖-6-磷酸脱氢酶缺乏症引起的黄疸。

【思考/小结】

对于新生儿高胆红素血症，胆红素的测定有助于判断有无黄疸、黄疸程度及演变过程有重大的意义，该病例中患儿由于重度高胆红素血症引起了胆红素脑病，胆红素脑病对新生儿能够造成严重的后果，因此早期诊断对于患儿的治疗和预后具有重要的意义。目前有大量研究表明，血清 S-100 蛋白、血清总胆红素 TSB/清蛋白比值（B/A）比值、脑脊液中未结合胆红素、神经元特异性烯醇化酶（NSE）可作为早期预测胆红素神经毒性的敏感指标。

〔卢婉莹 谭超超〕

第四节 甲状腺功能亢进症

【病史摘要】

患者，女，75 岁。怕热、多汗、食量增加、反复双下肢水肿 2 年。患者自述既往甲状腺功能亢进症（简称甲亢），复发时查血常规血小板减少，甲亢好转时血小板恢复。体温 36.9 ℃，脉搏 78 次/min，呼吸 20 次/min，血压 170/85 mmHg，体型消瘦，神志清楚，全身浅表淋巴结未触及肿大。von Graefe 征（±），头颅无畸形、双眼睑无水肿，眼裂增宽，眼球无外突，甲状腺未触及。患者具有高代谢的症状和体征，血清甲状腺激素水平升高，TSH 降低；肝功能检查提示转氨酶升高；血常规提示血小板减少。患者无胸闷、胸痛症状，心型肌酸激酶升高（53 U/L），提示可能存在心肌损伤，复查肌钙蛋白。

【辅助检查】

血常规：中性粒细胞计数 $3.98 \times 10^9/L$，血小板计数 $52 \times 10^9/L$。肝功能：ALT 79 U/L，AST 57 U/L；甲状腺功能：TSH 0 μIU/mL，FT_3 8.74 pmol/L，FT_4 23.48pmol/L。上级医院 9 月 24 日急查结果回报，血常规：白细胞计数 $4.18 \times 10^9/L$，中性粒细胞计数 $2.67 \times 10^9/L$，血红蛋白 108 g/mL，血小板计数 $59 \times 10^9/L$；心型肌酸激酶 53 U/L，肌红蛋白 55.4 ng/mL，肌钙蛋白 0.007 ng/mL；肾功能、电解质基本正常。9 月 26 日甲状腺功能三项和甲状腺相关抗体：血清游离三碘甲状腺原氨酸 10.5 pmol/L，血清游离甲状腺激素 32.6 pmol/L，血清促甲状腺激素 <0.00500 μIU/mL，抗甲状腺球蛋白抗体1348 IU/mL，抗过氧化物酶抗体 207 IU/mL，促甲状腺素受体抗体测定6.08 IU/L。甲状腺 B 超：甲状腺实质弥漫性病变，甲状腺内血流信号稍丰富，甲状腺左侧叶结节，考虑 TI-RADS 4a 类；甲状腺右侧叶结节，考虑 TI-RADS 3 类。

【临床诊治】

内科护理常规，二级护理，低盐、低脂、糖尿病饮食，监测血压、血糖。急查血常规、电解质、肾功能、心肌酶。完善常规检查：大小便常规、肝功能、血脂、X 线胸片、心电图、腹部 B 超、泌尿系 B 超、妇科彩超、心脏彩超、甲状腺功能、病毒性肝炎及自身免疫性肝炎检查、狼疮全套、免疫全套检查。低碘高蛋白高能量饮食、降血压、护肝及对症支持治疗，待检查结果完善后决定抗甲亢治疗方案。随后予甲巯咪唑治疗甲亢，待检查结果完善后决定是否调整剂量。根据检查结果考虑甲状腺结节良性可能性大，嘱患者出院后每 3 个月复查。患者症状好转出院，出院后继续抗甲亢、抗高血压药物治疗，密切监测甲状腺激素水平、肝功能和血常规。

【检验医学在临床诊治中发挥的作用】

1. 甲状腺功能三项　游离 T_3（FT_3）、游离 T_4（FT_4）不受血中甲状腺结合球蛋白（TBG）浓度的影响，较血清总 T_3（TT_3）、总 T_4（TT_4）能更准确地反映甲状腺的功能状态；甲亢患者应用免疫化学发光法测定的高灵敏血清促甲状腺激素（sTSH）<0.1 mU/L，其作为单一指标也可用于甲亢的筛查。

2. 甲状腺相关抗体　甲状腺过氧化物酶抗体（TPOAb）为诊断甲状腺自身免疫性疾病的首选指标；抗甲状腺球蛋白抗体（TgAb）是自身免疫性甲状腺疾病患者血清中的一种常见自身抗体，与甲状腺组织的损伤有密切关系，在一定程度上可以帮助检测是否患有甲状腺疾病；促甲状腺素受体抗体（TRAb）和抗体受体结合以后，有与促甲状腺素一样的刺激甲状腺的作用，引起甲状腺组织的增生、功能亢进，如果同时合并有 T_3、T_4 水平明显升高，TSH 水平下降考虑病因是 Graves病，根据病因治疗使用抗甲状腺的口服药、碘-131 或者是手术。

3. 甲状腺 B 超　B 超可测定甲状腺大小、形态、有无结节、血流情况等。甲亢时 B 超可见甲状腺体积增大，血流丰富，甚至呈火焰状。B 超对发现手诊未能触及的甲状腺结节极有价值。

【思考/小结】

1. 对一些轻症或临床表现不典型的病例，常需借助实验室检查才能明确诊断。在确诊甲亢的基础上，排除其他原因所致的甲亢，结合患者眼征、弥漫性甲状腺肿、TSAb 阳性，即可诊断为甲状腺功能亢进症。

2. 甲亢患者应定期复查甲状腺功能、血常规等，治疗过程中对甲状腺激素水平等监测，尽量避免用药过度造成的甲状腺功能减退症（甲减）；由于复发率较高，故停药后还应定期检测甲状腺功能。

〔黄湘平　谭超超〕

第五节　皮质醇增多症

【病史摘要】

患者 1 年前无明显诱因出现面圆及眼睑水肿、全身乏力，伴颜面部潮红及痤疮，颈项部皮肤暗红，背部脂肪稍增多，腹围增大，小便次数增多，每天 5～6 次，尿量增多，每天 3000～4000 mL，无皮肤菲薄、紫纹，体重无增加，双下肢无水肿，无发热、头痛、头昏、恶心、呕吐，无烦躁、性情变化，当地医院测血压 180/100 mmHg。患者为求治疗至医院完善相关检查，未予特殊治疗，后至当地医院住院治疗（具体检查及治疗情况不详），降血压治疗血压控制欠佳。2 个月前患者出现头痛、头晕，上述症状逐渐加重，无恶心、呕吐等不适，考虑诊断为"慢性肾炎"。1 个月前患者面圆较前明显，眼睑水肿、全身乏力情况加重，面部痤疮增多，颈项部皮肤颜色加深，腹围增大，双侧腋窝及腹股沟处可见紫纹，小便次数增多，约每天 16 次，尿量明显增多，每天 4000～5000 mL。检查测得皮质醇明显升高，以"皮质醇增多症"入院。

【辅助检查】

血压 145/99 mmHg，身高 160.0 cm，体重 70.0 kg，体重指数 27.3 kg/m²。腰围 98.0 cm，臀围 96.0 cm，腰臀比 1.02。发育正常，营养良好，满月脸，神志清楚，精神尚可，自动体位，查体合作，问答切题。面圆及面部潮红，可见面部痤疮，颈背部皮肤暗红，双侧腋窝腹股沟处可见紫纹，双眼睑重度水肿，肝及肾区无叩击痛，腹部移动性浊音阴性，双肾区无叩击痛。狼疮全套示：抗核抗体阳性（1∶100），余正常；晨 8 点皮质醇 817 nmol/L。ACTH＜5.00 ng/L。胸部 CT 示：①右下肺纤维机化灶；②左肾门部结石，左肾下盏结石；③右肾多发结石。心脏彩超示：EF 54%，FS 28%。①左心增大；②主动脉内径增宽；③左心室壁增厚；④左心室顺应性减退。泌尿系 B 超示：左肾轻度积液，左肾多发结石。泌尿系 CT 示：双肾多发结石。尿钾＞15 mmol/L。空腹血糖 18.62 mmol/L。肝功能示：总蛋白 51.6 g/L，白蛋白 35.3 g/L，谷丙转氨酶 122.6 IU/L，余正常。血常规：白细胞计数 12.09×10^9/L↑，中性粒细胞计数 10.47×10^9/L↑，中性粒细胞百分率 86.7%↑，淋巴细胞百分率 7.8%↓，红细胞计数 4.62×10^{12}/L，血红蛋白 145 g/L。电解质：钾 2.95 mmol/L↓。肾功能：尿酸 207.6 μmol/L↓，视黄醇结合蛋白 110.1 mg/L↑，余大致正常。糖化血红蛋白：HbA1c 9.1%↑，HbA_1 11.3%↑；肾功能：尿微量白蛋白 90.23 mg/L↑，尿肌酐 3.70 mmol/L↓，尿微量白蛋白/肌酐比值 215.58 mg/g↑。尿液分析：白细胞 63.90 个/μL↑，红细胞 1331.30 个/μL↑，细菌 50.90 个/μL，潜血（＋＋＋），葡萄糖（＋＋）。血脂：总胆固醇 7.57 mmol/L↑，甘油三酯 6.25 mmol/L↑，载脂蛋白 B 1.43 g/L↑，脂蛋白 a 384.3 mg/L↑，支持高脂血症。肝功能：总蛋白 58.3 g/L↓，谷丙转氨酶 124.1 U/L↑，碱性磷酸酶 168 U/L↑，γ-谷氨酰转肽酶 806.5 U/L↑，5-核苷酸酶 31.4 U/L↑，前白蛋白 433 mg/L↑。大便隐血弱阳性。心肌酶谱、甲状腺功能大致正常。心电图示窦性心动过速。胸片示双肺未见实质性病变。心膈影正常。腹部 B 超：脂肪肝肝囊肿双肾结石前列腺多发钙化灶形成。

【临床诊治】

内科护理常规，二级护理，低盐、低脂、糖尿病饮食，监测血压、血糖，记 24 小时出入水量；急查血常规、电解质、肾功能、心肌酶及血糖；完善常规检查：大便常规、尿常规、肝功能、血脂、胸片、心电图、腹部 B 超＋泌尿系 B 超、尿微量白蛋白与肌酐比值、糖化血红蛋白、甲状腺功能、血气分析、动态血压监测、皮质醇节律及小剂量地塞米松试验、大剂量地塞米松试验、尿 17-酮羟检测、24 小时尿钾、肾上腺增强 CT、垂体动态磁共振平扫＋增强；糖尿病饮食，甘舒霖降血糖，硝苯地平降血压等对症支持治疗。

【检验医学在临床诊治中发挥的作用】

1. 患者血常规白细胞增多，以中性粒细胞为主。且患者尿液分析中，白细胞、红细胞、细菌数均升高，提示有尿路感染的可能，需注意，皮质醇增多症患者因长期皮质醇分泌增多可使免疫功能减弱，导致炎症反应不明显，容易漏诊。

2. 患者空腹葡萄糖＞7.0 mmol/L，且尿糖（＋＋），考虑诊断为糖尿病。患者糖化血红蛋白为 HbA1c 9.1%，HbA_1 11.3%，提示近 2～3 个月血糖控制欠佳。大量皮质醇促进肝糖原异生，并有拮抗胰岛素的作用，可以导致外周组织对葡萄糖的利用减少，肝糖原异生作用增加，引起糖耐量减低及类固醇性糖尿病等临床现象。糖化血红蛋白能够反映过去 2～3 个月血糖控制的平均水平，糖化血红蛋白 4%～6%，血糖控制正常；6%～7%，血糖控制比较理想；7%～8%，血糖控制一般；8%～9%，血糖控制不理想，需加强；＞9%：血糖控制差。

3. 患者皮质醇含量明显升高，晨 8 时皮质醇为 817 nmol/L。正常人的皮质醇分泌具有昼夜节律性，皮质醇早晨6～8时含量最高，以后逐渐降低，夜间12时至次日 2 时最低。正常为早晨 8 时为 140～630 nmol/L；下午 4 时为 80～410 nmol/L；晚 8 时小于早晨 8 时的 50%。

4. 地塞米松抑制试验　每天分别测服药后的血中游离皮质醇与 24 小时尿中的皮质醇，如果服药后血、尿中的皮质醇比服药前降低 50% 以上，称可以抑制，可排除该病；反之，可确诊为皮质醇增多症，再进一步做病因鉴别诊断。

【思考/小结】

本例患者具有低血钾、脸圆、痤疮等典型的皮质醇增多症症状及体征，且皮质醇升高明显，皮质醇增多症诊断明确。早期的、周期性的以及不典型病例，由于患者其特征性症状不明显或未被临床重视，容易漏诊。临床需结合症状辅助诊断结果等，及时诊断。此外该病治疗常使用肾上腺皮质激素抑制剂，如酮康唑等，长期服用的患者应注意肝功能变化。

〔吴　玲　王　霞〕

第六节　嗜铬细胞瘤

【病史摘要】

患者于 4 天前出现头晕、腹胀就诊，无摔倒，无肉眼血尿，无尿频、尿急、尿痛，无畏寒发热，无恶心呕吐。查头部、胸部及全腹部 CT 提示：右侧肾上腺占位，以"右侧肾上腺占位"入院。起病后食欲可，精神睡眠可，便秘，近期体重稍减轻。患者 3 年前脑卒中，否认肝炎、结核、疟疾病史，有"原发性高血压"，患高血压 3 年，最高达 220/130 mmHg，"哌唑嗪 2 mg tid"规律服用，血压控制在 150/90 mmHg，否认糖尿病、脑血管疾病、精神疾病史，否认手术、外伤、输血史，否认食物、药物过敏史，预防接种史不详。

【辅助检查】

体温 36.2 ℃，脉搏 96 次/min，呼吸 20 次/min，血压 171/104 mmHg。右侧肝肾间隙肿块。血常规：白细胞计数 10.10×10^9/L↑，中性粒细胞计数 8.21×10^9/L↑，血红蛋白 122 g/L↓，血小板计数 268×10^9/L。生化：葡萄糖 13.77 mmol/L↑，总胆固醇 5.71 mmol/L↑；钾 3.32 mmol/L↓。尿常规、大便常规、肾功能、凝血功能、输血前检查未见明显异常。心电图：窦性心律，房性早搏，p 波高尖，左心室面高电压，T 波低平。尿 17 -酮 21.75 mg/24 h，尿 17 -羟 9.06 mg/24 h；尿香草基扁桃酸（尿 VMA）：13.54 mg/24 h；直接肾素 81.76 μIU/mL↑；血浆皮质醇测定 25.19。降钙素原 0.1 ng/mL。免疫组化：CgA（弥漫＋）、Syn（弥漫＋）、S－100（－）、NSE（＋）、CD15（－）、EMA（－）、Ki67（＋，5%）、Melanoma（－）、Melan-A（－）、CD56（弥漫＋）。

（图 10 - 1）

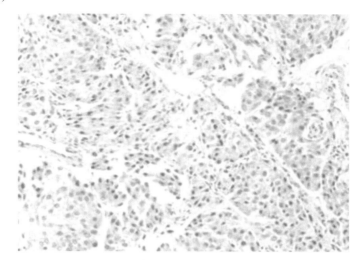

图 10 - 1　组织切片

【临床诊治】

术前：泌尿外科护理常规，二级护理，低盐、低脂、饮食，监测血压、血糖；完善入院常规检查：三大常规、肝肾功能、电解质、血糖、血脂、心肌酶、输血前常规、血型、凝血功能、腹部 B 超、胸部 CT、心电图、心脏彩超等；泌尿系相关检查：泌尿系 B 超、泌尿系 CT、血浆皮质醇测定；血浆肾素 + 醛固酮；尿香草基扁桃酸（VMA）测定；尿 17 酮羟检测，MN，NMN，NE，尿培养 + 药物敏感试验；暂予对症支持治疗，择期手术治疗。

术后：泌尿外科术后护理常规，予以吸氧、心电监护，注意观测生命体征变化；保持导尿管及伤口引流管引流通畅，注意观察引流量及引流液颜色变化；予以头孢西丁抗感染治疗，辅以护胃、解痉、镇痛等补液对症支持治疗；卧床休息，勤咳嗽咳痰，注意按摩双下肢，积极预防肺部感染及下肢深静脉血栓形成，根据病情变化随时调整治疗方案。

患者行"腹腔镜右侧后腹腔巨大嗜铬细胞瘤肿瘤切除术"，术中见右侧肾上腺区肿瘤直径大小约 9.0 cm，呈类圆形，有完整包膜，表面多发怒张的滋养血管，其肿瘤左侧表面可见部分散在肾上腺组织，肿瘤下极紧贴右肾动静脉，结合术中所见、临床表现和辅助诊断，判断为右侧后腹腔嗜铬细胞瘤。

【检验医学在临床诊治中发挥的作用】

嗜铬细胞瘤主要通过临床表现、体征及辅助检查从而确定诊断。患者通常表现为高血压进行性加重，且伴头痛，部分患者及诱发心力衰竭，进一步加重可出现为肺水肿，甚至出现脑出血。目前临床最主要的诊断是手术后病理学的检查，但检验医学也在诊治中发挥了重要的作用，该病的特异性诊断指标之一为化验发现血尿以及儿茶酚胺阳性。在激素合成和分泌能力方面，用免疫组化方法可从瘤细胞中鉴定出如下激素：肾上腺素、去甲肾上腺素、多巴胺、血清素、乙酰胆碱、脑啡肽、CGRP、CRH、VIP、PACAP、ANP、AM、SS、神经肽 Y、P 物质、甘丙素等。一般肾上腺髓质嗜铬细胞瘤的多激素分泌特点较肾上腺外者明显。有时在细胞的生长、浸润行为模棱两可、确诊有困难时，可借助流式细胞仪诊断。此外该病患者大多合并有内环境紊乱、代谢失衡、血糖增高等症状，需进行血糖、电解质等检测。该患者血钾降低，血糖升高，需予以补钾及降血糖治疗。同时需完善三大常规、心肌酶、凝血功能等检测，预防并发症。而对于嗜铬细胞瘤早期诊断，应积极选择手术治疗，预防相关并发症的出现。

【思考/小结】

嗜铬细胞瘤患者尿中 CA、香草基扁桃酸、3-甲氧基肾上腺素、甲氧基去甲肾上腺素等均可升高，但是阵发性者仅在发作后才高于正常。因此，嘱咐预先准备储尿器，发作后收集血压升高期间尿液及时送检，有助于及时准确地诊断。如能早期诊断并予以手术治疗，90%以上的患者可治愈。还需警惕患者发生并发症的风险，预防不可逆损伤的发生。

〔吴　玲　王　霞〕

参考文献

［1］ 唐湘凤，卢伟，井远方，等. 非血缘脐血或单倍体来源的造血干细胞移植治疗戈谢病的临床研究［J］. 中国小儿血液与肿瘤杂志，2020，25（04）：195-199.

［2］ 黄丽丹，娄纪祥. 老年男性Ⅰ型戈谢病1例［J］. 医学影像学杂志，2020，30（07）：1156，1165.

［3］ AERTS JMFG，KUO C L，LELIEVELD L T，et al. Glycosphingolipids and lysosomal storage disorders as illustrated by gaucher disease［J］. Curr Opin Chem Biol. 2019，53：204-215.

［4］ Nguyen Y，Stirnemann J，Belmatoug N. Maladie de Gaucher［Gaucher disease］［J］. Rev Prat，2020，70（4）：416-420.

［5］ 葛均波，徐永健，王辰. 内科学［M］. 9版. 北京：人民卫生出版社，2018.

［6］ 陈昌辉，李茂军，吴青，等. 新生儿黄疸的诊断和治疗［J］. 现代临床医学，2013，39（02）：154-160.

［7］ 余楠，韦红. 新生儿胆红素脑病早期诊断的研究进展［J］. 重庆医学，2010，39（17）：2381-2384.

［8］ 孙博文，冯铭，张家亮，等. 库欣病临床诊断研究进展［J］. 中国现代神经疾病杂志，2020，20（03）：162-165.

［9］ 陈存仁，林璐，魏伟平，等. 周期性库欣综合征一例［J］. 临床内科杂志，2020，37（03）：169-170.

第十章　代谢紊乱检验案例分析

［10］ 赵磊，梁朝朝．嗜铬细胞瘤的诊断及治疗进展［J］．现代泌尿生殖肿瘤杂志，2019，11（03）：181－183．

［11］ 张丽娜，门莎莎，高艳红，等．24 小时尿香草扁桃酸、肾上腺素、去甲肾上腺素、多巴胺检测在嗜铬细胞瘤临床诊断中应用价值的比较研究［J］．标记免疫分析与临床，2019，26（02）：347－350．

［12］ 尹一兵，倪培华．临床生物化学检验技术［M］．北京：人民卫生出版社，2015．

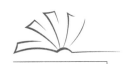

第十一章　消化系统疾病检验案例分析

第一节　上消化道出血

【病史摘要】

患者，男，22岁。便血伴头晕、恶心、呕吐、全身乏力4小时。8年前因"胃溃疡"行"胃大部切除术（毕Ⅱ式）"，后反复出现胃溃疡并出血4次。体格检查：体温36.0℃，脉搏108次/min，呼吸18次/min，血压110/67 mmHg。剑突下轻压痛，上腹部可见手术瘢痕，腹平软，剑突下轻压痛，无反跳痛及肌紧张。颈软无抵抗，颈静脉无怒张。胸廓对称无畸形，双肺叩诊呈清音，双肺呼吸音清晰，未闻及干、湿啰音。心前区无隆起，心率108次/min，律齐，心音未见异常。双下肢无水肿。

【辅助检查】

血常规：白细胞计数 $8.55×10^9$/L，中性粒细胞百分率47.7%，血红蛋白118 g/L，血小板计数 $224×10^9$/L。肝功能：总蛋白63.93 g/L，白蛋白40.25 g/L，球蛋白23.68 g/L，总胆红素11.8 μmol/L，直接胆红素4.5 μmol/L，间接胆红素7.3 μmol/L，谷草转氨酶16 U/L，谷丙转氨酶11 U/L。肾功能：尿素氮12.4 mmol/L，肌酐52.01 μmol/L，尿酸262.3 μmol/L。电解质：钾4.28 mmol/L，钠136.8 mmol/L，氯106.4 mmol/L。葡萄糖：7.89 mmol/L。心肌酶：肌酸激酶66 U/L，乳酸脱氢酶134 U/L，心型肌酸激酶8.53 U/L，肌红蛋白 8mg/mL。凝血功能检测：凝血酶原时间15.9秒，国际化标准比值1.31，部分凝血活酶时间（APTT）23.8秒，D-二聚体（凝血）62.0 ng/mL。输血前四项正常。血型：A型；Rh阳性；不规则抗体阴性。

胃镜示：胃大部分切除术后（Billroth Ⅱ），残胃炎，吻合口正常；鞍部溃疡（A1，Forrest Ib），钛夹止血。腹部＋泌尿系彩超示：肝多发小囊肿，肝左外叶上段低回声区性质待定，胆囊结石，胆囊内沉积物形成。上下腹部增强CT：胃大部分切除术后，肝脏多发小囊肿，胆囊小结石。

【临床诊治】

消化内科护理常规，一级护理，清淡饮食，告病重，家人陪伴，中心吸氧，卧床休息，测脉搏、呼吸、血压。完善以下检查：血常规、尿常规、大便常规＋OB、心电图、交叉配血等。予注射用艾司奥美拉唑钠护胃，注射用生长抑素、维生素 K_1 注射液、酚磺乙胺注射液止血，输注冷沉淀，维生素 B_6 注射液、氯化钾注射液、维生素 C 注射液维持水电解质平衡等对症支持治疗。输 A 型 Rh 阳性冷沉淀凝血因子以改善出血，加用脂肪乳氨基酸葡萄糖营养支持治疗，患者凝血功能提示稍差，输 A 型 Rh 阳性冰冻血浆 150 mL。患者病情较前好转，予以停血氧饱和度监测，改禁食为流质饮食，停葡萄糖氯化钠、10% 葡萄糖注射液组液体，改测血压、脉搏、呼吸为 q6h，改注射用艾司奥美拉唑钠为注射用泮托拉唑钠 80 mg 静脉滴注 bid 抑酸护胃，加用硫糖铝混悬凝胶保护胃黏膜，康复新（京新）液促进胃黏膜修复。

【检验医学在临床诊治中发挥的作用】

1. 大便隐血实验　上消化道出血时，红细胞被消化而分解破坏，显微镜下检查不到红细胞；胃肠道少量出血时，大便外观的颜色可无明显变化，显微镜也很难发现红细胞，故通过大便隐血实验可以检测出肉眼及显微镜均不能证实的出血。每天消化道出血＞5 mL，大便隐血实验阳性；每天消化道出血＞50 mL，可出现黑便。当胃肠道出血时，大便中可出现大量转铁蛋白，联合检测转铁蛋白和血红蛋白可降低大便隐血的假阴性。大便隐血实验可用于消化道出血的诊断和鉴别诊断：隐血实验阳性常见于消化道溃疡、消化道肿瘤等疾病；消化道溃疡患者大便隐血实验多呈间断性阳性，而消化道肿瘤患者大便隐血实验多呈持续性阳性。

2. 血常规　以呕血、便血的数量作为估计失血量的资料，往往不太精确。因为呕血与便血常分别混有胃内容物与大便，还有部分血液尚滞留在胃肠道内，仍未排出体外。因此可以根据血容量减少导致血红蛋白、红细胞计数、血细胞比容变化来估计失血程度。出血早期，由于血浓缩及血液重新分布等代偿机制，红细胞计数、血红蛋白量和血细胞比容无明显变化。3～4 小时后因扩容治疗或组织液代偿性渗入血管内补充血浆容量，血红蛋白和红细胞因稀释而数值降低。上消化道大量出血后 2～5 小时，白细胞计数可升至（10～20）×10^9/L，出血停止后 2～3 天恢复正常。

3. 尿素氮　由于大量血液进入小肠，含氮产物被吸收。而血容量减少导致肾血流量及肾小球滤过率下降，则不仅尿素氮增高，肌酐亦可同时增高。上消化道大出血后数小时，血尿素氮增高，1～2 天达高峰，3～4 天内降至正常。血尿素氮/血肌酐比值＞25∶1 提示上消化道出血。如再次出血，尿素氮可再次增高。如果肌酐在 133 μmol/L 以下，而尿素氮＞14.28 mmol/L，则提示上消化道出血在 1000 mL 以上。

4. 判断是否继续出血　反复呕血、黑便次数增多；血红蛋白、红细胞计数与血细胞比容继续下降，网织细胞计数持续增高；补液及尿量足够的情况下，血尿素氮持续或再次升高等。

〔卢婉莹　谭超超〕

第二节　急性胰腺炎

【病史摘要】

患者，男，58 岁。腹部胀痛不适 1 周。体格检查：体温 36.8 ℃，脉搏 100 次/min，呼吸 20 次/min，血压 156/74 mmHg。腹稍隆起，无胃肠形及蠕动波，无腹壁静脉曲张。腹肌柔软，上腹部有压痛，以剑突下为甚，无反跳痛，无肌紧张，Murphy 征阴性，McBurney 点无压痛，双侧腰背部无抬举痛，全腹未扪及包块，肝脾肋下未及；肝、脾、双肾区无叩击痛，移动性浊音阴性。无胃振水音，听诊肠鸣音弱。

【辅助检查】

腹部 CT 检查示：胆囊多发结石、胆囊炎；胆总管下段结石。

生化：淀粉酶 132 U/L，脂肪酶 117 U/L，总蛋白 57.11 g/L↓，白蛋白 33.97 g/L↓，总胆红素 44.21 μmol/L↑，直接胆红素 25.38 μmol/L↑，谷丙转氨酶 25.2 U/L，谷草转氨酶 47.7 U/L↑，尿素氮 5.01 mmol/L，肌酐 96 μmol/L，尿酸 202 μmol/L↓，葡萄糖 7.25 mmol/L↑，甘油三酯 2.21 mmol/L↑，血清总胆固醇 3.32 mmol/L，钾 3.26 mmol/L↓，钠 143 mmol/L，氯 104 mmol/L，钙 1.81 mmol/L↓，总二氧化碳 30.46 mmol/L↑，乳酸脱氢酶 881.5 U/L↑，肌酸激酶 260.4 U/L↑，心型肌酸激酶 5 U/L，肌红蛋白 172 ng/mL↑，肌钙蛋白 0.021 ng/mL。血气分析：酸碱度 7.44，氧分压 64.4 mmHg↓，乳酸 3.04 mmol/L↑。

血常规：白细胞计数 22.67×10⁹/L↑，中性粒细胞计数 19.36×10⁹/L↑，中性粒细胞百分率 85.4%↑，血红蛋白 130 g/L↓，血小板计数 224×10⁹/L。糖化血红蛋白：HbA1c 5.4%，HbA₁ 7.3%，HbF 0.2%。输血前检查：艾滋病病毒抗原抗体阴性〔0.157〕(COI)，梅毒螺旋体抗体阴性〔0.068〕(COI)，乙肝病毒表面抗原＜0.050 IU/mL，丙肝抗体定量阴性〔0.040〕(COI)。10 月 5 日 血型＋抗筛：ABO 正定型 A 型，Rh（D）阳性↑；凝血酶原时间 11.3 秒，凝血酶原活动度 100.4%，D-二聚体定量 11.08 mg/L↑，凝血酶时间 16.8 秒。腹部彩超：胰腺声像考虑炎性改变胆囊多发结石，胆囊炎，胆囊腔内沉积物形成，胆总管下段稍高回声团，考虑结石。

【临床诊治】

肝胆外科护理常规，一级护理，禁食，陪护。完善三大常规，肝肾功能、电解质、血糖、血脂、凝血全套、淀粉酶、心肌酶、输血前常规、乙肝三对，甲状腺功能、胸片、心电图、腹部 B 超、心脏彩超等检查。暂予抗炎、抑酶制酸、护肝、护胃、解痉止痛、补液等治疗。

检查结果完善后无明显禁忌，予择期手术治疗。手术后患者生命体征平稳，无恶心、呕吐、畏寒、发热等不适。精神状态尚可，睡眠一般，小便通畅，大便未解，诉腹痛较前稍缓解，病情平稳，胰腺炎症状控制尚可。

【检验医学在临床诊治中发挥的作用】

1. 辅助诊断　确诊需满足以下 3 项中的 2 项：①急性、持续中上腹痛；②血淀粉酶或脂肪酶≥正常值上限 3 倍；③急性胰腺炎典型影像学改变。

2. 淀粉酶　急性胰腺炎患者起病后 2 小时血清淀粉酶（AMY）开始升高，12～24 小时达高峰，2～5 天下降至正常。而尿 AMY 于发病后 12～24 小时开始升高，下降也比血清 AMY 慢。因此，在急性胰腺炎后期测定尿 AMY 更有价值。血清中淀粉酶主要来自胰腺、唾液腺；尿液中淀粉酶则来自于血液。尿淀粉酶水平波动较大，所以用血清淀粉酶检测为好。由于唾液腺也可产生淀粉酶，当患者无急腹症而有血淀粉酶升高时，应考虑其来源于唾液腺。

3. 脂肪酶　血清脂肪酶于起病后 24～72 小时开始升高，持续 7～10 天，其敏感性和特异性均略优于血淀粉酶。

4. 其他　包括白细胞增高、高血糖、肝功能异常（TB、AST、ALT 升高，白蛋白降低等）、低钙血症、血气分析异常等；C 反应蛋白是组织损伤和炎症的非特异性标志物，有助于评估与检测急性胰腺炎的严重性。

【思考/小结】

要注意血清淀粉酶、脂肪酶的高低与病情程度无确切关联，部分患者这两种胰酶可不升高。

〔卢婉莹　谭超超〕

参考文献

[1]　龚道元，胥文春，郑峻松. 临床基础检验学［M］. 北京：人民卫生出版社，2017.

[2]　葛均波，徐永健，王辰. 内科学［M］. 9 版. 北京：人民卫生出版社，2018.

[3]　尹一兵，倪培华. 临床生物化学检验技术［M］. 北京：人民卫生出版社，2015.

第十二章 细菌感染检验案例分析

第一节 肺炎克雷伯菌感染

一、肺炎克雷伯菌肺部感染

（一）ST2928 新型耐碳青霉烯类高毒力肺炎克雷伯菌引起的重症肺炎

【病史摘要】

患者，老年男性。因"反复咳嗽、咳痰 4 个月余，加重伴发热、气促 1 个月"就诊于本院呼吸内科。患者入院时反复咳嗽，咳淡黄色脓性痰，且痰不易咳出，并有呼吸困难，无明显发热，无盗汗及痰中带血。既往有高血压、陈旧性肺结核病史和"风湿病"史，8 年前因"支气管扩张"行支气管栓塞术，否认糖尿病和外伤史，无吸烟和出游史。门诊以"重症肺炎"收治入院。

【辅助检查】

体温 36.5 ℃，呼吸 21 次/min，脉搏 79 次/min，血压 122/76 mmHg。扶入病房，神志清楚，精神欠佳。口唇无发绀，双肺呼吸音粗，右下肺可闻及中等湿啰音，心腹部未见异常。血气分析：pH 7.49，PCO_2 37 mmHg，PO_2 122 mmHg，HCO_3^- 28.3 mmol/L，FiO_2 0.29。血常规：中性粒细胞百分率 81.2%（参考范围 50.0%～70.0%），淋巴细胞百分率 8.2%（参考范围 18.0%～40.0%）；尿常规、大便常规、电解质、心肌酶、血糖、甘油三酯和总胆固醇均在正常范围。肝功能：谷丙转氨酶 7.6 U/L（参考范围 9.0～50.0 U/L），谷草转氨酶在正常范围。肾功能：$β_2$－微球蛋白 3.54 mg/L（参考范围 1.00～3.00 mg/L）。凝血功能：D－二聚体 1.06 mg/L（参考范围 0～0.55 mg/L）。红细胞沉降率：38 mm/h（参考范围 0～20mm/h）。高敏 C 反应蛋白、降钙素原在正常范围。肺炎支原体抗体阴性。真菌（1－3）-β-D 葡聚糖检测和曲霉菌抗原检测为阴性。结核菌素试验及痰和肺泡灌洗液抗酸杆菌检测均为阴性。狼疮全套：抗核抗体阳性（核颗粒型 1∶1000），抗蛋白酶 3 抗体 IgG 23.08 RU/mL（参考范围 0～20.00 RU/mL），抗 SS-A/52 kD 抗体阳性，抗 SS-B 抗体阳性。心电图检查未见异常。肺泡灌洗液培养：KPN（≥1×10^5 CFU/mL）。胸部 CT 提示：右上肺病变，性质待定，考虑肺结核并肺不张可能；右中肺钙化灶；双下肺炎症。

【临床诊治】

患者入院时有反复咳嗽，淡黄色脓性痰且痰不易咳出，并有呼吸困难，无明显发热，无盗汗及痰中带血。入院后予以吸氧、止咳化痰及改善通气功能等对症支持治疗，并经验性地予以头孢哌酮/舒巴坦钠注射剂 2 g q6h 续滴抗感染，患者咳嗽、气促症状未见明显改善。行胸部 CT 检查示右上肺病变和双下肺炎症，后进一步完善纤维支气管镜检查。患者肺泡灌洗液培养分离到多重耐药的肺炎克雷伯菌（CR-hvKP1235），药敏结果见表12‑1，遂根据药敏结果改用其敏感的盐酸左氧氟沙星注射液 0.3 g bid 静脉滴注和注射用盐酸多西环素 0.1 g bid 静脉滴注联合抗感染，同时予以对症支持治疗。5 天后患者咳嗽、呼吸困难症状得到明显改善，无发热、胸闷不适，肺部湿啰音较前明显减少，各项生命体征平稳，复查痰培养为阴性，遂予出院。2 周后患者门诊复查胸部 CT 提示肺部炎症较前明显好转。

表 12‑1　　　　肺泡灌洗液标本分离的肺炎克雷伯菌药物敏感性试验结果

抗菌药物	MIC/$(\mu g \cdot mL^{-1})$	敏感性
哌拉西林/他唑巴坦	≥ 128	R
头孢哌酮/舒巴坦	≥ 64	R
头孢他啶	≥ 64	R
头孢吡肟	≥ 32	R
氨曲南	≥ 64	R
亚胺培南	≥ 16	R
美罗培南	≥ 16	R
阿米卡星	≥ 64	R
妥布霉素	≥ 16	R
复方磺胺甲噁唑	≤ 20	S
环丙沙星	1	S
左氧氟沙星	1	S
多西环素	2	S
米诺环素	4	S
替加环素	1	S
黏菌素	0.5	S

注：R示耐药；S示敏感。

【检验医学在临床诊治中发挥的作用】

1. 检出患者肺部感染的致病菌，并进行药物敏感性试验，为治疗提供了依据。

2. 通过耐药性分析，该肺炎克雷伯菌为对碳青霉烯类抗生素耐药的多重耐药菌株，碳青霉烯耐药表型检测试验结果为阳性，通过检测碳青霉烯耐药基因发现了 IMP-4 型碳青霉烯酶基因。通过对该株肺炎克雷伯菌进行毒力基因检测，发现其携带黏液表型调节基因 A（rmpA），并且在大蜡螟毒力模型中表现出高毒力（图 12-1），最终鉴定为高毒力肺炎克雷伯菌。通过扩增 7 条管家基因对该菌株进行多位点序列分型，结果为序列类型（secquence type，ST）2928，这种序列类型在高毒力菌株中未见报道。通过对耐药性和毒力特征的进一步研究，加深了临床医务工作者对高毒力肺炎克雷伯菌的认识。

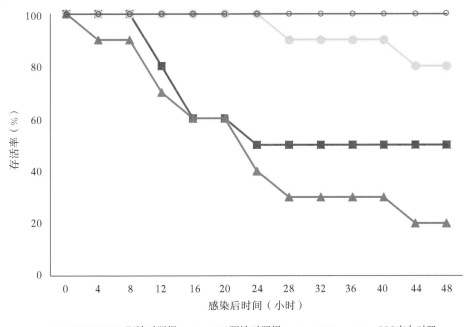

图 12-1　CR-hvKP1235 的大蜡螟感染模型试验结果

【思考/小结】

肺炎克雷伯菌近几年在临床实验室的分离率显著增加，并且耐药形势严峻。同时肺炎克雷伯菌的高毒力给人们的健康带来了很大的威胁，需要对肺炎克雷伯菌进行持续的监测并加强预防。

〔谢良伊　欧阳鹏文〕

（二）多发性骨髓瘤合并肺炎克雷伯菌感染

【病史摘要】

患者，中年男性。因"确诊多发性骨髓瘤 50 天"入院。患者 50 余天前因身体不适于外院就诊，行骨髓细胞学检查诊断为"多发性骨髓瘤"，无发热、乏力、畏寒、胸痛、腹痛、关节疼痛等不适，未接受治疗。现患者偶有咳嗽、咳绿痰，无发热不适，遂前来本院就诊。起病以来，精神、食纳、睡眠尚可，大小便正常，体重减轻。既往有"2 型糖尿病"2 年余，未规律控制血糖。发现血压升高 1 年余，最高收缩压＞140 mmHg，未服抗高血压药。有"冠心病"和"胃溃疡出血"史。

【辅助检查】

体温 36.5 ℃，脉搏 84 次/min，呼吸 20 次/min，血压 142/92 mmHg。正常面容，营养良好。双肺叩诊清音，左肺呼吸音减低，未闻及干湿啰音和胸膜摩擦音。心率 84 次/min，律齐，心音正常。双下肢无水肿。血常规：白细胞计数 5.04×10^9/L，血红蛋白 146 g/L，血小板计数 226×10^9/L。甘油三酯 1.96 mmol/L，肌酐 154.6 μmol/L，肝功能、心肌酶、电解质大致正常。空腹葡萄糖 7.73 mmol/L，糖化血红蛋白 7.2%。免疫球蛋白 λ 型轻链 0.42 g/L，免疫球蛋白 κ 型轻链 8.49 g/L，免疫球蛋白 A 48.7 g/L，免疫球蛋白 G 4.45 g/L，免疫球蛋白 M＜0.18 g/L，补体 C3 0.28 g/L，补体 C4 0.2 g/L，κ/λ 20.214。肺部 CT 提示肺部感染（图 12-2～图 12-4，检查时间分别为入院第 1 天、第 7 天、第 26 天），初始治疗效果不佳，感染较前加重，经过细菌培养，更换敏感抗生素后，肺部感染病灶明显吸收减少。骨髓细胞学检查、骨髓基因检测提示为多发性骨髓瘤（IgAκ型）ISS 分期Ⅰ期 A 组，DS 分期Ⅰ期 A 组。

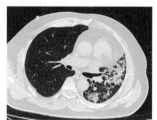 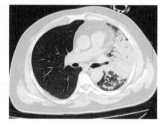 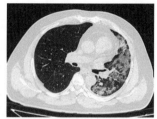

图 12-2　患者入院第 1 天
肺部高分辨率 CT

图 12-3　患者入院第 7 天
肺部高分辨率 CT

图 12-4　患者入院第 26 天
肺部高分辨率 CT

【临床诊治】

患者目前诊断为"多发性骨髓瘤"，有肾功能不全，合并有糖尿病、高血压、冠心病等多种基础疾病，肺部 CT 提示存在感染。予以降血糖、降血压、护肾等对症支持治疗，完善痰培养、PCT、CRP 检查并予以头孢哌酮钠舒巴坦钠抗感染，加氨溴索化痰治疗。患者咳嗽症状明显改善，遂予以化疗治疗。但数天后患者咳嗽症状加重，并有发热、呼吸困难，最高体温 38.3 ℃。C 反应蛋白 142 mg/L。降钙素原 3.75 ng/mL。血常规白细胞计数 6.42×10^9/L，中性粒细胞 72.7%。考虑患者基础疾病多，且病情加重，Ⅰ型呼吸衰竭，出现化疗后白细胞抑制，复查血常规：白细胞计数 1.57×10^9/L，遂改用"美罗培南"联合"伏立康唑"抗感染治疗及对症支持治疗。但之后痰培养：肺炎克雷伯菌（＋＋＋）；中心静脉置管导管尖端细菌培养：肺炎克雷伯菌；均对碳青霉烯类抗菌药物耐药，遂改用依替米星抗感染。后患者发热、咳嗽症状明显改善，复查胸片炎症明显消退，白细胞计数回升正常，直至好转出院。

【检验医学在临床诊治中发挥的作用】

明确病原体，并为临床提供了准确的鉴定和药敏结果，临床根据药敏结果选用敏感的抗菌药物，扭转了患者严重的感染局面。

【思考/小结】

1. 从本例患者的痰液和中心静脉置管均发现肺炎克雷伯菌，且耐药谱相似，考虑播散感染可能，特别是本例中患者合并肿瘤和多种基础疾病，促进感染的扩散，对于免疫力低下的住院患者应当积极预防和控制感染的发生。

2. 临床应尽量在抗菌药物使用之前，尤其是限制级抗菌药物使用之前送检培养标本，在进行痰培养的同时送检痰涂片，并根据药敏报告选用敏感抗菌药物。

〔欧阳鹏文　谢良伊　谢　安〕

二、肺炎克雷伯菌血流感染

(一) 形态多异的肺炎克雷伯菌所致的血流感染

【病史摘要】

患者，女，78岁。反复腹胀，双下肢水肿11年，再发加重1天入院。体格检查：体温38.5℃，脉搏100次/min，呼吸20次/min，血压97/49 mmHg。急性面容，腹部移动性浊音可疑阳性，左下肢中度凹陷性红肿，可见多处散在出血点，大腿内侧可见一大小5 cm×8 cm瘀斑。皮温高，触痛明显，双下肢皮肤无色素沉着。四肢肌力、肌张力正常。

【辅助检查】

入院后予以一系列检查，检查结果如下：pH 7.392，PCO_2 27.3 mmHg↓，PO_2 109.9 mmHg↑，心型肌酸激酶96 U/L↑，肌红蛋白569.5 mg/L↑，BNP 11236 ×10^6 mg/L↑，提示心功能不全；尿素氮13.90 mol/L↑，肌酐104.18 μmol/L↑，尿酸497.1 μmol/L↑，提示肾功能不全；凝血酶原时间20.3秒↑，凝血酶原活动度35.8%↓，PT国际标准化比值1.89↑，定量纤维蛋白原1.99 g/L↓，活化部分凝血活酶时间57.1秒↑，D-二聚体定量4.18 mg/L↑，抗凝血酶Ⅲ活性测定28.1%↓，纤维蛋白（原）降解产物14.6 μg/mL↑，提示凝血功能障碍；血氨52.9 μmol/L↑，考虑与肝硬化相关；白细胞计数3.32×10^9/L↓，中性粒细胞百分率81.0%↑，PCT 3.66 mg/L↑，C反应蛋白85.1 mg/L↑，红细胞计数2.94×10^{12}/L↓，血红蛋白99 g/L↓，血小板计数30×10^9/L↓，提示血常规升高，考虑为感染所致，分析结果回报，符合目前多器官损害的诊断，治疗上积极抗炎，补液治疗，予以硫酸镁口服液外敷左下肢红肿处。

【临床诊治】

该患者入院后即送检血培养，第 2 天回报危急值为革兰氏阴性杆菌，培养为多种形态的肺炎克雷伯菌，临床予以注射用头孢哌酮/舒巴坦钠 2 g q8h 抗感染，升血小板胶囊、利可君升血细胞，输注去白悬浮红改善贫血，注射用丁二磺酸腺苷蛋氨酸护肝，前列地尔注射液改善循环，细辛脑注射液护脑，盐酸氨溴索注射液＋吸入用乙酰半胱氨酸溶液＋吸入用复方异丙托溴铵溶液祛痰，左西孟旦降肺动脉压，呋塞米片＋螺内酯片利尿，输注冷沉淀、血浆、纤维蛋白原纠正凝血功能，输注血小板预防出血、去白悬浮红改善贫血，机械排痰，口腔护理，左下肢创面定期换药，加强营养，维持水电解质酸碱平衡对症支持治疗，经以上积极治疗后患者循环呼吸较前稳定，氧合稳定，复查感染指标基本稳定、脏器功能较前好转。将患者病情告知家属，患者家属要求出院。

【检验医学在临床诊治中发挥的作用】

该患者送检血培养需氧和厌氧瓶各一瓶做培养，第 2 天两瓶均报阳，直接涂片镜检未发现细菌，转种培养后第 2 天发现需氧瓶和厌氧瓶各长了两种不同形态的细菌，需氧瓶里两种形态分别为中等大小、灰白色、凸起、湿润菌落和中等大小、白色、凸起、湿润菌落；厌氧瓶里两种形态分别为中等大小、白色、凸起、湿润菌落和针尖大小、无色、半透明菌落（图 12‑5、图 12‑6）。该患者的血培养出现了 4 种不同的菌落形态，以为是 4 种不同的细菌，第一反应是不是血培养污染了，因为同一个患者很少出现 4 种细菌血流感染的情况，检验医生立即打电话和临床沟通，主管医生高度怀疑血流感染，患者体温高，且确认当班护士抽血没有污染，检验医生还是建议临床重新再抽取一套血培养排除污染。与临床沟通后，检验医生反思，如果一瓶血培养污染，不至于两瓶都污染，那为什么会出现 4 种不同形态的细菌，为了弄明白这 4 种细菌到底是什么，检验医生将 4 种细菌采

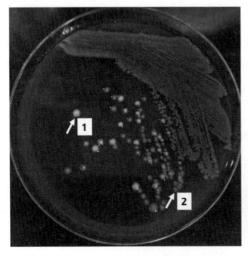

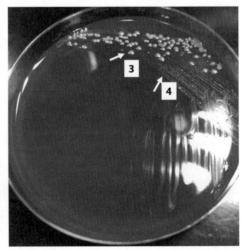

图 12‑5　需氧血培养转种　　　　　图 12‑6　厌氧血培养转种

用 VITEK MS 进行质谱鉴定，结果发现竟然是同一种菌——肺炎克雷伯菌（鉴定率 99.9%），同时将这四种细菌采用 VITEK2 Compact 做鉴定和药敏，鉴定和药敏结果也一致（表 12-2）。医生根据药敏结果用药，患者体温和炎症因子均恢复正常，情况好转。

表 12-2 血液标本分离的 4 种形态肺炎克雷伯菌药物敏感性试验结果

抗菌药物	第 1 种	第 2 种	第 3 种	第 4 种
替卡西林/克拉维酸	S	S	S	S
哌拉西林/他唑巴坦	S	S	S	S
头孢他啶	S	S	S	S
头孢哌酮/舒巴坦	S	S	S	S
头孢吡肟	S	S	S	S
氨曲南	S	S	S	S
亚胺培南	S	S	S	R
美罗培南	S	S	S	S
阿米卡星	S	S	S	S
妥布霉素	S	S	S	S
环丙沙星	S	S	S	S
左氧氟沙星	S	S	S	S
多西环素	R	R	R	R
米诺环素	S	S	S	S
替加环素	S	S	S	S
黏菌素	S	S	S	S
复方磺胺甲噁唑	R	R	R	R

注：S 示敏感，R 示耐药。

【思考/小结】

这是一个典型的脓毒症案例，脓毒症是指宿主对感染产生的失控反应，并出现危及生命的器官功能障碍的临床综合征。血培养是临床诊断脓毒症的金标准。尽早发现感染的病原体并采取有效的抗菌药物治疗，对预防血流感染发展至脓毒症及脓毒性休克，降低疾病的发病率和病死率有重要意义。在该案例中，由于细菌室检验医生与临床医生及时沟通与配合，避免了漏诊，明确了感染的致病菌，帮助临床确诊脓毒症，指导临床及时合理有效用药，达到精准治疗。同时也给检验医生敲了警钟，不能盲目地凭经验判断细菌形态不同则为不同菌种，同时对看起来大于 3 种菌的疑似污染标本更加谨慎对待，不能轻易就判断为污染菌，因为同一种细菌可能会同时呈现不同的形态。因此在工作中，既要认真，又要保持好奇探索的心态，可能就会有新的发现。

〔刘　琼〕

（二）全耐药肺炎克雷伯菌引起全身多器官功能障碍综合征

【病史摘要】

患者，男，68 岁。因"反复右上腹疼痛 10 余天，再发并加重 3 天"入院。患者 10 天前无明显诱因突然出现右上腹阵发性疼痛，疼痛向肩背部放射，程度较剧，疼痛持续数小时可自行缓解，无恶心、呕吐，无咳嗽、心悸。3 天前上述症状再次发作，于当地医院诊断为"胆囊炎、阑尾炎"并行"胆囊切除+阑尾切除术"。术后第 1 天出现腹痛加剧并呼吸急促，持续不缓解，现为求进一步诊治来本院治疗。急诊以"腹痛查因"收治入院。自发病以来，患者精神差，饮食、睡眠一般，大便未解，小便正常，体重无明显变化。既往有肺气肿、血吸虫、肝硬化病史，未行相关治疗及处理，3 天前行输血治疗。

【辅助检查】

入院时体格检查：体温 36.0 ℃，脉搏 75 次/min，呼吸 15 次/min，血压 84/58 mmHg。神志清楚，精神欠佳。全身皮肤黏膜未见黄染，全身浅表淋巴结未触及肿大。双肺呼吸音清晰，未闻及干湿啰音和胸膜摩擦音。心率 75 次/min，律齐，心音正常。腹稍膨隆，全腹肌稍紧张，全腹压痛，伴反跳痛，Murphy 征阳性，McBurney 点压痛，肝区叩诊痛，移动性浊音阳性。肠鸣音亢进，双下肢无水肿。

血气分析：pH 7.32，PO_2 241 mmHg，SBE - 2.6 mmol/L，SO_2 99.8%。血常规：白细胞计数 1.45×10^9/L，中性粒细胞百分率 84.7%，红细胞计数 4.06×10^{12}/L，血红蛋白 127 g/L，血小板计数 50×10^9/L。肝功能：白蛋白 32.3 g/L，总胆红素 50.6 μmol/L，直接胆红素 33.5 μmol/L，间接胆红素 17.1 μmol/L，谷丙转氨酶 38.5 U/L，谷草转氨酶 66.73 U/L。肾功能：尿素氮 11.23 mmol/L，肌酐 64.86 μmol/L，尿酸 244.9 μmol/L。心肌酶：肌酸激酶 525.6 U/L，心型肌酸激酶 64 U/L，肌红蛋白 874.3 ng/mL，肌钙蛋白正常；凝血功能：凝血酶原时间 13.7 秒，凝血酶原活动度 64.1%，活化部分凝血活酶时间 48.8 秒，D-二聚体定量 1.79 mg/L。降钙素原 24 mg/L，B 型脑利钠肽前体 4640×10^6 mg/L。急诊 CT：腹腔内大量游离气体，腹腔、盆腔大量积液、弥漫腹膜炎、腹腔脓肿、腹部肠道广泛水肿增厚。

【临床诊治】

患者出现不明原因腹部剧烈疼痛，有急诊手术指征，入院后为明确诊断予急诊行"全身麻醉下剖腹探查术"。术中见胆管壁中段坏死，出现胆漏，腹腔大量积液，引流出 700 mL 浑浊深黄色胆汁，术后持续放置引流管。患者有感染性休克和肺部感染表现，为加强监护转入 ICU，予以神志镇静和经气管内插管接呼吸机辅助呼吸，同时予以亚胺培南/西司他丁钠 1 g q8h 抗感染及镇咳化痰、维持水电解质平衡及营养支持治疗。进一步检查结果回报腹腔引流液检出大肠埃希菌，G 试验、GM 试验阴性。数天后患者咳嗽症状加重，血氧饱和度显著下降，出现发热和中性粒细胞比例升高，肺部 CT 提示感染进展，考虑肺部感染加重，为明确诊断予以纤维支气管镜检查和肺泡灌洗术，培养提示肺炎克雷伯菌（图 12 - 7），全耐药，药敏结果见表 12 - 3，血培养阴性。根据药敏结果加用替加环素 25 mg q12h（首剂 100 mg）联合美罗培南 1 g q8h 抗感染治疗。但患者胆红素持续上升，凝血功能差，腹水多，并且感染中毒症状加重。治疗过程中，患者肝功能持续恶化，予以停用替加环素，改用头孢他啶/阿维巴坦钠 2.5 g q8h 抗感染治疗。再次行支气管镜检查培养检出肺炎克雷伯菌，引流液、胆汁培养阴性，14 天后患者出现血流感染，检出肺炎克雷伯菌，药敏结果见表 12 - 3。此时患者已出现多器官功能衰竭、循环不稳定、氧合差、肝功能恶化，家属放弃治疗。

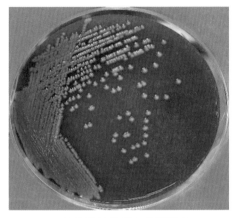 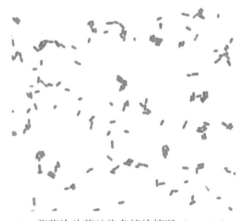

a. 血琼脂培养基上菌落形态　　　　b. 菌落涂片革兰染色镜检情况（×1000）

图 12 - 7　肺泡灌洗液培养检出肺炎克雷伯菌

表 12 - 3　　肺泡灌洗液和血液标本分离的肺炎克雷伯菌药物敏感性试验结果

抗菌药物	痰液	血液
头孢他啶/阿维巴坦	R	R
替卡西林/克拉维酸	R	R
哌拉西林/他唑巴坦	R	R
头孢他啶	R	R
头孢哌酮/舒巴坦	R	R
头孢吡肟	R	R
氨曲南	R	R
亚胺培南	R	R
美罗培南	R	R
阿米卡星	R	R

续表

抗菌药物	痰液	血液
妥布霉素	R	R
环丙沙星	R	R
左氧氟沙星	R	R
多西环素	R	R
米诺环素	R	R
替加环素	R	R
黏菌素	R	R
复方磺胺甲噁唑	R	R

注：R 示耐药。

【检验医学在临床诊治中发挥的作用】

1. 在疾病的发生发展过程中分离出不同的病原菌，临床根据药敏试验调整治疗方案，为临床抗感染治疗提供参考依据。

2. 分析不同部位来源的相同病原菌，可以通过药敏试验、耐药性及耐药表型，初步判断是否是同源的，最终我们可以通过 PFGE 试验来进行同源性的进一步分析。

【思考/小结】

1. 肺炎克雷伯菌的耐药形势越来越严峻，给人们的健康带来了严重的威胁。泛耐药和全耐药的肺炎克雷伯菌菌株感染可选用的抗菌药物种类非常有限，常导致难以挽回的结局，因此我们应该重视多重耐药、泛耐药甚至全耐药肺炎克雷伯菌感染的早期筛查及住院患者的隔离防控，避免发生严重的感染。另外，肺炎克雷伯菌可能还存在高毒力变异，高毒力肺炎克雷伯菌已经成为一种令人关注的全球传播的病原体。高毒力肺炎克雷伯菌的显著临床特征是除了引起原发部位感染外，还可以通过血流转移到其他部位，包括眼、肺和中枢神经系统等。高毒力的遗传决定因素通常在大毒力质粒以及染色体可移动遗传元件上，这些独特的毒力决定因素包括多达 4 个用于铁获取的铁载体系统、增加的荚膜产量、K1 和 K2 荚膜血清型等。

2. 头孢他啶/阿维巴坦是近年来上市的新药，属于复合制剂，仅对 KPC 或 OXA-48 阳性肠杆菌科细菌具有较好的疗效，而对金属酶阳性菌株的治疗效果与其他药物相比并无显著优势。对于产金属酶的菌株，目前多采取替加环素和多黏菌素为核心的联合抗菌药物治疗。然而，替加环素和多黏菌素具有较高的不良反应。氨曲南是单环 β-内酰胺酶类的抗生素，对导致碳青霉烯耐药的金属酶和 KPC 酶稳定，与头孢他啶/阿维巴坦联用对耐药细菌有较好的协同作用。

3. 建议有条件的医院开展碳青霉烯类耐药肠杆菌目细菌筛查和碳青霉烯耐药基因检测。

〔欧阳鹏文　谢良伊〕

三、肺炎克雷伯菌眼部感染

(一) 肺炎克雷伯菌引起的肝脓肿合并视网膜下脓肿

【病史摘要】

右眼视力急降 4 天伴眼痛 1 天。感冒后高热伴腹痛，最高达 41 ℃。诊所治疗后体温正常（具体治疗不详）。再次高热，医院予以"地塞米松、奥斯他韦、利巴韦林"等静脉滴注，热退。再次高热，予以静脉滴注，热退。反复高热 4 次后，右眼视力突然下降，眼科就诊，拟诊"右眼 CMV 视网膜炎"，继右眼剧痛，拟诊"右眼占位性病变"收入院。

【辅助检查】

血常规：白细胞 12.80×10⁹/L↑，中性粒细胞 8.32×10⁹/L↑，淋巴细胞 2.21×10⁹/L；ESR 40 mm/h↑；CRP 73 mg/L↑；PCT 2.1 mg/L（<0.1 mg/L）↑。B超：视网膜下低回声-液性暗区。混合波切液的玻璃体液：涂片红细胞（＋＋）、白细胞（＋）、脓球（＋）、革兰氏阴性杆菌（＋）、真菌（－）；细胞学诊断仅见淋巴细胞、红细胞，未见恶性肿瘤细胞；病理诊断仅见个别淋巴细胞、未见多核巨细胞。眼底检查：右眼底可见视盘大小正常，浅红色边界清晰，形状规则，下方视网膜可见片状黄白色病灶，前方网膜火焰状出血（图 12-8）。生化检查：甘油三酯 4.69 mmol/L↑，高密度脂蛋白胆固醇 0.62 mmol/L↓；谷丙转氨酶 56.3 U/L↑，总蛋白 59.5 g/L↓，白蛋白 30.2 g/L↓，总胆红素 20.2 μmol/L↑，直接胆红素 11.5 μmol/L↑。CT 表现肝 S5～S6 段可见低密度肿块密度不均匀，边界欠清，增强可见不均匀渐进性强化，其内可见无强化低密度区，大小约 76 mm×73 mm×61 mm。动脉期肝 S2 段可见明显强化灶，门脉期范围增大，肝内外胆管未见明显扩张，门脉及其分支显示清除，胆囊不大，胆囊壁不厚，胰腺脾脏未见异常。腹膜后可见多发小淋巴结影，未见腹水征象。肝脓肿穿刺引流液细菌培养示肺炎克雷伯菌。

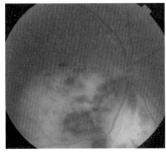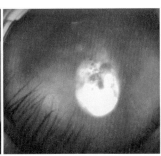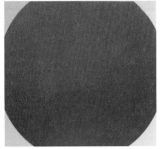

图 12-8　视网膜下黄白色渗出→局限性黄白色隆起→玻璃体混浊，眼底窥不见

第十二章　细菌感染检验案例分析

135

【临床诊治】

肝低密度肿块考虑肝脓肿，右侧眼球视网膜病变，怀疑肝脓肿血行传播引起右眼病变。完善眼部查体以及三大常规，肝功能、凝血功能、碳-12、肝炎全套、HIV、梅毒、PPD、胸片、心电图、CT等检查。对肝脓肿穿刺引流送检，进行细菌培养。急诊行玻璃体切除+硅油填充术，激素治疗，全身广谱抗生素（氧氟沙星）抗感染治疗。术后动态检测炎症指标、血常规、肝功能、电解质、凝血功能等，实施对症治疗。

【检验医学在临床诊治中发挥的作用】

对患者肝脓肿穿刺引流液进行细菌培养及药敏试验等，鉴定病原菌为肺炎克雷伯菌，可指导临床抗感染治疗，控制感染情况。混合波切液的玻璃体液涂片：红细胞（＋＋）、白细胞（＋）、脓球（＋）、革兰氏阴性杆菌（＋）。结合肝脓肿检测情况，可怀疑涂片中 G^- 杆菌为肺炎克雷伯菌，进行进一步诊疗。此外不同基因型的肺炎克雷伯菌毒力有差别，如有条件可对其血清型、表型、基因型及菌株毒力等进行分析，有助于病情的评估。

患者谷丙转氨酶升高，总蛋白降低，白蛋白降低，总胆红素升高，直接胆红素升高。提示肝功能受损。肝功能的正常值为：①反映肝脏细胞合成功能的总蛋白 60～80 g/L、白蛋白 40～457 g/L，球蛋白 20～30 g/L 等。②反映肝脏细胞破损情况的谷丙转氨酶、谷草转氨酶，其正常值范围都是 0～40 U/L。③反映胆红素代谢和胆汁阻塞情况的总胆红素 1.71～17.1 mmol/L，直接胆红素 1.71～7.0 mmol/L。④反映肝脏纤维化程度的指标，透明质酸酶 2～110 μg/dL。临床可结合这些指标及 CT 等结果判断肝脏病变。

【思考/小结】

细菌经血行传播滞留于脉络膜和视网膜的末梢小血管内，可引起化脓性视网膜炎，并穿破视网膜，继而引起玻璃体混浊、机化，治疗不及时甚至导致视网膜脱落和眼球萎缩视力丧失。而肺炎克雷伯菌肝脓肿是远处感染病灶的源头，只有控制肺炎克雷伯菌肝脓肿才能控制进一步播散，对脓肿穿刺引流液进行细菌培养极为重要，同时可结合玻璃体液、房水细菌检测情况，辅助临床医生及时诊治。感染同时可造成低蛋白血症，贫血，凝血功能差等症状，临床需检测肝功能、血常规、凝血因子等，进行辅助诊断，及时予以对症治疗。同时应注意检测电解质，及时纠正电解质酸碱平衡紊乱。由于该病发病率较低，初诊易误诊，且起病急，进展快，预后差，临床医生应早期引起重视，减少误诊率，以改善患者预后。

〔吴　玲　刘　骁　缪丁惠〕

(二) 糖尿病并发系统性肺炎克雷伯菌感染

【病史摘要】

患者，男，57 岁。因"右眼眼红、眼胀 6 天"入院。患者 6 天前无明显诱因出现眼红，伴轻微眼胀，无眼痛、视物模糊、眼前黑影、眩光等症状。于当地医院就诊后予以局部及静脉滴注抗感染治疗（具体药物不详）后症状稍有好转。4 天前患者症状反复，眼胀程度较前有所加重，继续治疗后症状无好转，遂来本院就诊，门诊以"右眼眼内炎"收入院。自起病以来，患者精神睡眠状况、食欲一般，大小便正常，体重无明显变化。既往 1 个月前因"肝脓肿"行"肝脓肿穿刺置管引流术"，脓肿部位培养出肺炎克雷伯菌。有乙肝病史 40 余年，糖尿病 2 年。6 年前行"开腹胆切胆探术"。

【辅助检查】

入院时体格检查：体温 36.7 ℃，脉搏 75 次/min，呼吸 19 次/min，血压 112/65 mmHg。双肺呼吸音清晰，未闻及干湿啰音和胸膜摩擦音。心前区无隆起，心尖冲动位于第 5 肋间左锁骨中线内 0.5 cm，未触及细震颤，心界无扩大，心率 75 次/min，律齐。专科检查：右眼睑轻度红肿，结膜充血水肿（＋＋＋），结膜水肿突出于眼外，角膜透明，KP（－），前房深浅可，Tyndall 征阳性，虹膜纹理清，广泛后粘连，瞳孔圆形，直径约 3 mm，对光反应迟钝，前囊膜可见大量色素附着，晶状体在位，呈皮质、核型混浊，核颜色淡黄，玻璃体及眼底窥不清。左眼结膜无充血，角膜透明，KP（－），前房深浅可，Tyndall 征阴性，虹膜纹理清，瞳孔圆形，直径约 3 mm，对光反应灵敏，眼底可见，视盘大小正常、形状规则、边界清楚、色淡红，C/D＝0.3，A：V＝2：3，黄斑中心凹反光清、黄斑区无出血、无渗出、无色素紊乱，视网膜未见明显出血、渗出。

血常规：白细胞计数 $15.04×10^9$/L，中性粒细胞百分率 83.3%，淋巴细胞百分率 12.5%，红细胞计数 $3.34×10^{12}$/L，血红蛋白 102 g/L，血小板计数 $752×10^9$/L。血糖 9.80 mmol/L。肾功能：尿酸 174.8 μmol/L。肝功能：球蛋白 41.10 g/L，间接胆红素 4.70 μmol/L，白/球比值 0.89，碱性磷酸酶 143 U/L，γ-谷氨酰转肽酶 78.6 U/L，前白蛋白 128 mg/L。电解质：钠 133 mmol/L，余正常。输血前检查：乙肝病毒表面抗原＞130.0 IU/mL，余大致正常。心电图：窦性心律。全腹部平扫＋增强 CT：肝胆术后、引流术后改变，原肝脓肿较前基本消失，原受压肝中静脉现未受压，肝内胆管仍可见明显扩张，积气。眼部 CT：右侧眼球炎症，双侧筛窦、上颌窦炎症。

【临床诊治】

入院后予以局部麻醉下玻璃体腔内注入万古霉素注射剂抗感染治疗术，术后予以全身静脉滴注头孢曲松钠（2 g，每天 2 次）抗感染，局部滴用泼尼松龙滴眼液、左氧氟沙星滴眼液、双氯芬酸钠滴眼液抗炎抗感染及对症支持治疗。后患者眼部水肿较前稍有减退。3天后患者眼压升高，予前房穿刺放液处理，并送房水做细菌＋真菌培养，加用妥布霉素地塞米松眼膏抗感染治疗。眼部穿刺液培养示肺炎克雷伯菌肺炎亚种（图12－9）；亚胺培南、美罗培南、环丙沙星、左氧氟沙星、替加环素、多黏菌素B敏感，头孢菌素类、氨曲南耐药。数天后患者眼内感染进一步加重，前房及结膜积脓，予庆大霉素冲洗结膜并行脓肿切开引流术，同时予以盐酸左氧氟沙星注射液控制感染。随后患者眼部感染得到控制，但光感消失。随后转肝胆外科进一步治疗。

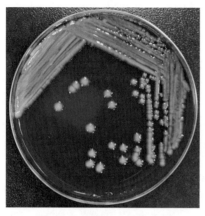
a. 血琼脂培养基上菌落形态

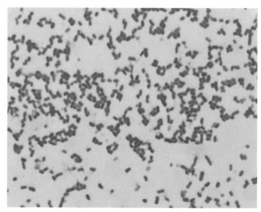
b. 菌落涂片革兰染色镜检情况

图12－9　眼部房水培养检出肺炎克雷伯菌亚种

【检验医学在临床诊治中发挥的作用】

1. 眼部标本采集的专业很强，检验医生需要了解眼部的解剖结构，熟练掌握采集指标和方法，与临床医生一起对眼部标本进行合理采样，尽量做到床旁接种。

2. 眼部体积小，采集量通常不会太多，我们需要采用合理的方法尽可能采集足够量的标本进行涂片和培养的立即送检。

3. 对房水进行分离培养后，检出肺炎克雷伯菌，并及时将药物敏感性试验结果回报给临床医生，指导临床医生合理选用抗生素，避免了眼部炎症的进一步扩散。

【思考/小结】

1. 肺炎克雷伯菌的耐药性正变得越来越严峻，经验性用药有时难以得到有效的治疗效果。肺炎克雷伯菌的高毒力变种正在全球广泛蔓延，高毒力肺炎克雷伯菌的显著特点就是能引起化脓性肝脓肿，并且可以通过血流转移到远处，包括眼、肺和中枢神经系统等的感染。高毒力的遗传决定因素通常在大毒力质粒以及染色体可移动遗传元件上发现，可用作遗传标记以区分高毒力菌株和经典的临床分离株。需要对高毒力肺炎克雷伯菌的致病机制、耐药机制和毒力特征进行更深入的研究，从而有利于治疗。

2. 糖尿病是多种感染的危险因素，已有研究表明糖尿病与高毒力肺炎克雷伯菌感染具有相关性，这可能与血管通畅性或完整性的下降有关。

3. 在本案例中，分离的肺炎克雷伯菌对左氧氟沙星敏感，但初期的左氧氟沙星滴眼液治疗并未取得显著疗效，在尝试脓肿切开引流再抗感染治疗后感染才得到控制。这可能因为脓肿部位的肺炎克雷伯菌具有较高的黏液含量，导致难以仅用抗生素控制感染。

〔谢良伊　欧阳鹏文〕

第二节　鼠伤寒沙门菌感染

【病史摘要】

患儿，男，2 岁。因"呕吐、腹泻 2 天入院"。患儿在 6 个月内，4 次因"呕吐、腹泻"入院治疗，诊断均为感染性腹泻，大便细菌培养多次培养出鼠伤寒沙门菌，住院期间曾经使用阿奇霉素、头孢噻肟治疗后，患儿临床症状完全消失，连续 2 次大便细菌培养，沙门菌检出阴性后，患儿准许出院。患儿出院后间隔最短时间为 5 天，最长时间为 13 天，本次间隔时间为 8 天，上述症状再次发作，患者遂来本院进一步诊治。

【辅助检查】

体温 37.3℃，脉搏 92 次/min，呼吸 24 次/min，血压 110/75 mmHg。全身皮肤色泽正常，未触及包块。双肺呼吸音清晰，未闻及干湿啰音，心率 92 次/min，律齐。腹部平软，无明显压痛及反跳痛。血常规、尿常规、肝功能、肾功能、免疫五项均未见异常，电解质无明显异常，大便常规：黄色稀便；白细胞（＋）；红细胞：未见；OB（＋）；其他未见异常。

【临床诊治】

本例患儿呕吐、腹泻反复发作。沙门菌引起的感染性腹泻诊断明确。再次入院后予以静脉注射头孢噻肟及肠道菌群调节后患儿感染得到控制，临床症状快速消失。期间再次培养出鼠伤寒沙门菌，药敏结果同之前，除氨苄西林耐药外，其余均敏感。大便细菌培养 2 次阴性后出院，出院时加强卫生宣教并重视随访。

【检验医学在临床诊治中发挥的作用】

1. 通过对比患儿 4 次入院大便培养结果：4 次均检出鼠伤寒沙门菌，且药敏结果并无变化，疑为同一感染途径或治疗不彻底复发所致。

2. 将 4 次分离的鼠伤寒沙门菌送至疾病预防控制中心进行分型确认，经脉冲场凝胶电泳（PFGE）分析（图 12-10），认定为同一菌株，疾控中心工作人员参与患儿随访。

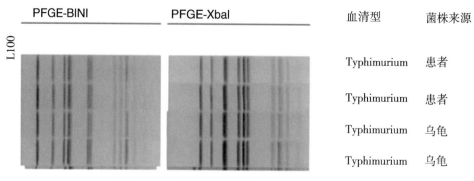

PFGE-BlNI	PFGE-Xbal	血清型	菌株来源
		Typhimurium	患者
		Typhimurium	患者
		Typhimurium	乌龟
		Typhimurium	乌龟

图 12 - 10　脉冲场凝胶电泳（PFGE）分析结果

3. 患儿出院 3 天后，临床管床医生、检验人员、疾控中心流调人员联合家庭随访，现场发现患儿正在玩一只小乌龟，经与流调人员沟通后，对患儿大便及经常接触的玩具、小乌龟腹部和壳背及鱼缸水、砧板、洗手池前地面及门把手等处采样检查。3 天后，小乌龟腹部及鱼缸水检出鼠伤寒沙门菌，其余未检出。

4. 疾控中心消杀人员对患儿家进行了系统的消杀，并消毒处理小乌龟及鱼缸。

5. 6 个月随访，患儿无再发作。

【思考/小结】

1. 患儿感染性腹泻反复发作，且为同一病原菌感染所致，6 个月内 4 次分离的鼠伤寒沙门菌药敏结果完全一致，并无耐药进展，推断患儿为同一体外来源反复感染所致。

2. 鼠伤寒沙门菌是一种重要的人畜共患病原菌。该病例即通过接触动物感染人体，因此应做好与宠物的接触隔离。因此在分离到人畜共患病原菌时，要加强患者的流行病学调查，除了治疗患者体内病原菌外，也要留意传染源的追踪和干预。

3. 治疗需足疗程，复查和随访很重要。

〔韩福郎〕

第三节　鲍曼不动杆菌感染

【病史摘要】

患者，中年男性。因"外伤致颈部及胸腰部疼痛，伴双下肢感觉、活动障碍 8 小时"入院。患者自述 8 小时前不慎被车撞倒，因车祸致颈部及胸腰部疼痛，伴双下肢感觉、活动障碍。曾到当地县医院就诊，诊断为"T11 爆裂性骨折并脊髓损伤"，予脱水消肿、镇痛消炎等治疗，具体不详，症状无明显好转，遂转至我院进一步诊治。近来睡眠一般，小便正常，体重无明显变化。

【辅助检查】

体温 38 ℃，脉搏 90 次/min，呼吸 22 次/min，血压 120/80 mmHg。急性面容，神志清楚，精神尚可，被动体位，查体合作。双肺呼吸音清，未闻及干湿啰音；心前区无隆起，律齐，腹部平软，无压痛及反跳痛；肝脾肋缘下未触及，无叩击痛。X 线片：①右胫骨下段粉碎性骨折；②右腓骨上段骨折。CT 示：①T11椎体爆裂性骨折并脊髓损伤；②双侧多发性肋骨骨折，L1 右侧横突骨折；③双肺挫裂伤并血气胸；④颈 5 侧横突及棘突骨折；⑤颈 6 棘突骨折。

【临床诊治】

患者为车祸导致全身多发伤，病情危重，入院后立即于急诊行胸椎后路减压植骨内固定术＋右胫骨远端粉碎性骨折切口复位固定术＋清创 VSP 术，并予以气管内插管和呼吸机辅助呼吸，头孢硫脒抗感染。术后 4 天患者插管处出现少量分泌物，并有咳嗽，革兰染色涂片镜检见少量革兰氏阴性杆菌，行支气管镜检查并改用哌拉西林/他唑巴坦抗感染。术后 1 周患者出现高热，为弛张热，伴躁动不安，血常规 WBC 15.29×10⁹/L，N 90.9%，考虑下肢皮肤软组织感染可能，行右下肢引流物培养和血培养，并予以比阿培南抗感染。2 天后血培养报阳并鉴定为泛耐药鲍曼不动杆菌，头孢哌酮/舒巴坦中度敏感（表 12 - 4）；肺泡灌洗液培养见泛耐药鲍曼不动杆菌，头孢哌酮/舒巴坦敏感，余耐药。约 2 周后患者体温、血常规较前有所下降，脱离呼吸机，转普通病房，鼓励患者锻炼咳嗽、咳痰。但在 3 天后患者突发呼吸困难，体温 37.0 ℃，血氧饱和度降至 70%，立即行床旁支气管镜检查治疗，再次予以呼吸机辅助呼吸，痰培养再次检出泛耐药鲍曼不动杆菌，仍予以头孢哌酮/舒巴坦抗感染等处理对症支持治疗。2 周后患者体温、血常规逐渐恢复正常，无复发，复查血培养阴性，准备接受进一步手术。

表 12 - 4 　　　　　　　患者不同部位分离鲍曼不动杆菌的耐药性情况

抗生素	血液	肺泡灌洗液
氨苄西林	R	R
氨苄西林/舒巴坦	R	R
哌拉西林/他唑巴坦	R	R
头孢唑林	R	R
头孢替坦	R	R
头孢他啶	R	R
头孢曲松	R	R
头孢吡肟	R	R
氨曲南	R	R
亚胺培南	R	R

续表

抗生素	血液	肺泡灌洗液
庆大霉素	I	R
妥布霉素	R	R
环丙沙星	R	R
左氧氟沙星	R	R
呋喃妥因	R	R
复方磺胺甲噁唑	R	R
头孢哌酮/舒巴坦	I	S

注：R示耐药，I示中介，S示敏感。

【检验医学在临床诊治中发挥的作用】

1. 患者因车祸致多部位骨折，病情危重，多次因病情加重转加强监护病房，呼吸机辅助呼吸，诱发泛耐药的鲍曼不动杆菌感染，血培养及肺泡灌洗液均可见。

2. 术后用头孢硫脒预防感染，气管分泌物革兰染色见少量革兰氏阴性杆菌，改用哌拉西林/他唑巴坦，使用 3 天后出现高热，改用比阿培南体温未见下降，又用哌拉西林/他唑巴坦 2 天体温仍未见下降，根据药敏结果改用仅有的一种敏感抗生素头孢哌酮/舒巴坦后体温下降，但随后再次因血气胸突发呼吸困难，行床旁支气管镜检查治疗，胸腔积液穿刺引流术，头孢哌酮/舒巴坦抗感染，病情好转，生命体征平稳，可进行后续手术治疗。

3. 头孢哌酮/舒巴坦为唯一的三代头孢菌素与酶抑制剂复合制剂，在治疗多重耐药菌可能性较大的中重度院内感染时，经验性治疗应该考虑用较高剂量 3 g q8h。病原菌对于头孢哌酮/舒巴坦中敏，可以加大剂量，3 g q8h 可以获得更好的疗效。铜绿假单胞菌、鲍曼不动杆菌及嗜麦芽窄食单胞菌等感染的患者，应推荐使用较高剂量 3 g q8h。

4. 碳青霉烯类和头孢哌酮/舒巴坦都用于治疗院内感染的好药，抗菌谱各有侧重：对肠杆菌科细菌的耐药率碳青霉烯最低，头孢哌酮/舒巴坦其次；但是对非发酵菌的耐药率头孢哌酮/舒巴坦最低，碳青霉烯第二。

【思考/小结】

1. 泛耐药的鲍曼不动杆菌可在 ICU 病房交叉感染，甚至暴发流行，需加强院感控制。

2. 头孢哌酮/舒巴坦在泛耐药的鲍曼不动杆菌的敏感性较高。

〔谢良伊　马海燕〕

检验医学与临床诊治典型实例分析

第四节　铜绿假单胞菌感染

【病史摘要】

患者，女，61岁。反复咳嗽、咳痰伴气促14年，再发加重2天。患者在入院前长期规律使用舒利迭、噻托溴铵吸入，病情尚稳定，仍反复咳嗽、咳痰，稍活动则气促，2天前患者因受凉后开始出现咳嗽、咳痰，咳白色泡沫痰，偶见黄色脓痰，稍活动则气促明显，休息后缓解，伴全身酸痛乏力，头痛头晕，出汗多，流鼻涕，打喷嚏，在当地诊所诊治，给予相关感冒药后，感冒症状稍缓解（具体用药不详），但仍咳嗽，咳痰，且气促加重，伴心慌，胸闷不适，遂来我院就诊，门诊以"慢性阻塞性肺疾病急性加重期"收入本科重症监护室。患者此次起病以来，精神差，睡眠差，食欲一般，小便正常，大便正常。

【辅助检查】

入院急查血气分析，提示低氧血症；心电图：大致正常心电图；血常规：N 83.3%，L 11.6%，RBC 3.59×10^{12}/L，HGB 97 g/L，提示轻度贫血；凝血常规：定量纤维蛋白原 4.578 g/L；电解质：钙 1.92 mmol/L，总二氧化碳 34.5 mmol/L；肾功能：肌酐 35.24 μmol/L；心肌酶：LDH 86.87 U/L，肌钙蛋白 2.81 mg/L。

【临床诊治】

入院后完善相关检查：B型脑利钠肽前体、甲状腺功能、大小便常规、呼吸道病毒九项、淀粉酶、血脂、蛋白芯片、G试验基本正常。肝功能：白蛋白 33.4 g/L，白/球比值 0.89，ALT 6.3 U/L，AST 14.29 U/L。PA 108 mg/L。ESR 97mm/h。PCT 0.08 ng/mL。CRP 104 mg/L，提示感染可能。床旁胸片：双肺纹理紊乱，双肺野内弥漫片絮状阴影，较前无明显变化，期间可见多发囊状扩张支气管。抗酸杆菌检测（液基夹层杯法）涂片镜检未找到抗酸杆菌。痰直接涂片革兰染色3次结果均为合格痰，可见大量革兰氏阴性杆菌，都呈黏液型（疑似黏液型铜绿假单胞菌）。3次痰培养结果均为黏液型铜绿假单胞菌（图12-11、图12-12），药敏结果仅比阿培南耐药，头孢哌酮/舒巴坦、头孢他啶、头孢吡肟、替卡西林/克拉维酸、哌拉西林/他唑巴坦、多黏菌素、阿米卡星、亚胺培南、美罗培南、妥布霉素、环丙沙星、左氧氟沙星均敏感。临床根据药敏试验结果停用比阿培南，改头孢哌酮/舒巴坦 2 g q8h，因其致病菌为黏液型铜绿假单胞菌，同时联合依替米星 0.2 g qd继续抗感染治疗。通过上呼吸机辅助呼吸，低流量吸氧、桉柠蒎肠溶软胶囊、盐酸氨溴索注射液化痰止咳，注射用甲泼尼龙琥珀酸钠抗炎、注射用奥美拉唑、铝碳酸镁片护胃综合治疗，患者咳嗽，咳痰好转，静息无明显气促、无心慌、胸闷不适，自觉症状好转，要求出院。

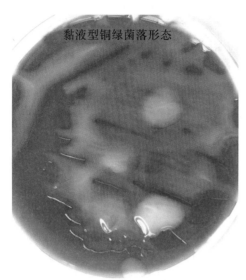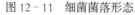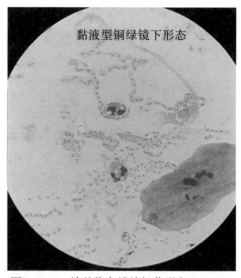

图 12 - 11　细菌菌落形态　　　　　图 12 - 12　涂片染色镜检细菌形态(×1000)

【检验医学在临床诊治中发挥的作用】

1. 第一次革兰染色镜下发现大量黏液型革兰氏阴性杆菌，疑似黏液型铜绿假单胞菌时，就积极与临床医生联系沟通。

2. 因黏液型铜绿假单胞菌是铜绿假单胞菌的一种生物变异形态，细菌周围为生物被膜所包裹，抗生素难以穿过生物被膜对细菌起到杀灭作用。微生物室为临床科室提供明确的鉴定结果和准确的药敏报告。临床根据鉴定药敏报告改用头孢第三代（头孢哌酮/舒巴坦）联合氨基糖苷类（依替米星）协同破膜杀菌。患者情况明显好转，达到精准治疗的效果。

【思考/小结】

1. 从这份病例中我们可以看出对临床标本直接涂片染色镜检的重要性，并且对于微生物室检验工作者的镜下细菌形态学认知能力提出了更高要求。

2. 黏液型铜绿假单胞菌感染常常是在以下几种基础疾病前提下合并感染：囊性纤维化、肺纤维化、支气管扩张、慢性阻塞性肺疾病等慢性结构性肺病。本例患者正是慢性阻塞性疾病急性加重期。

3. 黏液型菌落是细菌为了达到适应环境、生存的目的，在组织或其他物体表面时分泌的多糖基质——藻酸盐、纤维蛋白、脂蛋白等多糖蛋白复合物，使细菌相互粘连成膜状物，即细菌膜，又称生物膜。生物膜的形成可有效的抵抗吞噬细胞的吞噬及抗菌药物的作用，给临床治疗带来很大的困难。在多糖基质的屏蔽下，某些抗菌药物浓度高达 100 倍、1000 倍 MIC 也不能杀灭生物被膜中的细菌。同时，生物被膜中细菌分泌的多糖基质还可作为抗原引起人体免疫系统损伤，导致某些慢性感染性疾病的反复发作。

4. 临床微生物室在检测出黏液型铜绿假单胞菌时因与临床医生有效沟通，鉴定药敏报告上需要注明此细菌为黏液型。临床选择抗生素时首选能破坏或抑制生物膜的药物。有研究表明氨基糖苷类抗菌药物能有效减低生物被膜的抵抗作用，与体外敏感药物联合运用，能使敏感药物容易穿过被膜屏障接触到菌体，提高杀菌效果。以上病例中临床治疗用药符合此项研究结果。

〔李　江〕

第五节　空肠弯曲菌感染

【病史摘要】

患者，女，62 岁。反复腹胀、乏力 5 年，再发 1 周。以"原发性肝癌Ⅱb 期"收入本院。患者一般情况尚可，精神稍差，乏力，活动后加重，偶有腹胀，上腹部偶有隐痛不适，纳食一般，无呕血、黑便，小便正常，大便每天 1 次，色黄质软。近期无明显体重变化。

【辅助检查】

体温 36.8 ℃，脉搏 75 次/min，呼吸 19 次/min，血压 112/54 mmHg。神志清楚，表情自如，慢性肝病面容，皮肤及巩膜无黄染，有肝掌，颜面及前胸可见蜘蛛痣，全身浅淋巴结未叩及肿大，双肺呼吸音清，未闻及干、湿啰音；肝上界位于右侧锁骨中线第 5 肋间，肝区叩击痛（－），肝脏肋下未触及，脾脏肋下未触及，腹部平坦，有腹壁静脉曲张，右中腹部可见一长约 8 cm 手术瘢痕，腹软，腹部无压痛及反跳痛，无腹肌紧张，未触及腹部肿块。

腹部 CT：肝癌介入术后，肝实质多发异常强化灶，范围大致同前；肝硬化，脾大并少量腹水、食管-胃底静脉曲张改变，大致同前；肝内外胆管扩张积气，大致同前，胆总管中段局部似与邻近肠管相通，胆囊未见明显显影。

【临床诊治】

入院后 1 天，大便次数增多，质稀不成型。上腹间断隐痛不适，夜间畏寒、发热，体温最高 39.5 ℃，复查 CT 提示肺部感染及腹膜炎。MRI 检查大致同前。次日，患者上腹部仍隐痛不适，半夜开始腹泻，夹白色黏状物。考虑肺部感染、腹腔感染予以莫西沙星抗感染治疗。3 天后患者无发热，但仍有腹泻。血培养报阳，经鉴定为空肠弯曲菌（38.1 小时）。

【检验医学在临床诊治中发挥的作用】

大便培养不常规检测弯曲菌属，有漏检的风险。但本例中，临床同时送检血培养，并通过血培养鉴定明确了感染菌（图 12－13），为临床迅速控制感染提供了依据，并指导临床用药。

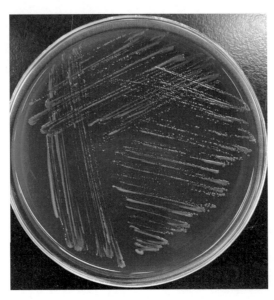

图 12 - 13　血培养阳性后转种，5% CO_2 培养 2 天，可见白色、

湿润的小菌落，经质谱鉴定为空肠弯曲菌

【思考/小结】

1. 空肠弯曲菌属于弯曲菌属，为微需氧、无芽孢革兰氏阴性杆菌，是散发性肠炎最常见的病因之一，是最常见的从腹泻患者中分离的肠道病原菌，引起婴幼儿和成人腹泻；除引起肠炎外还可引起肠外感染，如菌血症、肝炎、胆囊炎、尿路感染、腹膜炎等。

2. 首选阿奇霉素，次选红霉素和环丙沙星，复方磺胺甲噁唑、青霉素类和头孢菌素类抗生素无效。

3. 莫西沙星可用于肺炎链球菌和 A 群溶血性链球菌所致的急性咽炎和扁桃体炎、中耳炎和鼻窦炎等，及肺炎链球菌、支原体、衣原体等所致社区获得性肺炎，此外亦用于敏感革兰氏阴性杆菌所致下呼吸道感染、腹腔、胆道感染及盆腔感染。莫西沙星可单药治疗轻症复杂性腹腔感染（《抗菌药物临床指导原则2015》）。

〔姜思宇　宁兴旺〕

第六节　非 O1、非 O139 群霍乱弧菌感染

【病史摘要】

患者，女，23 岁。畏寒、寒战、发热 3 天。5 年前有"胆囊切除"史。体温40.0 ℃，脉搏 110 次/min，呼吸 21 次/min，血压 100/60 mmHg，血氧饱和度98%。入院诊断：①肝脓肿；②胆囊切除术后。

【辅助检查】

完善相关检查。血常规：WBC 19.37×10^9/L，N 18.03%，HGB 133 g/L，PLT 223×10^9/L。C反应蛋白 241.46 mg/L。凝血功能：定量纤维蛋白原 5.66↑，D-二聚体定量 1.48↑，抗凝血酶Ⅲ活性测定 58.1↓。肝功能：总蛋白 57.8 g/L↓，白蛋白 33.7 g/L↓，总胆红素 24.8 μmol/L↑，直接胆红素 10.9 μmol/L↑，谷草转氨酶 35.26 U/L↑，γ-谷氨酰转肽酶 56.8 U/L↑，前白蛋白 23 mg/L↓，胆碱酯酶 3110 U/L↓，视黄醇结合蛋白 19.0 mg/L↓。

【临床诊治】

内科护理常规，一级护理，低盐、低脂、糖尿病饮食，监测血压、血糖。患者本院胸部CT提示：肝内多发稍低密度影，性质待定，肝脓肿？肝癌？建议进一步增强。已预约超声检查及CT增强，追检查结果，检查结果示血常规白细胞高，感染较重，继续予亚胺培南"1.0 g q8h"抗感染，喜炎平清热解毒，补液，维持水电解质平衡等对症支持治疗，加"氯雷他定"预防过敏，继续观察病情。患者尿常规提示尿葡萄糖微量，予监测血糖；患者血红蛋白偏低，追问病史，患者诉入院前几天大便发黑，加"艾司奥美拉唑"抑酸护胃，肝功能稍受损，加"异甘草酸镁"护胃，余治疗不变，继续观察。检验科微生物室血培养报阳及鉴定为霍乱弧菌，非O1、非O139血清型（图12-14），药敏结果：头孢他啶 MIC ≤0.12（S），头孢吡肟 MIC≤0.12（S），亚胺培南 MIC＝2.0（I），美罗培南≤0.25（S），阿米卡星≤2.0（S），环丙沙星≤0.25（S），左氧氟沙星≤0.12（S），多西环素≤0.5（S），复方磺胺甲噁唑≤20.0（S），哌拉西林/他唑巴坦≤4.0（S），根据药敏结果停用亚胺培南，改用美罗培南，患者目前生命体征相对平稳，一般状况尚可，考虑感染控制可予以抗生素降阶，停用美罗培南，改为头孢他啶"1.0 g q8h"抗感染，予以复查血常规、CRP、PCT、肝肾功能、电解质等相关

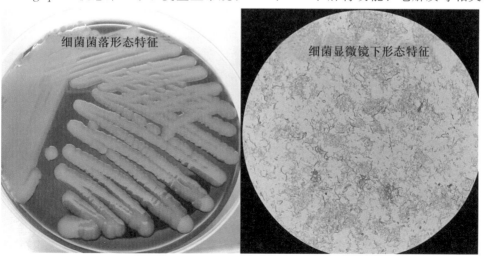

图12-14 细菌菌落形态及染色镜下观察形态特征

检查，继续观察。查房看过患者，患者无发热，无畏寒、寒战，精神、皮肤未见异常，无蜘蛛痣，全身浅表淋巴结未及肿大。双肺呼吸音清晰，未闻及干湿啰音。心前区无隆起，心率 79 次/min，律齐，心音未见异常，无杂音。腹平软，右上腹可见长约 10 cm 弧形陈旧性手术瘢痕，肝区压痛，无肌紧张及反跳痛，腹部无包块，肝脾肋下未触及，肾脏无叩击痛，移动性浊音阴性，肠鸣音未见异常，双下肢无水肿。主任医师查房后指示：患者复查炎性指标基本正常，无发热、畏寒、腹痛等不适，考虑感染控制可，现为求进一步治疗。予请肝胆科主任医师会诊后，同意转科治疗，根据患者外院手术记录，既往行胆总管囊状扩张切除并胆肠吻合术，考虑诊断为：①肝脓肿；②胆总管囊肿切除胆肠内引流术后。诊断较为明确，具备手术指征，术前检查已完善，未发现明显手术禁忌，拟于全身麻醉插管下行右半肝切除、胆肠内引流重建术。术前拟应用头孢他啶钠预防感染。患者术后恢复情况良好，伤口换药拔除腹腔引流管，嘱出院后低脂饮食，加强营养，术后 15～18 天视伤口愈合情况酌情拆线，定期复查，不适随诊。

【检验医学在临床诊治中发挥的作用】

1. 此患者血培养所培养分离出霍乱弧菌为本检验科微生物室首例检出的霍乱弧菌，及时与临床医生沟通，临床医生表示患者无腹泻症状并及时将患者隔离。因本实验室无霍乱弧菌血清诊断试剂，第一时间汇报院感科，与省疾控中心取得联系后，将标本送至省疾控中心，做血清型分型、细菌毒力检测以及 PCR，结果回报此细菌为霍乱弧菌非 O1 非 O139 血清型，ctxA 毒力基因阴性。临床解除隔离。

2. 临床根据微生物室提供的药敏结果，头孢他啶 MIC≤0.12（S），头孢吡肟 MIC≤0.12（S），亚胺培南 MIC = 2.0（I），美罗培南≤0.25（S），阿米卡星≤2.0（S），环丙沙星≤0.25（S），左氧氟沙星≤0.12（S），多西环素≤0.5（S），复方新诺明≤20.0（S），哌拉西林/他唑巴坦≤4.0（S），及时停用入院使用的药敏结果中介的亚胺培南，改用药敏结果敏感的美罗培南，后生命体征相对平稳，感染控制好，予以抗生素降阶，停用美罗培南，改为头孢他啶继续抗感染。微生物室提供药敏报告为临床抗生素的精准治疗提供了有力依据。

【思考/小结】

1. 霍乱弧菌是甲类传染病霍乱的病原体，主要以粪-口为传播途径，历史上发生的霍乱大流行均由 O1 群和 O139 群霍乱弧菌引起。非 O1、非 O139 群霍乱弧菌是一种广泛存在于自然环境中的水生性细菌，通常在河水、海产品、食品和土壤中容易检出。报道指出非 O1、非 O139 群霍乱弧菌不产生肠毒素，因此不引起霍乱，其感染人体主要临床症状为胃肠炎，还可以引起血流感染、伤口感染以及散发非流行性腹泻。虽然此细菌在本实验室为首次检出，经查文献，近年来从血流感染患者血液培养中检出非 O1、非 O139 群霍乱弧菌的报道逐渐增多。此血流感染病原菌的来源目前不明，被污染的食物或饮用水是最可能的感染源。此患者入院诊断：①肝脓肿；②胆囊切除术后。患者可能被污染的食物或饮用水感染，因患者免疫功能低下，此细菌经肝脓肿处病灶入血引起脓毒症。查阅文献发现国内外所报道案例患者基础疾病集中在肝脏疾病和血液系统疾病，这可能为细菌从肠道侵入血流提供了可乘之机。

2. 非 O1 非、O139 群霍乱弧菌对大多数的抗菌药物敏感。本次分离菌株对左氧氟沙星等 10 种抗菌药物均敏感，说明该菌株对抗菌药物的耐受性较差，与报道基本一致，但对亚胺培南表现为中介，提示该菌株有一定的耐药性。非 O1、非 O139 群霍乱弧菌血流感染好发于免疫功能低下的患者，所引发的血流感染病死率不容忽视，临床医生因高度重视非 O1、非 O139 群霍乱弧菌引起的血流感染。

〔曾　玲〕

第七节　布鲁氏菌感染

一、儿童布鲁氏菌感染

【病史摘要】

患者，男，2 岁。因发热、左膝关节肿痛 1 周入院。急性起病，患儿 1 周前无明显诱因出现发热，体温最高 38 ℃，无畏寒及寒战，无抽搐，无皮疹，伴左膝关节肿痛，触痛，活动受限，发热时加重，无晨僵，无游走性，无腰背痛。在当地诊所治疗，症状无明显好转，遂来本院就诊，门诊拟"感染性发热，幼年型关节炎"收入住院。既往史：同年 3 月份因"右髋关节疼痛"在当地医院就诊。入院后经验使用头孢他啶抗感染治疗，第 4 天微生物学报告血培养生长布鲁氏菌。

【辅助检查】

体温 36.5 ℃，脉搏 110 次/min，呼吸 29 次/min。营养不良，神志清楚，精神一般，双侧腹股沟触及数枚黄豆样大小肿大淋巴结，无压痛，活动度正常。咽部充血，扁桃体 Ⅰ 度肿大，无脓性分泌物。漏斗胸，两肺呼吸音清晰，未闻及干、湿啰音。心律齐，心音有力，各瓣膜听诊区未闻及病理性心脏杂音。腹平软，无包块，无压痛，无反跳痛，腹壁皮下脂肪 4 mm。肝无肿大，脾无肿大，胆无肿大，左膝关节肿胀，局部皮温增高，活动障碍，其余关节无肿胀。血常规：WBC 7.02×10^9/L，N 31.2%，L 54.80%，RBC 4.59×10^{12}/L。PCT 0.01 mg/L。IgE 173.3 IU/mL。谷丙转氨酶 138 U/L，谷草转氨酶 151 U/L。肾功能、心肌酶正常，类风湿因子阴性。

【临床诊治】

结合临床，考虑幼年型关节炎，予止痛、营养支持，头孢他啶抗感染，帕夫林辅助关节炎治疗。血培养报告有布鲁氏菌生长，提示患儿的关节肿痛是布鲁氏菌感染引起，修改诊断，参考相关文献，经复方磺胺甲噁唑＋利福平抗感染治疗，患儿体温恢复正常，膝关节不肿不痛。

【检验医学在临床诊治中发挥的作用】

1. 培养是布鲁氏菌病实验室诊断的金标准，培养的阳性结果可为疾病提供明确的诊断。骨髓培养比外周血培养阳性率高 15%～20%。

2. 基质辅助激光解吸电离飞行时间质谱（MALDI-TOFMS）数据库中的生物安全相关病原菌文库，不仅能将布鲁氏菌鉴定到属，还可以鉴定到种和亚种水平，是一种非常快速的鉴定技术，可以把培养阳性的培养液。

3. 血清学诊断布鲁氏菌病也是临床比较常用的方法，但任何血清学试验结果必须结合患者病史进行解释。

4. 布鲁氏菌病的症状没有特异性，容易漏诊。本案例中，临床根据患儿的症状体状初步诊断为"幼年型关节炎"，由于有很好的送检习惯，所以临床送检了血标本进行血培养，送检标本后第 4 天血培养报阳，经快速质谱鉴定为布鲁氏菌，为临床诊断布鲁氏菌病快速提供依据。

【思考/小结】

1. 布鲁氏菌病是一种全身性疾病，如果没有动物或食物接触史，在儿童中诊断很困难。症状可为急性或隐匿性，通常无特异性，在接触后 2～4 周起病。大部分的患者仍可表现为典型的三联征，发热、关节痛/关节炎和肝脾大。其他相关症状包括腹痛、头痛、腹泻、皮疹、夜汗、虚弱/疲乏、呕吐、咳嗽和咽炎。儿童中的常见症候群为拒食、疲乏、体重不增和生长迟滞。除了肝脾大和关节炎表现，其他阳性体检常很少。热型多变，任何器官和组织均可受累。若未进行微生物学检验，发生误诊可致病程延长或者复发，严重者可死亡。

2. 布鲁氏菌是兼性胞内寄生的革兰氏阴性球状、短杆状细菌，其菌体微小（0.5～1.5 mm）、无荚膜、无鞭毛、无芽孢、无天然质粒。该菌为需氧菌（有些菌的生长喜好 CO_2），不发酵糖类，但能以氧化代谢的方法分解一些糖类；自动连续监测血培养系统大多在 1 周内可监测到布鲁氏菌生长，接种到固体培养基上，多数情况可在 24 小时内进成肉眼可见的菌落（很少的情况需要将血培养瓶培养至 10 天，接种到固体培养基，最好培养到 48 小时，可见比较典型的菌落）。

〔周树平〕

二、马耳他布鲁氏菌血流感染

【病史摘要】

患者，女，43 岁。患者于 10 天前无明显诱因出现发热，体温波动在 37 ℃～ 38.6 ℃，最高体温 38.6 ℃，以下午及夜间为甚，伴头晕、头痛，咽部不适，稍感气短。体格检查：体温 38 ℃，脉搏 96 次/min，呼吸 21 次/min，血压 102/64 mmHg。拟诊：①发热查因，感染性发热？考虑感染性发热可能，予以完善肺部 CT、血尿培养等，同时需排除其他非感染性发热，如风湿系统疾病、肿瘤性发热等。②右肾结石（既往诊断明确）。③左乳纤维瘤切除术后（既往诊断明确）。

【辅助检查】

入院后积极完善相关检查：电解质、血糖、血脂、肾功能、降钙素原、大便常规、输血前检查、呼吸道感染抗体检测、凝血功能均大致正常。血常规：白细胞计数 5.78×10⁹/L，中性粒细胞 2.91×10⁹/L，红细胞计数 4.00×10¹²/L，血红蛋白 98 g/L，血小板计数 213×10⁹/L。尿常规：隐血（＋）。D-二聚体定量 0.77 μg/mL。风湿免疫全套：高敏 CRP 3.27 mg/L，LDH 291.27 U/L，CK 194 U/L。肝功能：间接胆红素 4.8 μmol/L，白/球比值 1.40。甲状腺功能：血清游离甲状腺激素 26.06 pmol/L，血清促甲状腺激素 5.96 μIU/mL。乙肝三对：HBsAb 阳性，HBcAb 阳性。

【临床诊治】

内科护理常规，二级护理，低盐、低脂、糖尿病饮食。近 10 天来反复出现发热不适，目前考虑感染性发热可能性大，但肺部 CT 未见明显异常，完善血培养、尿培养等明确有无病原菌感染。治疗上予以左氧氟沙星 0.6 g qd 抗感染。密切追踪相关结果。血培养结果回报：血培养需氧瓶发现马耳他布鲁氏菌。尿液 L 型细菌培养经鉴定无 L 型细菌生长（图 12‑15）。经会诊意见，虽患者经抗感染治疗后目前体温有所控制，但需警惕病情反复发作可能，即日开始停左氧氟沙

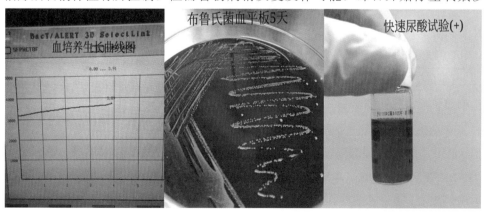

图 12‑15　血培养生长曲线、血平板上菌落形态、快速尿酶试验结果

星，改为多西环素胶囊 0.1 g q12h 口服。患者目前生命体征平稳，要求出院。予以办理出院。嘱其：①注意休息，避免受凉；②患者败血症，建议全休 1 个月；③出院带药：多西环素胶囊 0.1 g q12h（维持治疗 6 周）；④定期复查，不适随诊。

【检验医学在临床诊治中发挥的作用】

1. 在临床无法确诊患者是何种原因引起的发热时，检验科微生物室的血培养报阳，此细菌有只在需氧瓶里生长，无法在厌氧瓶生长的特性（专性需氧菌），并结合血培养仪器上的生长曲线（生长时间较长，幅度不是很大）和柯氏染色法染色镜检（镜下呈淡红色细沙状短小球杆菌），快速尿酶试验阳性，高度怀疑为布鲁氏菌，报院感科送疾控中心做进一步确证实验，鉴定结果为马耳他布鲁氏菌。（图 12-16）

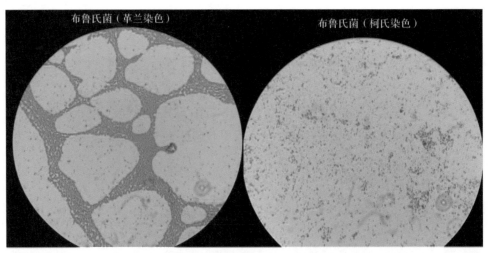

图 12-16　革兰染色及柯氏染色法染色镜检结果

2. 治疗布鲁氏菌的用药建议　①WHO 推荐：多西环素 + 利福平治疗 6 周（注：肝毒性较大，若肝功能异常，去掉利福平，待肝功能正常后才能加上利福平）。②多西环素 + 庆大霉素或链霉素联合治疗（注意链霉素的耳毒性和肾毒性）。首选方案为①。

【思考/小结】

1. 布鲁氏菌对人有极强致病力，常导致实验室获得性感染，被认为是潜在的生物恐怖病原菌，所有标本处理应在生物安全 2 级以上水平实验室中处理，并在生物安全柜内进行，一旦确诊，所有标本应马上高压灭菌处理，结果马上上报当地疾控中心相关管理部门。

2. 感染布鲁氏菌患者均有接触已感染布鲁氏菌的猪、羊、牛等家畜史，索源本病例患者，2 个月前曾在旅游地食用未加热消毒刚挤出的羊奶，这是造成本病例患者感染布鲁氏菌的直接原因，提示食用熟食的重要性。

〔曾　玲〕

第八节　啮蚀艾肯菌感染

【病史摘要】

患者，男，16 岁。因"右手无名指近指甲处肿胀疼痛 1 个月余"急诊科就诊。患者近几年来一直都有喜欢啃咬指甲的习惯，双手 10 个手指甲均被啃咬得不齐整，患者表示最近有给家猫剪指甲，但剪指甲时没有发现破损的伤口。右手环指近指甲处肿胀疼痛 1 个月余，期间未使用抗菌药物。

【辅助检查】

体温 36.5℃，脉搏 80 次/min，呼吸 18 次/min，血压 110/76 mmHg。其余生化检查、血常规、感染二项（超敏 CRP、SAA）等检查均未见异常。右手环指指甲旁皮肤肿胀透亮，疼痛明显，触之没有明显波动感，关节未见畸形。行切开清创术（图 12 - 17、图 12 - 18）。

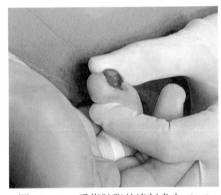

图 12 - 17　手指肿胀处清创术中（一）

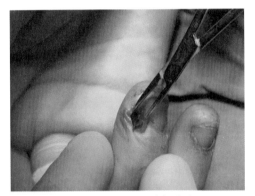

图 12 - 18　手指肿胀处清创术中（二）

【临床诊治】

本例病原菌为啮蚀艾肯菌，是少见菌，因条件不允许做微量肉汤稀释法的药敏，因此推荐临床首选用药是阿莫西林-克拉维酸。切开引流后予以阿莫西林-克拉维酸抗感染，手指外敷本院制剂伤科黄水，定期门诊换药加强护理后患者感染得到控制，手指未见肿胀，也无疼痛感。

【检验医学在临床诊治中发挥的作用】

术前医生打电话联系本科微生物室，咨询检查项目和如何标本取材。建议术中切开肿胀处后，取脓液或深部液体立即送检，开单医嘱细菌涂片、细菌需氧和厌氧培养。脓液标本接种哥伦比亚血平板、麦康凯平板、普通巧克力平板放于 35℃ 的 CO_2 温箱，接种厌氧血平板于厌氧袋中放 35℃ 普通温箱培养。标本涂片革兰染色后，油镜下可见白细胞多，白细胞有吞噬革兰氏阴性杆菌现象（图 12 -

19)，高度怀疑感染革兰氏阴性球杆菌并通知临床。培养 24 小时后需氧板生长单一菌落，直径为 1~2 mm，菌落中心清晰，周围呈扩散生长，形似草帽（图 12 - 20），培养物革兰染色镜检是革兰氏阴性杆菌，梅里埃 VITEK MS 质谱鉴定结果为啮蚀艾肯菌，β-内酰胺酶试验阴性（头孢硝噻吩检测）。

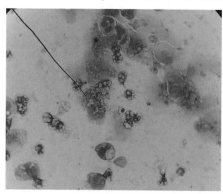 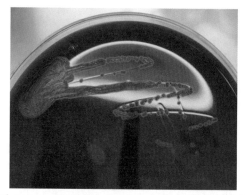

图 12 - 19　脓液革兰染色（100 倍油镜）　　图 12 - 20　血平板上生长 24 小时，菌落形似草帽

【思考/小结】

1. 紧密联系临床，告知临床医生及时送检标本进行培养和涂片，通过涂片快速染色镜检早期发现可疑病原菌，再结合培养物鉴定确定病原菌是啮蚀艾肯菌，为临床用药指明方向。

2. 啮蚀艾肯菌是人类牙周正常菌群的组成部分。常常因为用牙齿咬伤手指所致软组织感染。近年来由本菌引起的感染增加，且常有诱因，如免疫力低下、黏膜表面外伤破坏防御能力，使此菌进入周围组织而发生感染等。该菌还可引起脑膜炎、心内膜炎、中耳炎、肺炎手术后感染和关节炎等疾病。

〔吴　英〕

第九节　苍白密螺旋体感染

一、神经梅毒

【病史摘要】

患者因腰背部疼痛伴双下肢乏力麻木 1 个月入院。诊断为"神经梅毒"。予以激素、免疫球蛋白、营养神经及抗感染、康复及对症支持治疗后，病情好转出院。患者出院 5 个月后，因双下肢乏力、麻木 6 个月余，第二次入院治疗。第一次出院至第二次住院期间，患者双下肢乏力麻木症状较前进一步好转，偶有双下肢疼痛，不影响活动，无头痛、头晕、言语不清、反应迟钝等不适，现为求驱梅治疗来上级医院住院治疗。否认肝炎、结核、疟疾病史，否认高血压、心脏病病史，否认脑血管疾病、精神疾病史，否认手术、外伤、输血史，否认食物、药物过敏史，否认新型冠状病毒肺炎流行病学史。

【辅助检查】

腰椎穿刺脑脊液生化：脑脊液蛋白 827 mg/L↑。脑脊液常规：淡红色，云雾状，红细胞计数 $10000.00×10^6$/L，白细胞计数 $10.00×10^6$/L。肌电图示双下肢神经源性损害（轴索损害为主，不排除近端损害，左上肢感觉纤维神经源病变）。梅毒螺旋体非特异 IgG 抗体：TRUST 测定（滴度 1∶128）阳性↑；梅毒螺旋体特异 IgG 抗体测定免疫印迹法：TPPA 测定阳性↑。脑脊液梅毒快速血浆反应素试验 RPR、梅毒螺旋体特异抗体阳性。腰椎 CT：腰椎管内散在积气；腰椎退行性改变；L2/L3 椎间盘轻度膨出；L3/L4、L4/L5 椎间盘膨出并突出，相应水平椎管继发变窄；L5/S1 椎间盘轻度突出。腰椎磁共振：腰骶部皮下脂肪间隙可见水肿高信号。

【临床诊治】

神经内科护理常规，二级护理，低盐、低脂、糖尿病饮食，测血压 tid，监测空腹血糖＋三餐后 2 小时血糖；急查血常规、肾功能、凝血全套、电解质、完善肝功能、血脂、尿常规、大便常规、胸片、B 超、梅毒抗体，必要时完善头部 MRI＋MRA、腰椎穿刺检查；予以维生素 B_1、维生素 B_{12} 营养神经、加巴喷丁止痛及对症支持治疗；苄星青霉素分两侧臀部肌内注射，每周 1 次，连续 3 周，进行驱梅治疗。

【检验医学在临床诊治中发挥的作用】

1. 脑脊液检测　患者脑脊液蛋白升高，淡红色，呈云雾状，红细胞、白细胞计数升高。脑脊液是包绕脑和脊髓的无色透明液体，对脑和脊髓起保护作用，神经梅毒患者脑脊液检查多有压力升高、细胞数升高和蛋白阳性。脑脊液梅毒快速血浆反应素试验 RPR、梅毒螺旋体特异抗体阳性，可辅助诊断神经梅毒。

2. 血清学检测　患者梅毒螺旋体非特异 IgG 抗体：TRUST 测定阳性；梅毒螺旋体特异 IgG 抗体测定免疫印迹法：TPPA 测定阳性。TPPA 为最常用的特异性密螺旋体检测方法，灵敏度高，特异性强。特异性抗体一旦产生则终身阳性，但仅表示曾为梅毒螺旋体感染者，不能用于观察治疗效果及再次感染梅毒的检测。而 TRUST 为非密螺旋体的检测方法，可反映疾病的活动性，其滴度变化可作为观察疗效的指标。

【思考/小结】

神经梅毒是由梅毒螺旋体侵犯中枢神经系统引起的一种感染性疾病，可以发生在梅毒感染后的任何阶段，因侵犯部位不同，神经梅毒的临床表现多样。随着抗生素的应用，神经梅毒临床表现越发复杂。神经梅毒的诊断标准：①非密螺旋体抗体。性病实验室试验阳性，快速血浆反应素或甲苯胺红不加热血清试验（TRUST）阳性。②特异性密螺旋体抗体。梅毒螺旋体明胶凝集试验（TPPA）阳性。③无其他已知原因引起的脑脊液蛋白含量和细胞计数升高。近年来梅毒的发病率有上升趋势，一旦遇到病因不明的症状、体征，尤其是癫痫发作或认知能力下降的患者，尽早做梅毒血清学和脑脊液常规筛查，以免漏诊。提高临床医生对梅毒的认识，早期诊断对患者的治疗和预后有重要意义。

〔吴　玲　张　瑶〕

二、湿疹合并二期梅毒感染

【病史摘要】

患者，男，54岁。因"全身红斑、丘疹伴瘙痒30年，加重2个月入院"。30年前无明显诱因，阴囊及双小腿出现红斑、丘疹，随后渐发展至四肢、腹部、背部及全身，伴明显瘙痒，夜间明显。多次于当地医院诊断为"慢性湿疹"，予激素药膏外用后，红斑、丘疹较前无明显好转，瘙痒可缓解，但停药复发。2个月前无明显诱因，四肢红斑、丘疹较前增多，瘙痒较前加重，外院治疗无好转，曾口服中药治疗效果不佳。患者无发热、关节痛、腹痛等不适。

【辅助检查】

体温36.5℃，脉搏98次/min，呼吸18次/min，血压127/89 mmHg。发育正常，营养良好，查体合作，心肺无异常。专科情况：躯干、阴囊可见散在分布暗红色绿豆至扁豆大小红斑、丘疹，孤立不融合，四肢可见散在分布的鲜红色及暗红色红斑、丘疹，以下肢为甚，部分红斑、丘疹表面可见抓痕、血痂。无水疱、破溃、浸润感，无结节、风团、紫癜。

【临床诊治】

本例患者入院后诊断为皮疹查因：慢性湿疹？结节性痒疹？其他？入院后完善相关检查，治疗上予以复方甘草酸酐注射、富马酸卢帕他定和盐酸左西替利嗪口服，卤米松乳膏和曲安奈德益康唑乳膏外用等。入院第二天常规检查时发现梅毒螺旋体抗体阳性，后进一步测TRUST（1∶32）阳性，TPPA阳性，补充诊断为二期梅毒。予苄星青霉素240万U驱梅治疗，因患者TRUST滴度高，驱梅治疗前先予甲泼尼龙8 mg，po，tid预防吉-海反应。患者出院后继续苄星青霉素240万U，每周1次驱梅治疗，3次后已明显好转（图12-21、图12-22）。

【检验医学在临床诊治中发挥的作用】

1. 梅毒的实验室检查对梅毒的诊断意义重大。可用暗视野显微镜检查皮损内的梅毒螺旋体，临床常通过血清学检查明确诊断，本例患者血清学检测TRUST、TPPA，明确了梅毒的诊断，根据病史确定为二期隐性梅毒，为临床诊断提供了支持依据，并指导临床用药，为临床迅速控制病情提供了保障。

2. 梅毒血清学试验分为非梅毒螺旋体抗原试验（初筛试验）和梅毒螺旋体抗

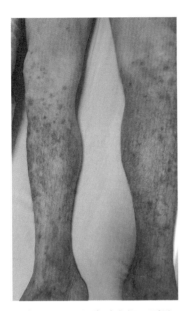 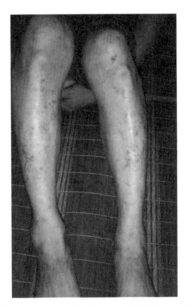

图 12-21　入院时皮损，可见　　　　图 12-22　治疗 3 次（2 周）后，皮损
　　　　　多量红斑、丘疹　　　　　　　　　　　明显好转，消退

原血清试验（确诊试验），临床上输血前四项中检测为梅毒螺旋体抗原，感染梅毒后常终身阳性；一旦发现梅毒螺旋体抗原试验阳性，需完善非梅毒螺旋体抗原试验，此类检测可以检测抗体滴度，用于观察疗效，是否复发或再感染。

【思考/小结】

1. 梅毒是苍白螺旋体导致的慢性经典性传播疾病，临床表现复杂，分为先天梅毒和后天梅毒，后天梅毒分为早期（一期，二期，早期潜伏梅毒）和晚期梅毒。梅毒螺旋体侵犯人体后，在皮肤黏膜下繁殖，经过 2～4 周潜伏期，在侵入部位发生硬下疳，为一期梅毒。由附近淋巴结进入血液扩散到全身，经过 6～8 周的潜伏期，可出现低热、浅表淋巴结肿大、皮肤黏膜损害等，此时为二期梅毒。二期梅毒可不经治疗在数周后自然消失，进入潜伏状态，为潜伏梅毒（或隐性梅毒），当机体抵抗力下降时，又出现症状，可多次复发。临床不典型表现的患者，常常忽略此病的表现，而为隐匿状态。

2. 本例患者有湿疹病史 30 年，并伴有明显瘙痒，近 2 个月加重。入院常规检查时发现梅毒螺旋体抗体阳性，后进一步测 TRUST（1∶32）阳性，TPPA 阳性，确诊为梅毒。经苄星青霉素治疗后病情明显好转。梅毒被称为"模仿大师"，擅长模仿和隐匿，在临床中跟许多皮肤病相似，如手癣、玫瑰糠疹、脂溢性皮炎、皮炎湿疹等。因此在临床上，需要开阔的思维，对于迁移不愈、反复发作的患者，需要考虑到这些善于"模仿"的疾病，如梅毒、麻风等。

3. 梅毒的病程长，症状复杂，可累及多个脏器，因此梅毒的诊断必须明确，治疗遵循"及时治疗，及早治疗，规则而足量"的原则，早期梅毒治疗达到"症状消失，血清转阴，预防复发和发生晚期梅毒"，晚期梅毒达到"症状消失，功能障碍得到恢复，防止发生心血管及神经系统梅毒"的目的。做好宣传教育，对性伴侣进行相应处理，定期随访，严密观测。

〔冯　浩〕

第十节　人型支原体血流感染

【病史摘要】

患者，男，23 岁。因"车祸外伤致全身多处肿痛，右大腿畸形、反常活动，伴昏迷"入院。入院已是伤后 7 小时，入院时未出现发热。急诊予以右胫骨结节骨牵引术及显微镜下右眼眼睑裂伤清创缝合术＋带蒂复合组织瓣术。术后 4 小时出现不明原因发热，经验性使用广谱抗菌药物如哌拉西林/舒巴坦、头孢呋辛等无效，炎性指标居高不下。患者送检的血培养瓶于两天后报阳。随后将报阳血液样本转种到哥伦比亚血琼脂平板，48 小时后培养出细小菌落，涂片镜检呈不定形团块，未见细胞形态细菌。与临床沟通及结合检验工作经验后，微生物实验室高度怀疑人型支原体血流感染，立即采用支原体生殖道试剂盒鉴定患者阳性瓶血液样本。2 天后人型支原体检测孔呈阳性，药敏结果如表 12－5。临床随即改用药敏结果敏感的克林霉素治疗，体温及炎性指标稍下降，显示治疗有效。视患者体温及炎性指标较前控制，行右股骨骨折切开复位内固定术。术后体温回升，考虑感染加重，送患者血液标本行二代测序鉴定。2 天后二代测序确认血液中病原菌为人型支原体。因考虑之前用克林霉素控制效果虽有但不明显，改用另外两种药敏试验敏感药物——左氧氟沙星和多西环素继续治疗。改药后患者状态得到改善，病情得以缓解，体温及炎性指标下降明显，随后患者体温恢复正常，进入恢复期随后出院。

表 12－5		治疗过程中体温、炎性指标值及用药情况				
日期	当日最高体温/℃	NEUT/$(\times 10^8 \cdot L^{-1})$	CRP/$(mg \cdot L^{-1})$	PCT/$(ng \cdot mL^{-1})$	用药	备注
2 月 1 日	38.2	99.0	108.0	7.19	头孢呋辛	无
2 月 3 日	28.7	63.5	224.0	2.15	头孢呋辛	无
2 月 5 日	38.8	61.1	296.0	2.33	哌拉西林/他唑巴坦	无
2 月 7 日	39.0	90.5	297.0	1.92	哌拉西林/舒巴坦	无
2 月 10 日	39.9	151.5	254.0	1.21	哌拉西林/舒巴坦	无
2 月 12 日	38.3	121.8	235.0	1.01	阿米卡星	无
2 月 13 日	38.9	102.5	168.0	无	克林霉素	培养检出人型支原体

续表

日期	当日最高 体温/℃	NEUT /(×10⁸·L⁻¹)	CRP /(mg·L⁻¹)	PCT /(ng·mL⁻¹)	用药	备注
2月16日	37.9	51.8	101.0	0.34	克林霉素＋哌拉西林/舒巴坦	无
2月18日	39.0	87.8	75.6	0.27	克林霉素＋哌拉西林/舒巴坦	无
2月21日	38.7	74.2	115.0	0.63	左氧氟沙星＋哌拉西林/舒巴坦	二代测序检出人型支原体
2月25日	39.0	56.2	23.9	无	左氧氟沙星＋多西环素	无
3月5日	37.5	60.1	17.2	无	左氧氟沙星＋多西环素	无
3月24日	36.8	55.7	6.1	无	多西环素	无

【辅助检查】

体温 39.7 ℃（最高温），38 ℃以上高温持续近 1 个月，脉搏 140 次/min，呼吸 28 次/min，入院时血压 53/47 mmHg，CRP 304 mg/L（最高值），NEUT 168.7×10⁸/L（最高值），PCT 7.19 ng/mL。入院时昏迷，右肩部肿胀，右上肢末梢血运可，右大腿明显肿胀、畸形，大腿中段前方可见皮肤搓擦伤，右大腿肿胀，可扪及骨擦感及骨折断端，右侧足背动脉搏动扪及欠清，右足末梢血运可，其他物理检查无法配合。CT 示：①枕骨双侧枕髁部骨折同前，双顶叶脑挫裂伤、蛛网膜下腔出血及右颞顶枕部少量硬膜下血肿较前稍增多，左顶骨骨折待排，头皮血肿较前增大，左侧额颞部少许硬膜下积液。②胸部骨折同前，双肺挫伤较前进展，双侧胸腔新发少量积液。③腰 2、腰 3、腰 4 右侧横突及骶骨多发骨折同前，双肾上腺挫裂伤较前稍进展、骶前区软组织损伤出血较前稍增多；右耻骨联合部、右耻骨上下支及右髋臼骨折同前，盆腔少量积血较前稍增多。④右肺中上叶多发结节，拟 LU-RADS 2-3S 类，建议年度复查。⑤双侧上颌窦及左侧筛窦、额窦炎症，鼻中隔偏曲。

【临床诊治】

本例患者持续性高热的原因为血液人型支原体感染，病原学诊断明确。但在前期治疗时未考虑到人型支原体感染，造成病情延误。由于这种病原菌无细胞壁的特殊性，临床经验性使用的广谱抗生素大多无效，以致患者不明原因高温持续将近 1 个月。查得病原体后，改用多西环素和左氧氟沙星，病情迅速得到控制，直至体温恢复。

【检验医学在临床诊治中发挥的作用】

1. 通过对患者血液培养明确了人型支原体的感染，为临床控制感染提供了依据及用药指导。

人型支原体较难通过普通培养明确，或因其生长缓慢，在血琼脂平板上形成的较小菌落极易被忽略（图 12-23）。再加上其无细胞壁的特殊性，临床经验性用药难以覆盖到此病原体。

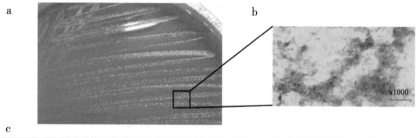

Antimicrobial agents	MIN	DOX	ERY	AZI	JOS	THI	CLI	CLA	ROX	SPA	LEV	GAT
Mycoplasma hominis	S	S	R	R	S	I	S	R	R	R	S	S

a 图为人型支原体菌落，b 图为镜下形态，c 图为药敏结果

图 12-23　人型支原体的培养与药敏

2. 积极与临床医生沟通交流，将培养情况及时反馈给医生，直至最终确定为人型支原体。

【思考/小结】

1. 人型支原体入血并不多见，原因也尚未明确。由于泌尿生殖道是它的常见定植部位，此患者在骨盆骨折或泌尿生殖道侵入性操作后出现不明原因高热，并且使用大多抗生素无效时应该考虑到人型支原体血流感染。现已有报道，头颅外伤或进行过神经外科手术后出现上述情况时也应警惕人型支原体感染。

2. 人型支原体生长条件苛刻并且生长缓慢，在血平板上培养出的针尖状培养物很容易被忽视。因此检验人员在平时工作时应结合病例，多与临床医生交流。当出现使用常规广谱抗生素难以控制的持续高热时，需要提高警惕此类特殊病原体的感染。必要时行一代或二代测序明确诊断。

3. 人型支原体缺乏细胞壁，临床经验性用药难以控制此类病原菌，可考虑使用多西环素及左氧氟沙星等药物。

4. 早期诊断很重要。

〔张小团〕

第十一节　金黄色葡萄球菌感染

一、声门下金黄色葡萄球菌感染

【病史摘要】

患儿，女，4 岁。因"活动后气促、喉鸣 4 个月余，加重 1 周"入院。患儿约 4 个月前呼吸道感染后出现活动性气促，伴喉鸣，夜间明显，偶有咳嗽，无声嘶，无发热，未予特殊诊疗，1 周前喉鸣加重，于当地医院诊断为支原体感染，行超声检查发现声门下肿物，予以抗感染治疗 3 天后症状稍有缓解，为进一步明确赘生物性质转本院继续治疗。自起病以来，患儿有盗汗，精神、食纳可，大小便正常，体重无减轻。既往有湿疹病史。

【辅助检查】

入院时体格检查：体温 36.1 ℃，脉搏 115 次/min，呼吸 23 次/min，血压 95/50 mmHg，SpO_2 95%。急性面容，神志清楚，体格检查合作。呼吸运动正常，轻度三凹征。双肺叩诊清音，双肺呼吸音稍低，可闻及哮鸣音。心率 115 次/min，律齐，各瓣膜听诊区未闻及杂音。双下肢无水肿。血常规：WBC $12.48 \times 10^9/L$，中性粒细胞 89.2%，HGB 137 g/L，PLT $265 \times 10^9/L$。血气分析：pH 7.380，PCO_2 28.7 mmHg，PO_2 87.2 mmHg，实际碳酸氢盐浓度 16.6 mmol/L，剩余碱 -7.2 mmol/L，乳酸 2.69 mmol/L。血钾：3.48 mmol/L。肝功能、肾功能、凝血功能、输血前均正常。血糖 13.63 mmol/L。肺炎支原体抗体：1:160，肺炎支原体 DNA $< 4.00 \times 10^2$（Copies/mL）。PPD 试验（-），结核感染 T 细胞检查：阴性。红细胞沉降率、C 反应蛋白、降钙素原均正常范围。心电图结果示窦性心律不齐，左心室面高电压。甲状腺超声检查未见异常。痰培养检出金黄色葡萄球菌。

【临床诊治】

患儿因上呼吸道感染后气促、喉鸣入院，并且呼吸困难症状逐渐加重。患儿存在窦性心律不齐和低钾，予以普萘洛尔和补钾纠正，并予以抗感染治疗。为明确喉部肿物性质进一步完善喉部增强 CT，提示"声门区稍狭窄，双侧声带增厚，均匀强化"（图 12-24）。喉部 MRI 提示：左侧声带增厚并声门声带下缘小结节；考虑声门区炎症并炎性息肉形成（图 12-25）。患儿目前存在声门下肿物导致管腔狭窄，并喉鸣及声嘶症状，性质不明，有纤支镜检查指征，行纤维支气管镜探查所见：肿物表面黄白色刺突状突起，右侧黄白色坏死物附着。支气管刮取物涂片检查可见革兰氏阳性球菌，病理检查示黏膜慢性炎症（以淋巴、浆细胞浸润为主），伴少量中性粒细胞浸润，表面鳞状上皮增生伴乳头状增生，见革兰氏阳性球菌（图 12-26）。

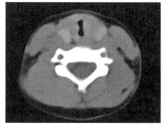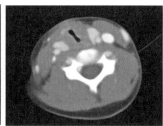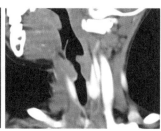

图 12-24 患儿喉部增强 CT 检查结果：声门区狭窄，双侧声带增厚，均匀强化

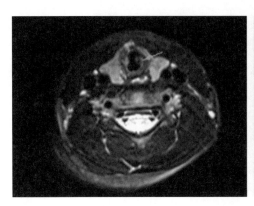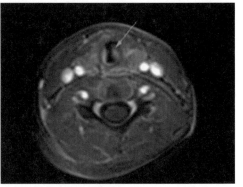

图 12‑25　喉部 MRI 检查图像：左侧声带下方可见一结节样软组织密度灶，均匀强化

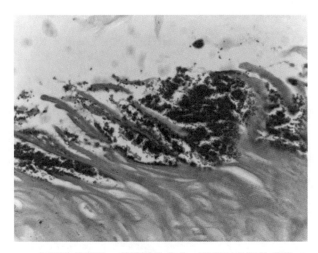

图 12‑26　组织病理活检：黏膜慢性炎症，见革兰氏阳性球菌（×1000）

结合痰培养检查结果，考虑声门下腔可能存在金黄色葡萄球菌感染可能，予以万古霉素抗感染治疗，患儿症状稍有好转，但仍反复。为明确诊断于入院第 22 天再次行纤维支气管镜检，钳夹坏死物及球囊扩张后，患儿出现负压性肺水肿，并有休克、呼吸窘迫，予止血、扩容、血管活性药物维持血压、地塞米松抗休克及气管内插管机械辅助通气，同时予去白悬浮红细胞输注补充血容量，患儿仍有血氧及血压不稳定情况。患儿病情急剧恶化，立即转往 PICU 行进一步治疗。血气分析示代谢性酸中毒、低钙血症、高血糖症，予碳酸氢钠纠酸、补钙、胰岛素降血糖，呋塞米利尿、甘露醇脱水降颅内压、亚低温等对症支持治疗。患儿多次出现心率、血压下降的现象，立即胸外心脏按压、静脉注射肾上腺素。并出现室性心动过速，予利多卡因复律。但患儿再次出现心率、血压下降，在持续胸外心脏按压及呼吸机辅助呼吸下血压、心率、经皮血氧饱和度无法恢复，随后宣告临床死亡。

【检验医学在临床诊治中发挥的作用】

感染性病原菌在疾病的发生发展过程中存在着重要的意义，及时发现了病原菌并为临床医生提供准确的检验结果，同时还担负着为临床释疑，并参与病例讨论和会诊，协助临床医生正确选择检验项目。

【思考/小结】

1. 患儿声门下发现肿物，为明确诊断行纤维支气管镜球囊扩张，随后患者出现了负压性肺水肿，在早期发现肺水肿过程尽早正压加压给氧，机械通气。但积极治疗病情无缓解，与常规的负压性肺水肿经加压给氧后迅速改善的病情进展和疾病转归不相符。综合分析患儿病情变化可能与以下因素有关：①鼻、咽、喉和气管壁均存在压力感受器，当进行声门下介入治疗时，可出现神经体液反射，对心血管系统造成严重影响；②血管畸形，如遗传性毛细血管扩张症，可导致严重肺出血；③对怀疑基础疾病的患儿，应尽早完善基因检测等。

2. 该患儿声门下肿块，存在金黄色葡萄糖菌感染。金黄色葡萄球菌感染后可产生大量毒素因子，引起原发性和继发性急性肺损伤，并且可存在免疫逃逸。该患儿临床过程不典型，免疫缺陷可能为疾病迅速进展的原因，在抗感染的同时应注意基础疾病并予以免疫支持治疗。

〔谢良伊　欧阳鹏文　谢　安〕

二、多重耐药金黄色葡萄球菌引起的慢性化脓性中耳炎

【病史摘要】

患儿，男，10 岁。右耳流脓、听力下降 1 个月余。耳郭无畸形，左外耳道可见耵聍，鼓膜窥不清，右侧外耳道内可见脓性分泌物，乳突无压痛，耳郭无压痛，牵拉痛。C512 音叉示：RT 双侧（＋）WT（偏左）。提示慢性化脓性中耳炎，对耳道内脓性分泌物进行细菌、真菌培养及鉴定等相关检查，鉴定结果为金黄色葡萄球菌，耐药表型：多重耐药。

【辅助检查】

体格检查：体温 36.6 ℃，脉搏 104 次/min，呼吸 20 次/min，血压 95/68 mmHg，发育正常，营养良好，正常面容，神志清楚，精神尚可，自动体位，体格检查合作，问答切题，全身皮肤黏膜未见黄染。头颅无畸形、双眼睑无水肿，眼球活动自如，无外突，结膜无充血及水肿，巩膜无黄染，角膜透明，双侧瞳孔等大等圆，对光反应灵敏。耳郭无畸形，左外耳道可见耵聍，鼓膜窥不清，右侧外耳道内可见脓性分泌物，乳突无压痛，耳郭无压痛，牵拉痛。C512 音叉示：RT 双侧（＋），WT（偏左）。胸廓无畸形，双侧呼吸活动对称，语颤无增强，双肺叩诊清音，双肺呼吸音清晰，未闻及干湿啰音和胸膜摩擦音。心前区无隆起，心尖搏动位于第 5 肋间左锁骨中线内 0.5 cm，未触及细震颤，心界无扩大，心率 104 次/min，律齐，心音正常，各瓣膜听诊区未闻及病理性杂音。腹部平软，未见腹壁静脉曲张，无胃肠型及蠕动波，全腹无压痛及腹肌紧张，未触及

腹部包块，肝、脾肋缘下未触及，墨菲征阴性，肝及肾区无叩击痛，腹部移动性浊音阴性，双肾区无叩击痛。肠鸣音正常。肛门、外生殖器未查。脊柱无畸形，活动自如，关节无红肿，无杵状指（趾），双下肢无水肿，双下肢皮肤无色素沉着。四肢肌力、肌张力正常。膝反射灵敏，巴氏征阴性，克氏征阴性，布氏征阴性。血常规、电解质、肝肾功能、凝血功能、心电图、胸片未见异常。血型+抗筛：ABO反定型O型，Rh（D）阳性；心电图示短PR间期。耳道内脓性分泌物进行细菌、真菌培养及鉴定，鉴定结果为金黄色葡萄球菌，耐药表型：多重耐药，苯唑西林、克林霉素、红霉素、青霉素耐药。

【临床诊治】

患儿，男，10岁。右耳流脓、听力下降1个月余。入院后完善相关检查，患者无明显手术禁忌证，有手术指征，在全身麻醉下行右耳乳突改良根治术，术前完善更衣、备皮、禁食。术后全身麻醉术后护理常规，予一级护理，心电监测，血氧饱和度检测，吸氧，抗感染、雾化、消肿及补液治疗。患儿入院后常规使用苯唑西林抗感染治疗，后根据药敏结果改用左氧氟沙星抗感染治疗。

【检验医学在临床诊治中发挥的作用】

1. 对慢性化脓性中耳炎患者的术前耳道内脓性分泌物进行细菌、真菌培养及鉴定，鉴定结果为多重耐药金黄色葡萄球菌。一般术后常规使用苯唑西林抗感染治疗，但是细菌培养鉴定及药敏试验结果显示该患者苯唑西林耐药，因此可以针对性地选取其他敏感的抗生素进行治疗。对苯唑西林耐药的金黄色葡萄球菌可以定义为抗甲氧西林金黄色葡萄球菌（methicillin resistant staphylococcus aureus，MRSA），在临床用药中除对甲氧西林耐药外，对β-内酰胺类抗生素均耐药。

2. β-内酰胺酶的产生是葡萄球菌对青霉素类抗菌药物耐药的主要机制之一，检测葡萄球菌是否产生β-内酰胺酶对临床抗菌药物的选择有重要意义。目前检测方法主要有青霉素抑菌圈边缘试验、头孢硝噻吩显色试验、"四叶草"试验等。有研究显示自动微生物鉴定及药敏系统检出MRSA具有较好的预示价值；头孢硝噻吩显色试验耗时少，假阴性高；青霉素抑菌圈边缘试验敏感性高，但重复性低；"四叶草"试验是较为准确的表型检测方法，但耗时较长。

3. MRSA基因分型对追踪传染源、研究感染种类和耐药性的关系有重要意义。MRSA分型最早有经典的噬菌体分型：根据不同细菌感染不同噬菌体的能力不同，确定细菌的噬菌体类型。而新兴的分型方法大多基于基因的多态性，运用分子生物学的方法。此外，基因检测虽然可作为耐药基因检测的金标准，但随着耐药机制的改变、耐药基因可能产生突变，因此临床实验室应根据实际情况进行选择。

【思考/小结】

慢性化脓性中耳炎是中耳黏膜的化脓性炎症，患者临床常表现为鼓膜穿孔、耳内脓性分泌物流出、耳瘙痒或疼痛及听力障碍等，治疗不及时者还可能引起颅内并发症，造成严重后果。传统观点认为，慢性化脓性中耳炎的病原体以革兰氏阳性细菌为主，许多患者首诊的基层医院常以抗生素滴耳液行经验性治疗，导致多重耐药菌及真菌感染发生。多重耐药菌是指对三类或三类以上抗菌药物同时耐药的病原菌。此类病原菌因广泛耐药的特点，用常用药物治疗往往无效，给抗感染治疗带来挑战。有研究显示慢性化脓性中耳炎患者术前且内有无分泌物及微生物类型是术后干耳时间和干耳率的一个重要影响因素。有手术指征的慢性化脓性中耳炎患者，术前行耳分泌物涂片、细菌培养及药敏试验既可以指导术前用药，防止耐药菌产生及避免诱发真菌感染，同时也可以指导术后用药，获得较高的干耳率和缩短术后干耳时间，并能尽可能减轻患者的经济负担，值得临床普及推广。

〔向哲邑〕

三、小儿踝关节金黄色葡萄球菌感染

【病史摘要】

患者，女，7岁。以右踝关节疼痛5天伴发热为主诉入院。患者于5天前出现右踝关节疼痛，有活动障碍，跛行，伴有发热，最高体温39℃，否认外伤病史，门诊拟"右踝关节感染"收入本科住院治疗。血培养和关节液均培养出甲氧西林敏感的金黄色葡萄球菌，经全身麻醉下行切开引流VSD术及敏感抗菌药物治疗，患者热退、血常规和体温好转并患肢疼痛感消失并血培养阴性后出院。

【辅助检查】

患者体温36.8℃，神志清楚，口唇红润，两肺呼吸音清，未闻及病理性呼吸音及干、湿啰音；无胸膜摩擦音，心律齐，心音有力，各瓣膜区未闻及心脏杂音，未闻及心包摩擦音。右侧踝关节部位肿胀，皮温高，有明显触痛，未及明显波动感，活动时疼痛加重，伴有主动、被动活动障碍，患肢末梢皮温血运正常，各趾活动正常，皮肤感觉正常。患儿肝功能、肾功能、心肌酶结果正常，入院时白细胞：$19.21 \times 10^9/L$，N 80.6%，L 10.10%；C反应蛋白193 mg/L。

【临床诊治】

右侧踝关节部位肿胀，皮温高，有明显触痛，未及明显波动感，活动时疼痛加重，伴有主动、被动活动障碍，患肢末梢皮温血运正常，各趾活动正常，皮肤感觉正常。血培养和关节液均培养出甲氧西林敏感的金黄色葡萄球菌，经苯唑西林抗感染治疗及切开引流术治疗后，患者血常规和体温逐步恢复正常，患肢疼痛感消失。

【检验医学在临床诊治中发挥的作用】

1. 临床医生对于病情的评估，当考虑到有感染的可能，立即送检微生物培养的标本包括局部感染的组织脓液和血培养。

2. 对于感染部位的软组织标本送到细菌室立即进行涂片接种平板，很多情况下可以发现大量白细胞和细菌，提前给临床提供用药参考，同时可以为临床考虑该患者为感染性疾病提供证据。

3. 自动培养仪中血培养瓶报阳后立即进行快速质谱鉴定，很快把金黄色葡萄球菌的鉴定结果报告给临床，便于更准确及时的考虑是否调整抗菌药物。

4. 最终培养、细菌鉴定及药敏试验给临床合理使用抗菌药物提供参考。

【思考/小结】

1. 金黄色葡萄球菌是皮肤和软组织化脓性感染的最常见病原菌，可引起脓疱疮、疖病（疖）、蜂窝织炎、脓肿、淋巴结炎、甲沟炎、脐炎和伤口感染。金黄色葡萄球菌脓毒症可以是原发的，可与任何局部感染有关，可伴随或引起骨髓炎、化脓性关节炎、深部脓肿、肺炎、脓胸、心内膜炎、化脓性肌炎和心包炎，偶尔引起脑膜炎。

2. 感染性关节炎在年幼儿童中较多见，大多数感染性关节炎的患儿是血源性感染，感染性关节炎最常见原因是金黄色葡萄球菌、淋病奈瑟菌和其他细菌，但各种分枝杆菌、螺旋体、真菌和病毒也会感染关节。

3. 金黄色葡萄球菌脓毒菌死亡风险较高，快速诊断、培养出病原菌并提供药敏报告，对患者的转归有着非常重大的意义，血培养报阳后的快速质谱鉴定可以明显提高鉴定的速度。

〔周树平〕

四、金黄色葡萄球菌引起幼儿坏死性筋膜炎

【病史摘要】

患儿，女，1岁。因"发热7天，神志模糊4天"入院。患儿7天前无明显诱因出现发热，最初为低热，但次日体温反复升高，最高达40℃，自服退热药后体温可暂时下降，无寒战、抽搐。颜面部曾出现一过性丘疹，可自行消退。第3天患儿发热加重，并且精神反应差，时有尖叫，体格检查发现髋部青紫瘀斑、肿胀，伴有休克。于当地医院诊断为"①严重脓毒症；②多器官功能障碍综合征；③肺部感染；④免疫缺陷?"，予以"美罗培南＋万古霉素"抗感染，地塞米松抗炎等治疗，并因呼吸困难予以气管内插管机械通气。治疗3天后患儿感染仍控制不佳，下腹部及右大腿瘀斑进行性加重，右下肢肿胀明显，遂转运至本院进一步治疗。既往1个月前曾有皮疹并化脓，蚊虫叮咬后易长水疱，约半个月后恢复。已行流脑疫苗、乙脑疫苗接种。个人史、家族史无特殊。

【辅助检查】

体格检查：体温38.2℃，脉搏128次/min，呼吸（插管下复苏囊）25次/min，

血压 82/40 mmHg，体重 10 kg。急性危重面容，面色极差，药眠状。双侧瞳孔等大等圆，对光反应灵敏。唇有轻度发绀。双肺呼吸音粗，可闻及湿啰音。心率 128 次/min，律齐，心音低钝。全腹无压痛及腹肌紧张，肝、脾触及不满意，肠鸣音正常。下腹部及右侧大腿及左侧腹股沟、腰背部皮肤软组织组肿胀，右侧明显。右侧大腿、腹股沟及臀部可见一面积约 20 cm×14 cm 不规则瘀斑，局部颜色不均匀，部分呈紫红色或紫黑色，部分中心有发白状，部分皮肤见水疱及渗液（图 12 - 27）。右侧外阴部可见 3 cm×4 cm 皮肤组织肿胀，呈暗红色，无水疱及渗液。双足可扪及足背动脉搏动。病理征未引出。

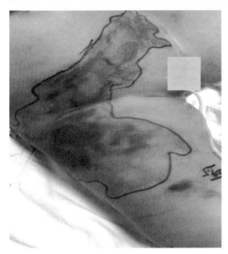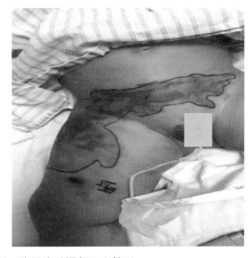

图 12 - 27　患儿右侧大腿、腹股沟及臀部瘀斑情况

血常规：WBC 18.81×10⁹/L，HGB 79 g/L，PLT 108×10⁹/L，2 次 PCT> 100 ng/L。CRP 145.35 mg/L。凝血功能：APTT 66.7 秒，活化部分凝血酶原比值 2.75，纤维蛋白（原）降解产物 8.8 μg/mL，D-二聚体定量 3.86 mg/L。血生化：尿素氮 9.42 mmol/L，尿酸 413.0 μmol/L，总蛋白 46.9 g/L，白蛋白 20.8 g/L ↓，ALT 159.4 U/L，AST 132.4 U/L，LDH 989.5 U/L，CK 3109.3 U/L，CK-MB 143.5 U/L，肌红蛋白 959.2 ng/mL。皮肤穿刺液常规：红色、清晰透明，无凝块，WBC 150.0 × 10⁶/L，RBC 16000.0 × 10⁶/L。免疫全套：IgA 1.02 g/L，IgG 12.5 g/L，IgM 0.91 g/L。中性粒细胞爆发实验（-）。淋巴细胞免疫：CD3⁺ 63.33%，CD3⁺/CD4⁺ 45.73%，CD3⁺/CD8⁺ 15.55%，CD4⁺/CD8⁺ Ratio 2.94，NK 细胞 1.77%，CD3⁻/CD19⁺ 31.42%；真菌（1-3）-β-D 葡聚糖检测 96.23 × 10⁶ mg/L，曲霉半乳甘露聚糖检测 0.3423 μg/L；16:00 皮质醇 9.3244 μg/dL，00:00 皮质醇 12.9309 μg/dL，08:00 皮质醇 11.3957 μg/dL；内毒素鲎定量测定光度测定法 0.3604 EU/mL。Mp-Ab、Cp-Ab、EBV-Ab、腺病毒DNA、呼吸道病毒 7 项、TORCH、PPD、流感病毒筛查、手足口病核酸检测、肠道病毒 EV71、支原体 DNA、输血前常规无异常。血培养：金黄色葡萄球菌，

药敏结果见表 12‐6；尿培养、穿刺液培养（－）。右髋部皮下感染组织病理检查：脂肪组织中少量炎症细胞浸润，PAS（－）。

表 12‐6　　　　患儿血液分离金黄色葡萄球菌药物敏感性试验结果

抗菌药物	MIC/$(\mu g \cdot mL^{-1})$	耐药性
头孢西丁筛选	\	+
青霉素	≥0.5	R
苯唑西林	≥4	R
庆大霉素	≤0.5	S
环丙沙星	≤0.5	S
左氧氟沙星	≤0.12	S
莫西沙星	≤0.25	S
诱导克林霉素耐药	\	－
红霉素	≥8	R
克林霉素（氯林霉素）	≥8	R
喹奴普丁-达福普丁	≤0.25	S
利奈唑胺	1	S
万古霉素	≤0.5	S
四环素	≥16	R
替加环素	≤0.12	S
呋喃妥因	≤16	S
利福平	≤0.5	S
复方磺胺甲噁唑	≤10	S

注：S 示敏感，R 示耐药，－示阴性，＋示阳性，\ 示不适用。

【临床诊治】

患儿为 1 岁女童，起病较急，病情危重，进展快，有发热、意识障碍、气促、皮肤软组织感染的表现。病程中反复休克，既往易长皮疹、蚊咬后有水疱。体格检查皮肤软组织肿胀，局部呈发白、青紫及瘀斑，早期肿胀疼痛拒活动。细菌学检测为金黄色葡萄球菌，结合相关检查结果，考虑严重的坏死性筋膜炎和脓毒症，并且合并中毒性脑病和呼吸衰竭。治疗上予以美罗培南＋利奈唑胺＋甲硝唑强力抗感染和连续肾脏替代治疗（CRRT），并予以手术清除坏死组织和置管引流。术后予以植皮和营养支持等对症支持治疗。手术过程中坏死组织无出血，术后换药无疼痛感，坏死组织为皮肤及筋膜。约 1 周后患儿体温逐渐下降，软组织肿胀较前好转，直至好转出院。

【检验医学在临床诊治中发挥的作用】

1. 指导临床规范采样并进行初步的染色镜检和进一步的培养、鉴定和药敏检测，及时、准确的出具了检测报告，为临床医生治疗提供了方向。

2. 积极关注患者病情进展并与临床沟通，参与患者诊治。

【思考/小结】

1. 在本例中引起感染的金黄色葡萄球菌不但致病力强，还具有较高的耐药性，及时手术清除坏死组织和抗感染挽救了患者生命，但患儿躯干留有较为严重瘢痕。

2. 小儿急性坏死性筋膜炎是一种严重的小儿外科感染性疾病，其病理特点为浅筋膜进行性坏死，病情进展迅速，病情危重。成人常见于腹部和会阴部，儿童多发于臀部和腰背部。

3. 金黄色葡萄球菌是坏死性筋膜炎常见的致病菌，此外还有链球菌、大肠埃希菌和厌氧菌感染的报道。病灶处组织直接涂片染色镜检可发现病原菌，有利于早期针对性治疗。血培养和切口分泌物培养是鉴定病原体的重要手段。治疗上除合理选用抗生素外，关键还应早期切开引流并彻底清除坏死组织，并予通畅引流，做到早诊断、早治疗。病变严重者可后期行植皮和皮瓣修补术。

〔谢良伊　欧阳鹏文〕

五、金黄色葡萄球菌引起脓毒性休克

【病史摘要】

患者，老年男性，农民。因"呕吐、乏力纳差、肌痛 7 天余，加重伴发热、气促 1 天余"平车入院。患者 1 周前因膝关节肿胀行针灸治疗后出现上腹胀并恶心呕吐，吐出为胃内容物，随后逐渐出现乏力、纳差。同时还出现肌肉游走性胀痛，首先出现左后背部及肩部，随后游走至腰部及臀部。患者随即前往当地医院治疗（具体诊治不详），但症状无明显改善。患者肌痛逐渐游走至左下肢，1 天前无明显诱因出现发热，最高体温 38.5 ℃，呈间歇性发作，伴畏寒，同时出现气促，即使休息时也表现明显，无法平卧，伴咳嗽、咳痰、头晕。患者为求进一步诊治前来本院。起病以来患者睡眠较差，纳差，尿量减少，伴尿痛、排尿困难，大便正常，体重无明显变化。患者既往有肝病病史，巩膜黄染 2 年余，进行性加重 2 天，具体诊治不详；痛风 4 年余；有前列腺炎、前列腺增生，曾接受激光、抗炎等治疗。否认高血压、心脏病、糖尿病病史，否认手术、外伤、输血史，否认食物、药物过敏史。

【辅助检查】

体格检查：体温 36.8 ℃，脉搏 120 次/min，呼吸 40 次/min，血压 85/50 mmHg。营养差，急性面容，神志清楚，精神较差，查体合作。全身皮肤可见黄染，全身浅表淋巴结未触及肿大。巩膜黄染，双侧瞳孔对光反应灵敏。双肺叩诊清音，双肺呼吸音粗，可闻及湿啰音，无胸膜摩擦音。心尖冲动位于第 5

肋间左锁骨中线内 0.5 cm，心率 120 次/min，律齐。腹部平软，未见腹壁静脉曲张，无胃肠形及蠕动波，全腹无压痛及腹肌紧张，未触及腹部包块，下腹部有一局部皮肤糜烂已结痂，范围约 4 cm×5 cm，肝、脾肋缘下未触及，墨菲征阴性，肝区无叩击痛，腹部移动性浊音阴性，双肾区无叩击痛，肠鸣音正常。臀部可见一压疮。左侧下肢水肿，感疼痛，局部有突出水疱（图 12 - 28），皮温明显增高，左侧浮髌试验阳性。

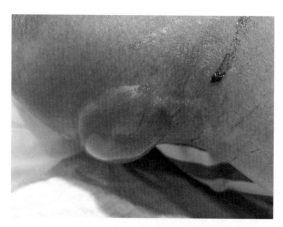

图 12 - 28　患者左下肢局部病灶情况

血常规：WBC $7.89×10^9$/L，N 96.3%，RBC $4.53×10^{12}$/L，HGB 151 g/L，PLT $121×10^9$/L。CRP 308 mg/L。降钙素原 91 ng/mL。血气分析：pH 7.2，PCO_2 31 mmHg，PO_2 35 mmHg，LAC 7.7 mmol/L，SO_2 57.6%。尿常规：尿蛋白阳性，RBC＋＋/HP，WBC＋＋/HP，尿胆红素＋＋。肝功能：ALT 56.7 IU/L，AST 98.7 IU/L，总胆红素 86.3 μmol/L，直接胆红素 85 μmol/L，ALB 21.54 g/L。肾功能：BUN 32.63 mmol/L，Cr 308 μmol/L，UA 803 μmol/L。心肌酶：CK 2463 U/L，CK-MB 72 U/L，肌钙蛋白 0.013 ng/L；BNP 5580 ng/L。凝血功能：纤维蛋白原 8.94 g/L，D-二聚体 4.64 mg/L。GM 试验阳性。头胸腹部 CT：头部未见异常，双肺多发团片样病灶，部分空洞形成，考虑血道来源感染病变，纵隔淋巴结稍肿大，膀胱炎，膀胱积气，感染性膀胱炎？前列腺增生伴钙化，结肠肝曲管壁增厚；双下肢血管彩超：左侧小腿内侧浅静脉局部管壁增厚，左侧小腿上段外侧头与比目鱼肌之间低回声区，左侧皮下软组织水肿。

【临床诊治】

患者，老年男性。膝关节针灸治疗后出现乏力纳差、肌痛及发热的全身症状，伴随呕吐腹胀、黄疸加重的消化道症状，少尿、尿痛的泌尿系症状，气促、咳嗽咳痰的呼吸循环症状，入院时血压下降、心率增快，感染指标明显增高，为感染性休克的表现，同时患者有胆红素、氨基转移酶、肌酐及心肌酶升高，考虑脓毒性休克累及的多器官功能不全。患者有气促、咳嗽、咳痰的表现，肺部可闻及湿啰音，肺部 CT 提示双肺多发团片样病灶，部分空洞形成，考虑血流感染扩散所致，结合血气分析结果提示Ⅰ型呼吸衰竭。患者基础疾病较多，感染较重，存在感染中毒性肝病、中毒性心肌炎和急性肾损伤。结合患者临床表现和辅助检查结果，首先予以哌拉西林抗细菌感染、卡泊芬净抗真菌感染，并予以连续肾脏替代疗法以及吸氧、维持酸碱平衡、营养支持等对症治疗。随后患者病情仍有加重，左下肢疼痛加甚，并有低热、气促，精神差。进一步检查提示患者血小板减低（32×10^9/L）。白细胞介素 - 610 72.58 × 10^6 mg/L，白细胞介素 - 10 13 pg/mL，白细胞介素- 17 23.7 pg/mL，肿瘤坏死因子 α 20.14×10^6 mg/L。关节穿刺液初步涂片镜检提示阳性球菌，并可见大量白细胞浸润（图 12 - 29），最终鉴定为金黄色葡萄球菌，血培养提示金黄色葡萄球菌，药敏结果见表 12 - 7。目前考虑金黄色葡萄球菌引起的全身血液播散性感染，根据药敏结果予以万古霉素联合亚胺培南的基础上联合利奈唑胺抗革兰氏阳性菌感染，同时予以甲泼尼龙抑制全身炎症反应。但患者全身感染及炎症反应仍不断严重，生命体征持续不稳定，出现严重内环境的酸碱电解质代谢紊乱，疾病进展进行性恶化。患者家属决定转院进一步治疗。

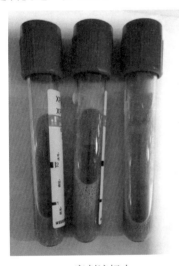
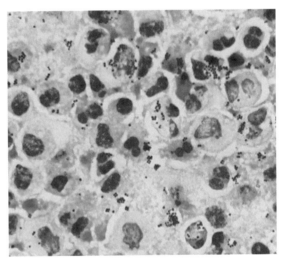

a. 穿刺液标本   b. 穿刺液涂片革兰染色镜检情况（白细胞内外可见较多革兰氏阳性球菌）（×1000）

图 12 - 29 患者左侧膝关节穿刺液

表 12 - 7   患者不同来源金黄色葡萄球菌药物敏感性试验结果

抗菌药物	穿刺液	血液
头孢西丁筛选	—	—
青霉素	R	R
苯唑西林	S	S
庆大霉素	S	S

续表

抗菌药物	穿刺液	血液
环丙沙星	S	S
左氧氟沙星	S	S
莫西沙星	S	S
诱导克林霉素耐药	—	—
红霉素	S	S
克林霉素（氯林霉素）	S	S
喹奴普丁-达福普丁	S	S
利奈唑胺	S	S
万古霉素	S	S
四环素	S	S
替加环素	S	S
呋喃妥因	S	S
利福平	S	S
复方磺胺甲噁唑	S	S

注：S 示敏感，R 示耐药，－示阴性。

【检验医学在临床诊治中发挥的作用】

1. 临床和微生物室良好的沟通，及时将患者基本情况告知，微生物室第一时间将标本直接涂片，并将革兰染色下观察到的细菌形态及初步考虑的结果告知临床医生，为明确病原学诊断提供了很好的线索。

2. 鉴定出病原菌并及时发送药敏结果，为临床医生提供了治疗依据。

【思考/小结】

1. 金黄色葡萄球菌是一种革兰氏阳性共生细菌，在自然界分布非常广泛，能无症状地定植于人类皮肤、鼻孔和胃肠道，并且具有较强的适应能力。定植个体发生金黄色葡萄球菌感染的风险增加，其范围从轻微的皮肤和软组织感染到更严重的疾病，如心内膜炎、菌血症、败血症和骨髓炎。金黄色葡萄球菌的致病性和传染性与其分泌的毒力因子有极大的关系。金黄色葡萄球菌表达的毒力因子包括毒素、酶、黏附素和其他表面蛋白，能增强极端条件下存活能力，并且对于细菌在组织中传播的能力至关重要，还可以调控宿主的先天性和适应性免疫应答。

2. 该菌可通过多种途径导致人的感染，是化脓性感染和食物中毒最常见的致病菌。由于能产生毒素和侵袭性酶，该菌易发生播散性感染，一旦入血可通过血流形成全身多处病灶，并且具有较高的死亡率。

3. 在本案例中，患者感染金黄色葡萄球菌后症状严重，病情进展快，从局部膝关节和血液中都分离到金黄色葡萄球菌，通过积极治疗仍难以挽救患者生命。通过分析不同感染部位的菌株药敏结果可初步推断膝关节感染部位和血液中的金黄色葡萄球菌具有同源性，体现了该菌播散性感染的显著特点。治疗该菌的感染时除了经验用药及根据药敏调整抗生素外，使用中和毒素的抗体也是能提高治疗成功率的手段。

〔谢良伊　欧阳鹏文〕

第十二节　沃氏葡萄球菌感染

【病史摘要】

患者，男，79 岁。因"右下肢红肿疼痛 1 周入院"。自诉 1 周前右足浸水后出现红斑肿胀，随后红斑面积逐渐扩大，伴有显著肿胀性疼痛，活动后加剧，右膝、踝关节无疼痛，伴有畏寒、发热，最高体温达 38.5 ℃，无咳嗽、咳痰、胸闷、气促、咽痛等不适。就诊于本科，予"头孢曲松钠 1 g qd 静脉滴注"治疗，那氟沙星乳膏外用抗感染，硫酸镁溶液湿敷后，患者体温恢复正常，右侧红肿消退，面积缩小，疼痛减轻，但患者皮损消退缓慢，仍有疼痛，故以"丹毒"收入病房。既往有足癣、湿疹、乙肝、高血压病史，否认糖尿病史、结核病史。

【辅助检查】

体温 36.4 ℃，脉搏 72 次/min，呼吸 18 次/min，血压 104/62 mmHg。发育营养正常，心肺无异常。专科情况：右侧小腿肿胀，表面见鲜红色水肿性红斑，以伸侧为主，表面紧张发亮，可见较多大片鳞屑、皮温高，压痛，对侧小腿皮肤散在褐色斑；双足趾甲灰黄、污浊，部分缺损，拇趾甲不规则增厚，双足第 4、第 5 趾间均可见浸渍糜烂，足底见较多鳞屑，右踝内侧皮肤可见约鸡蛋大小黑褐色斑块，表面苔藓样变。血常规：WBC 8.76×10^9/L，N 69.5%。

【临床诊治】

本例患者根据皮损临床表现为典型的红、肿、热、痛感染症状，有发热史，抗生素治疗有效；双足有足癣、甲真菌病史，诱因为足浸水。因此诊断为"丹毒、足癣"很明确。入院后继续予"头孢曲松 1 g qd 静脉滴注"治疗，病情控制缓慢，皮损无明显消退，仍有疼痛。入院第 2 天分泌物培养结果为沃氏葡萄球菌，多重耐药。后停头孢曲松改利奈唑胺 0.6 g bid 静脉滴注抗感染治疗，换药后第 3 天病情开始好转，第 5 天疼痛明显减轻，第 6 天病情好转出院（图 12 - 30、图 12 - 31）。

【检验医学在临床诊治中发挥的作用】

1. 通过培养，明确了感染的菌株，根据病史及实验室检查确定为丹毒，为临床诊断提供了支持依据，并指导临床用药，为临床迅速控制病情提供了保障。

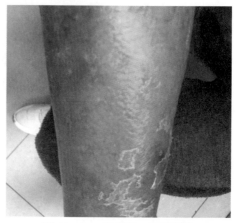

图 12-30　治疗前：右小腿明显肿胀，表面
鲜红色水肿性红斑，较多大片鳞屑　　　　　图 12-31　治疗后：明显好转

2. 本例患者发病初期抗生素治疗效果好，但随即出现皮损消退缓慢，疼痛无减轻等情况，经分泌物培养确定为多重耐药菌，为临床更换药物提供了重要依据，为迅速控制病情提供了方向。

【思考/小结】

1. 丹毒为球菌感染性皮肤病，病原菌多为 A 族乙型溶血性链球菌，常由皮肤或黏膜破坏而侵入，可经血行感染，足癣常为小腿丹毒的主要诱因。抗生素治疗有效，但易复发。

2. 一般情况下，丹毒经青霉素类或头孢类药物治疗，效果佳，但对于治疗效果不明显，或者病情恢复缓慢，易复发，年老体弱患者，需警惕耐药菌株感染。因此应及早进行血培养或分泌物培养，以明确感染菌株。针对耐药菌株，需及早采用有效抗生素治疗，以尽快控制病情，防止发生全身感染及败血症等并发症的危险。

〔冯　浩〕

第十三节　肺炎链球菌感染

【病史摘要】

患儿，女，2 岁 11 月龄。因"发热、咳嗽 8 天"，门诊以发热查因入院。患儿于 8 天前无明显诱因开始出现发热，白天以低热为主，体温达 38.0 ℃，晚上为高热，体温最高达 40.0 ℃，发热时有下肢肢端冰冷，口服退热药后体温可降至正常，其他无明显异常，在家予口服"肺力咳、头孢克洛"及雾化（具体用药不详）止咳治疗，咳嗽症状无明显缓解，体温暂时维持正常，暂无发热，但第 2 天又有发热。既往体质尚可，无"肝炎、结核、手足口病"等传染病史及接触史，无外伤、手术史，预防接种按序进行，无药物、食物过敏史，无输血及血制品使用史，既往具体用药史不详。入院后考虑细菌感染立即送检血培养。血培养瓶在连续监测血培养系统中培养 0.51 天报警，血瓶底部明显变黄，但涂片革兰染色后未见到明显的革兰氏阳性和革兰氏阴性菌体形态，只见大量不明物体聚集成团（图 12‑32）。进一步采用苯酚作为复染液的革兰染色（下文称：革兰加强染色）镜下发现明显的球形状，中空物体，可见矛头样成双排列或成链状排列的革兰阳性物体（图 12‑33）。根据肺炎链球菌正常形态及其自溶后的菌体革兰染色形态（图12‑34，图 12‑35），微生物室跟临床及时沟通，考虑患儿血培养报阳可能为肺炎链球菌，但菌体因自溶而不典型，建议完善痰培养等。临床立即予以"阿莫西林克拉维酸钾"抗感染。5 月 3 日患儿血常规持续升高，考虑感染控制不佳，再次送血和痰培养，5 月 4 日送检脑脊液培养（注入血培养瓶），痰培养发现大量肺炎链球菌，血培养复检 5 天无细菌生长。脑脊液 0.43 天报阳性，见革兰氏阳性球菌，培养为肺炎链球菌，支持颅内感染诊断，改用头孢曲松抗感染，体温下降，治疗有效，康复出院。

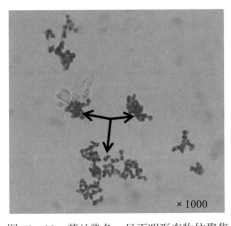

图 12‑32 革兰染色：见不明形态物体聚集

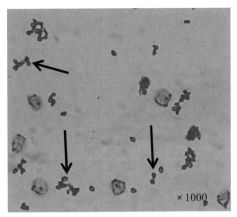

图 12‑33 革兰加强染色：见球状体，中空，矛头样成双排列

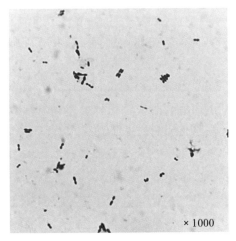

图 12‑34 肺炎链球菌血平板上菌体形态

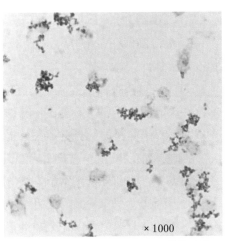

图 12‑35 肺炎链球菌死亡后菌体形态

【辅助检查】

WBC $11.15×10^9/L$，Hb 125 g/L，PLT $243×10^9/L$，N 64.3%，M 12.1%。ESR 64 mm/h，CRP 13.70 mg/L，PCT<0.05 μg/L，肺炎衣原体（IgM）：阴性，肺支原体（IgM）定量：阴性<1∶40，EB 病毒衣壳抗原 IgM 0.6 U/mL。胸部 CT：支气管肺炎可能性大；头颅 CT：①双侧筛窦炎症；②头颅 CT 扫描未见明显异常。泌尿系 B 超：双肾、双输尿管上段、膀胱未见明显异常。脑电图：幼儿睡眠脑电图及地形图。

【临床诊治】

肺炎链球菌是儿童和成人社区获得性呼吸道感染的常见病原菌，该菌在培养过程中具有自溶的特性，形成中间脐窝状的菌落特征。在连续监测血培养中发现，该菌的自溶特性更加显著，通常为血培养报阳后数小时开始自溶至细菌死亡。本例患儿无明显诱因发热、咳嗽的原因为肺炎链球菌所致的败血症、化脓性脑膜炎及急性支气管炎，病原学诊断明确。但患儿在入院时的血培养报阳性后涂片形态不典型且培养未见细菌生长。检验科微生物室根据患儿临床特征、血培养生长曲线及血培养物涂片镜下形态，快速锁定可能为肺炎链球菌自溶，并与临床及时沟通。随后患儿通过痰培养和脑脊液培养也证实了肺炎链球菌感染的存在。按照肺炎链球菌感染治疗，最终患儿的感染获得了及时有效的控制，成功控制患儿症状，加上血培养物肺炎链球菌抗原的检测及多次摸索阳性瓶转种时间，也成功明确患儿血液及脑脊液中肺炎链球菌的存在。

【检验医学在临床诊治中发挥的作用】

在临床微生物检验工作中，肺炎链球菌血培养自溶的情况时有发生，多因血培养未及时转种而致。临床微生物工作者应及时对血培养进行转种并认识肺炎链球菌自溶的形态及其特征，通过多种手段避免此细菌的漏检。同时也要做到与临床及时沟通，提供建议策略以进一步诊断肺炎链球菌感染的存在，以便患者能得到及时有效的治疗。

【思考/小结】

1. 肺炎链球菌在血培养中延长培养会导致自溶，临床微生物室应及时对血培养物进行转种。

2. 肺炎链球菌在血培养瓶中培养过长时间会出现自溶现象，有研究表明肺炎链球菌在厌氧血培养瓶比需氧血培养中存活的时间要长，认识到上述现象有助快速发现血培养中漏检的肺炎链球菌，提高临床微生物的检出能力。

3. 当遇到难以以培养方式明确细菌具体种类时，可通过其他手段，包括多种染色、免疫学方法和分子生物学方法等及时帮助临床辅助诊断。

4. 临床检验，尤其是临床微生物检验应积极与临床沟通，了解患者的病情并结合微生物学专业知识帮助临床辅助诊断。

〔张小团〕

第十四节　猪链球菌感染

一、猪链球菌脑膜炎

【病史摘要】

患者，中年男性。因"突发头痛2天，加重伴意识障碍1天"入院。患者于2天前劳作后感头痛，表现为持续性全头部的胀痛，伴全身乏力、发热，测体温40℃，自行予以"安乃近2片"退热，后复测体温37℃。1天前患者症状逐渐加重，并出现意识模糊、呼之不应、反应淡漠、言语含糊，测体温39.5℃，被家人急送至本院急诊，头胸部CT提示肺部感染。经镇静、抗感染及对症治疗后症状略有缓解，意识恢复，为求进一步诊治收入本院神经内科。发病以来食欲、精神尚可，体力差，大便、小便正常，体重无明显变化。既往有高血压病史2年，长期服用"苯磺酸氨氯地平片"降压，未规律监测血压。1年前因车祸行脾脏切除。近一周内在屠宰时有左手拇指刀割伤史。

【辅助检查】

体格检查：体温36℃，脉搏63次/min，呼吸20次/min，血压117/81 mmHg。神志清楚，精神一般，平车入病房。头颅无畸形、压痛、包块，颜面无水肿。颈抵，脑膜刺激征阳性。咽部无充血，双侧扁桃体无肿大，双肺叩诊呈清音，未闻及干、湿啰音。心率63次/min，律齐。双克征（＋）。血常规：WBC $16.36 \times 10^9/L$，N 94.9%，HGB 149 g/L，PLT $111 \times 10^9/L$；肝功能：ALT 94.4 IU/L，AST 91.6 IU/L；凝血功能：D-二聚体6.32；心肌酶：LDH 420.5 U/L，CK-MB 36 U/L；红细胞沉降率16 mm/h；C反应蛋白150 mg/L；肺炎支原体IgM阳性；头胸部CT示肺部有感染。

【临床诊治】

入院后暂予以乙酰谷酰胺护脑、还原型谷胱甘肽护肝及对症支持治疗，并进一步完善相关检查。征得患者及家属同意后在局部麻醉下行腰椎穿刺术。脑脊液常规检查示：颜色微黄，微浊，Pandy试验（＋），红细胞计数 $102.0 \times 10^6/L$，白细胞计数 $589.00 \times 10^6/L$，中性粒细胞0.85，淋巴细胞0.15；脑脊液生化：葡萄糖1.18 mmol/L，L-乳酸脱氢酶105.03 U/L，腺苷脱氨酶2.0 U/L，蛋白1690.3 mg/L，氯131 mmol/L，考虑化脓性脑膜炎。痰培养未检出无致病菌生长。脑脊液免疫检查：脑脊液IgA 46.5 mg/L，脑脊液IgG 315 mg/L，脑脊液IgM 15.3 mg/L，脑脊液白蛋白2040 mg/L。脑脊液涂片镜检可见革兰阳性球菌（图12-36），细菌培养为猪链球菌，菌落呈圆形或卵圆形（图12-37），药敏结果见表12-8。猪链球菌感染有强传染性，予以接触隔离和头孢曲松＋万古霉素抗感染及对症支持治疗。约 2 周后患者症状逐渐好转，复查脑脊液常规：无色水样，清晰透明，Pandy 试验阴性，红细胞计数 $65.0 \times 10^6/L$，白细胞计数 $35.0 \times 10^6/L$；脑脊液培养阴性。

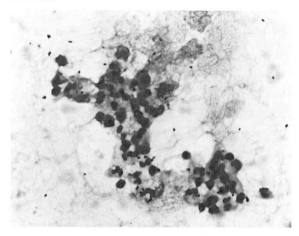

图 12-36　猪链球菌革兰染色镜下形态

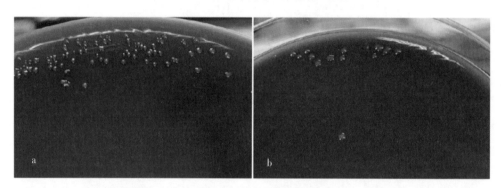

图 12-37　脑脊液培养猪链球菌菌落形态（a 示在血平板上生长，b 示在巧克力平板上生长）

表 12-8　　　　　　　　　　　猪链球菌药物敏感性试验结果

抗菌药物	MIC/($\mu g \cdot mL^{-1}$)	耐药性
氨苄西林	≤0.25	S
头孢曲松	≤0.5	S
克林霉素	≥2	R
达托霉素	≤1	S
红霉素	2	R
左氧氟沙星	≤2	S
利奈唑胺	≤2	S
美罗培南	≤0.25	S
青霉素	≤0.06	S
四环素	≥16	R
万古霉素	≤0.5	S

注：S 示敏感，R 示耐药。

【检验医学在临床诊治中发挥的作用】

1. 及时快速地检测出病原体，并进一步鉴定和进行药敏试验，为临床医生提供可信的治疗依据。

2. 猪链球菌在临床微生物室的分离率较低，但病情进展快，如果诊断、治疗不及时，预后较差，病死率高，应坚持早发现、早报告、早诊断、早隔离、早治疗。

【思考/小结】

猪链球菌是一种较少分离的人畜共患病病原菌，主要是病猪或带菌猪暴露感染，特别是存在皮肤损伤及免疫缺陷的情况下。猪链球菌脑膜炎主要症状有头痛、发热、寒战、喷射性呕吐等，结合病史应充分怀疑。该病病情进展快，尽早确认病原菌并选择有效的抗菌药物治疗是控制病情发展的关键。

〔谢良伊　唐佩娟〕

二、猪链球菌血流感染

【病史摘要】

患者，男，57 岁，农民。因反复腰疼 1 年，近 1 天无明显诱因病情加重伴左下肢麻木就诊于本院，门诊以"腰椎管狭窄"收住本院脊柱二科。患者腰背部持续胀痛，伴左下肢麻木、疼痛，左髋关节疼痛，行走困难，腰背疼痛程度难以忍受，卧床休息后可缓解。

【辅助检查】

体温 36.6 ℃，脉搏 70 次/min，呼吸 19 次/min，血压 121/79 mmHg。腰椎生理曲度未见明显异常，腰椎活动明显受限，L5～S1 棘突间压痛，L5～S1 椎旁压痛。直腿抬高试验：左侧 30°阳性，右侧 70°阴性；加强试验：左侧阳性，右侧阴性。股神经牵拉试验：左侧阳性，右侧阴性；骨神经牵拉试验左侧（＋），右侧（－），左踇背伸肌力减退，双下肢跟腱反射稍弱，余无明显异常，病理放射未引出。左髋关节＋腰椎 MRI：双侧髋关节退行性变；双侧髋关节积液，左侧为甚；左侧闭孔外肌水肿，腰椎退行性变。实验室检查：WBC $10.81×10^9$/L，N $7.32×10^9$/L，CRP 182.74 mg/L，PCT 0.102 ng/mL，IL-6 45.82 $×10^6$ mg/L，血培养结果为猪链球菌（图 12－38、图 12－39）。

【临床诊治】

本例患者血培养报阳结果为猪链球菌，病原学诊断明确考虑，予以头孢米诺抗感染治疗，炎症指标较前下降，12 天后患者病情基本好转，全程体温正常。

【检验医学在临床诊治中发挥的作用】

1. 通过血培养明确了猪链球菌血流感染，为临床迅速控制感染提供了依据，

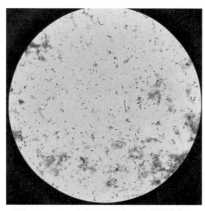

图 12-38　血培养报阳后原始涂片，可见革兰氏阳性，链状排列的球菌

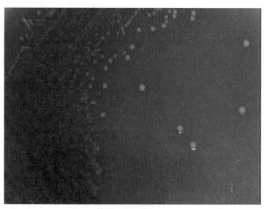

图 12-39　血培养报阳后转种，CO_2 培养 1 天，可见灰白色、α 溶血的小菌落

并指导临床用药。

2. 猪链球菌可致猪链球菌病，其中猪链球菌Ⅱ型致病性最强，并可感染人患脑膜炎、败血症，甚至引起死亡，在世界许多国家均受到重视。人猪链球菌病传播快、潜伏期短、死亡率高，故快速和准确地对该菌进行诊断和分型，对于该病的诊断、治疗、预防及流行病学调查等方面有重要意义。

3. 本例猪链球菌虽未进行分型，但通过送检血培养快速鉴定，为临床确诊以及流行病学具有重要意义。

【思考/小结】

1. 本病例极易被忽略。患者无发热，以椎间管狭窄收住院，仅感染性指标轻度升高。由于反复宣贯到位，临床加强了对血培养的重视，最终通过血培养明确病原学。

2. 人猪链球菌病来势凶险，如不能尽早明确诊断，极易贻误病情。因此，加强对临床的宣贯，让临床增强对血培养等无菌部位标本送检的重视程度，是本案例的关键。

〔姜思宇　宁兴旺〕

第十五节　A 群链球菌感染

【病史摘要】

患儿，女，9 岁。因"发热、皮疹 4 天，全身多处瘀斑 3 天"入院。患儿 4 天前无明显诱因出现全身皮疹（疑是水痘），皮疹处瘙痒明显，随后出现发热，体温 38 ℃～41.2 ℃，无畏寒、寒战，无抽搐，3 天前患儿左下腹及会阴部皮肤发红，有触痛，皮温不详，无呕吐、腹泻，无双下肢活动障碍等不适。在当地诊所抗感染治疗 2 天（具体不详），患儿体温较前稍好转，左下腹、会阴部瘀斑颜色变为红紫色，瘀斑处皮肤破溃，就诊外院后予生理盐水扩容、甲泼尼龙抗炎、美罗培南抗感染治疗，患儿症状无明显好转，由该院 120 转送至本院。

【辅助检查】

体温 35.8 ℃，脉搏 175 次/min，呼吸 65 次/min，血压测不出，体重 29 kg，SpO_2 95%。急性危重面容，神志清，左下腹及会阴部可见两大片瘀斑，皮肤破溃约 12 cm×10 cm，18 cm×8 cm，左侧大阴唇可见 1 cm×3 cm 大小破溃面，暗紫色，可见血性分泌物，瘀斑向外延伸 3～10 cm；左侧腋中线第 5～9 肋间可见 8 cm×6 cm 大小及左侧股骨内侧可见 7 cm×4 cm 大小红紫色瘀斑，其上可见不连续水疱，左右侧肩胛骨下可见 7 cm×5 cm 大小红紫色瘀斑，右肱骨内侧可见 15 cm×13 cm 大小红紫色瘀斑，余全身皮肤可见散在结痂样皮疹，约 0.5 cm×0.5 cm，部分可见明显黄脓性分泌物，可见较多抓痕，全身皮肤湿冷，CRT＞3 秒，循环差，皮下无水肿。瞳孔等大同圆，对光反射欠灵敏，面色及口唇欠红润。咽部黏膜充血，无疱疹，扁桃体Ⅰ度肿大，无脓性分泌物。呼吸运动正常，可见轻度三凹征，双肺呼吸音清，心律齐，心音钝。腹稍膨隆，肠鸣音减弱，2～3 次/min。血常规：WBC 19.64×10⁹/L，N 90.1%。尿常规：隐血（＋＋＋），白细胞脂酶（＋），尿蛋白（＋＋）。肝功能：TP 35.4 g/L，ALB 22.2 g/L，ALT 181.3 U/L。AST 614.0 U/L。h-CRP 186 mg/L。PCT 75.59 ng/mL。肾功能：CRE 218.0 μmol/L，UA 1302.1 μmol/L。心肌酶：LDH 1522.0 U/L，CK 17832.1 U/L，CK-MB 820 U/L。电解质：K 5.86 mmol/L，Na 123.5 mmol/L；凝血功能：PT 23.4，INR 2.01，APTT≥150，TT≥120，ATⅢ 34.8%，FDP 39.5 μg/mL，D-二聚体 18.3 mg/L。大便常规未见异常。伤口分泌物培养：A 群链球菌。

【临床诊治】

本例患儿入院时皮肤病灶极为严重，且呈持续进展，经全院大会诊考虑诊断为急性坏死性筋膜炎，予有创呼吸机辅助通气、4 次 CRRT 替代治疗，3 次清创探查及持续 VSD 引流，美罗培南、利奈唑胺、伏立康唑、甲硝唑抗感染、甲泼尼龙琥珀酸钠抗炎、护心、护肝、抗凝、退热等对症支持治疗，患儿情况无明显好转，6 份分泌物涂片及培养均提示 A 群链球菌感染，据药敏试验及病程期间肌酐清除率、肾功能情况，加用万古霉素抗感染治疗，但患儿病情极其危重，经积极内外科联合治疗 15 天后，病情仍持续进展，因多器官功能衰竭救治无效死亡。该患者不良预后与疾病相关，我们在临床工作中应不断总结经验，不断提高。

【检验医学在临床诊治中发挥的作用】

患儿入院后全身瘀斑、坏死组织明显，考虑坏死性筋膜炎可能性大，此病常见于多重感染，特邀检验科涂片，经多次不同部位分泌物（水泡液）涂片及培养检查（图 12-40～图 12-42），病原学培养示：A 群性链球菌，协助临床诊疗。

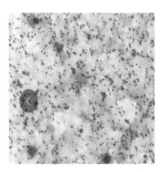 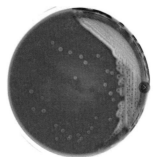 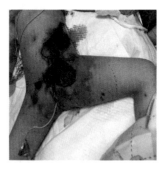

图 12 - 40　分泌物涂片镜检　　图 12 - 41　分泌物血平板上　　图 12 - 42　患儿全身瘀斑、
　　　　　　　　　　　　　　　　　　　　菌落形态　　　　　　　　　　　坏死组织明显

【思考/小结】

1. 急性坏死性筋膜炎是致命性的软组织感染，病程进展快，预后极差，因早期临床症状不典型且极罕见，易误诊为蜂窝织炎、脓肿和脓皮病等，临床首诊医生应提高专业敏感度，为患者的诊治争取时间。

2. 急性坏死性筋膜炎根据致病菌的不同将其分为 3 型：Ⅰ 型较常见，多种致病菌混合感染；Ⅱ 型由 A 群链球菌单一感染，多伴有感染性休克，又称"食肉细菌"感染；Ⅲ 型最少，为弧菌属感染。当疑似急性坏死性筋膜炎时，除经验使用广谱抗生素外，应加强与微生物工作人员沟通，尽早多次地送检血液、坏死组织或脓液做细菌培养，及时据药敏结果调整治疗方案。

3. 急性坏死性筋膜炎救治成功关键在于早诊断，积极配合足量有效的抗菌药物及手术清创治疗，可降低病死率。

〔郑淑娟　尤　倩〕

第十六节　乳明串珠菌感染

【病史摘要】

患者，男，57 岁。进行性吞咽困难 1 个月余，长期吸烟饮酒史。入院诊断为胸中下段食管鳞细胞癌（$cT_2N_1M_0$ Ⅱ期）及胃溃疡。全身麻醉下行胸腹腔镜联合食管癌根治术，手术进行顺利。

【辅助检查】

术后第 2 天，体温 37.8 ℃，心率 140 次/min，呼吸 22 次/min，血压 107/74 mmHg，血氧饱和度 96%。血常规：白细胞计数 $19.27 \times 10^9/L$↑，中性粒细胞计数 $16.82 \times 10^9/L$↑，单核细胞计数 $1.07 \times 10^9/L$↑。C 反应蛋白 126 mg/L↑。降钙素原：降钙素原 1.27 ng/mL↑。胸部正侧位示：双肺炎症；双侧胸腔少量积液。胸腔积液培养为乳明串珠菌。

【临床诊治】

本例患者为食管癌术后患者，术后白细胞、中性粒细胞、C反应蛋白及降钙素原等炎症指标均升高，且胸部CT显示双肺有炎症反应，胸腔有少量积液，胸腔积液细菌培养结果为乳明串珠菌。临床微生物室参照CLSI M45 A3少见菌药敏标准进行药敏试验，临床邀请药剂科会诊，临床药师根据药敏报告，综合考虑可能存在厌氧菌的混合感染，选用头孢哌酮/舒巴坦钠注射剂2.0 g q8h抗感染，患者感染症状得到控制。食管癌根治术后食管胃吻合口瘘，予每天冲洗纵隔引流管，嘱患者呼吸功能训练，持续胃肠减压，促进吻合口瘘愈合。后患者一般情况可，无特殊不适，四测正常，心肺查体未见明显体征予以出院。

【检验医学在临床诊治中发挥的作用】

1. 通过胸腔积液培养及鉴定明确乳明串珠菌感染，为临床迅速控制感染及对症治疗提供了依据。

2. 乳明串珠菌革兰染色镜检为革兰氏阳性呈球菌或卵圆形，呈对或链状排列，排列长链时，呈圆端的短杆状。在哥伦比亚血琼脂平板上35℃孵育48小时后，形成直径＜1 mm的灰白色圆形菌落，表面光滑，边缘整齐，α溶血或不溶血（图15-43、图12-44）。

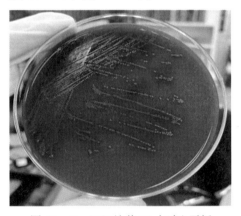

图12-43 35℃培养72小时血平板

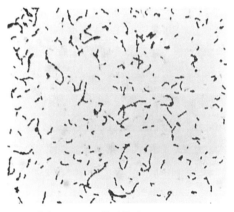

图12-44 革兰染色（×1000）

【思考/小结】

1. 乳明串珠菌是明串珠菌属（又称无色藻菌属）的重要菌种，兼性厌氧菌，营养要求高，生长缓慢。一般存在于发酵乳制品、植物表面，也是食物行业中研究较多的生产用发酵剂的一种乳酸菌菌种，在人类中致病罕见。近年来研究发现恶性肿瘤、手术等侵入性操作、免疫功能低下、胃肠道症状及宿主防御损伤均可造成乳明串珠菌的感染，引起菌血症、胃肠道感染、骨髓炎及肺部感染等。

2. 乳明串珠菌对万古霉素天然耐药，因万古霉素是临床治疗革兰阳性球菌感染的首选药物，故临床医生对于治疗乳明串珠菌所致的感染时不能凭经验用药，需根据临床微生物室提供的药敏报告和抗微生物治疗指南《热病》来进行目标治疗，以免错过治疗最宝贵的时期。

〔石　婷　谢良伊〕

第十七节　结核分枝杆菌感染

一、结核分枝杆菌肺部感染

(一) 肺结核复发

【病史摘要】

患者，男，64 岁。咳嗽、咳痰、气促 7 年，再发加重伴发热 1 天入院。患者诉于 20 年前诊断为肺结核，经规律治疗痊愈。近 7 年走访全国多家知名三甲医院呼吸科，均告知不考虑肺结核复发。两年前第一次入住本院，诊断为慢性阻塞性肺疾病急性加重期，陈旧性肺结核继发支气管扩张症。予以"左氧氟沙星 + 哌拉西林-舒巴坦"抗感染、解痉平喘等对症支持治疗，症状好转出院。后上述症状反复发作，多次入住本科，最近一次因"左侧自发性气胸"再次入住本科，予以"头孢美唑钠"抗感染，胸膜腔闭式引流等对症治疗好转后出院。出院后坚持规律吸入"布地奈德福莫特罗粉吸入剂 320 μg 吸入 bid"，"噻托溴铵粉雾剂 qd"改善肺功能。1 天前受凉后出现发热，体温 37.9 ℃，伴有畏寒、纳差，偶有咳嗽，不剧烈，无明显咳痰，气促较前加重，日常活动受限，夜间可平卧，伴有喘息，无明显胸痛、头痛、头晕、恶心、呕吐、腹痛、腹泻，尿痛等不适，遂至本院急诊，拟"慢性阻塞性肺疾病急性加重期（AECOPD）"收入本科。近期患者精神、食欲、睡眠一般，大小便正常，体重无明显变化。入院后先后予以哌拉西林/他唑巴坦、哌拉西林/他唑巴坦 + 左氧氟沙星、美罗培南抗感染。血 WBC、CRP 继续升高，体温 39.3 ℃，CT 示肺部感染较前明显进展。患者肺内病变快速进展，感染病原体到底是什么？三次不合格痰标本找抗酸杆菌阴性且患者拒绝行支气管镜检查和 mNGS。经过讨论决定调整抗生素为利奈唑胺，当天患者体温迅速恢复至正常，胸部 HRCT 示：肺部感染较前明显吸收。患者咳嗽，咳痰，气促好转，未再发热，出院。出院后继续口服"利奈唑胺片"治疗，但患者自诉服用利奈唑胺后出现四肢乏力、呼吸急促，服用 2 天后停药。因"发热 2 天"再次入住本科，自测最高体温为 38 ℃，为夜间及凌晨出现伴右侧胸壁刺痛，咳嗽时疼痛明显，痰为白色黏痰，继续利奈唑胺抗感染。此次患者同意行支气管镜检查，提示为炎症改变，右中叶及下叶改变，结合临床考虑结核可能。肺泡灌洗液找抗酸杆菌（＋），肺泡灌洗后痰找抗酸杆菌（＋），mNGS 结合分枝杆菌复合群。患者体温恢复正常，加用"异烟肼 + 利福喷汀 + 乙胺丁醇 + 左氧氟沙星"抗结核治疗，患者病情好转出院。

【辅助检查】

体温 37.9 ℃，脉搏 132 次/min，呼吸 22 次/min，血压 130/85 mmHg，SPO_2 为 96%（未吸氧）。桶状胸，双肺叩诊过清，双肺可闻及散在干湿啰音，病理征阴性，余未见异常。急诊胸部 HRCT 示：①慢性支气管炎并肺气肿及肺部感染；②两肺继发性肺结核基本纤维硬结、钙化伴右上肺大部分毁损，右上肺肺大疱形成；③右侧胸膜增厚、粘连。入院后检查示，血常规：WBC $19.20×10^9$/L，N 88.5%，HGB 144 g/L，RBC $5.13×10^{12}$/L，L 5.3%；CRP 45.1 mg/L；PCT 0.16 ng/mL；BNP 89 pg/mL；ESR 37 mm/h；D-二聚体（−）；支原体、衣原体、真菌 G/GM（−）、血培养（−）、三次痰找抗酸杆菌（−）；肝功能、肾功能、血脂、血糖、心肌酶谱、电解质、肌钙蛋白、凝血功能、免疫五项和肿瘤标记物、自身抗体谱均未见异常。支气管镜检查提示为炎症改变，右中叶及下叶改变，结合临床考虑结核可能。支气管镜下右下叶行活检病理示：黏膜慢性炎症。肺泡灌洗液培养无细菌、真菌生长，肺泡灌洗液找抗酸杆菌（少量），肺泡灌洗后痰找抗酸杆菌（＋），mNGS 结合分枝杆菌复合群（图 12-45～图 12-47）。

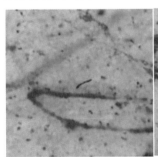 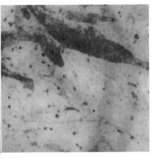 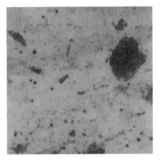

图 12-45　肺泡灌洗液　　图 12-46　肺泡灌洗后痰　　图 12-47　肺泡灌洗后痰
　　　　　抗酸染色　　　　　　　抗酸染色（一）　　　　　　抗酸染色（二）

【临床诊治】

本例患者为肺结核复发，通过肺泡灌洗液和痰标本找到抗酸杆菌，mNGS 为结核分枝杆菌复合群，病原学诊断明确，但患者自诉 20 年前规律抗结核已痊愈，肺部影像表现为渗出性病变和慢性阻塞性肺疾病（COPD），初始治疗考虑为阴性杆菌感染，由于痰标本不合格未获得有意义的病原学依据，且患者拒绝行支气管镜检查，经过一轮的抗生素调整，最后发现利奈唑胺效果显著。由于患者出院后感染病因未明，且自行停药，导致感染复发并加重。再次入院后继续予以利奈唑胺抗感染，完善支气管镜及病原学检查后，最终明确病原菌为结核分枝杆菌复合群感染，加用"异烟肼＋利福喷汀＋乙胺丁醇＋左氧氟沙星"抗结核治疗，患者病情好转出院并继续抗结核治疗。

【检验医学在临床诊治中发挥的作用】

1. 此例患者留取到合格标本后，通过抗酸染色找到抗酸杆菌，并进一步确认为结核分枝杆菌复合群，为临床迅速控制感染提供了重要依据。

2. 结核分枝杆菌目前对一线抗结核药物已经出现了耐药现象，且耐药率呈现上升趋势。对复治患者而言，出现耐药的概率更高。利奈唑胺为人工合成的噁唑烷酮类抗生素，主要用于治疗革兰氏阳性球菌引起的感染，包括由 MRSA 引起的肺炎、复杂性皮肤或皮肤软组织感染（SSTI）以及耐万古霉素肠球菌感染。另外，利奈唑胺还具有很强的抗结核和非结核分枝杆菌的活性，对诺卡菌也有非常好的抗菌活性。对于耐多药的结核分枝杆菌，有研究提示利奈唑胺的敏感性为80.8%。因此，有条件的实验室还应该提供结核或非结核分枝杆菌的药敏数据，以帮助临床合理选用抗生素，做到有效抗感染治疗。

【思考/小结】

1. 病原学诊断对标本的质量要求很高，合格的标本是找到致病菌的关键所在，尤其对于呼吸道标本，口腔咽喉部的正常菌群对致病菌的寻找产生了很大的干扰，一份合格标本就显得尤为重要。

2. 结核分枝杆菌引起的肺部感染通常具有典型临床症状和表现，但是，不典型的临床表型及其体征也常常遇到，影像学几乎无法给出明确的病原学诊断。积极寻找病原学的证据非常重要，在单次检查没有阳性结果时，应强调标本留取注意事项后继续多次送检，且增加病原菌的检测方法。

3. 治疗需足疗程，复查和随访很重要。

〔张小团〕

（二）双肺继发性肺结核

【病史摘要】

患者，老年男性。因"咳嗽咳痰 2 个月余，胸闷 1 周"入院。患者自诉 2 个月余前无明显诱因出现咳嗽、咳痰，咳嗽呈阵发性，以晚上为甚，伴有少量白色泡沫痰，易咳出，每天 10 多口，无寒战、气短、痰中带血，无盗汗、胸闷、胸痛、喘息、气短，当时未引起重视，未给予治疗。1 周前无明显诱因出现胸闷，快速行走或爬楼梯时明显加重，为求诊治前来本院门诊就诊。急查胸片示：右上肺改变，结核待排查。血常规：WBC 13.83×10^9/L，N 78.8%，HGB 141 g/L，PLT 241×10^9/L。门诊以"右上肺病变查因"收住呼吸科。自发病以来，患者精神状态、食欲、睡眠较差，夜尿增多，每晚小便 3～4 次，大便正常，体重 1 周内减轻 2 kg。既往有"肾结石"及"痔疮"病史。

【辅助检查】

体温 37 ℃，脉搏 110 次/min，呼吸 20 次/min，血压 140/80 mmHg。精神

差，咽部无充血，扁桃体无肿大，双侧呼吸动度未见异常，双肺叩诊呈清音，双肺呼吸音清晰，未闻及干、湿啰音。心率 110 次/min，律齐，无心脏杂音。血常规：WBC $13.83×10^9$/L，N 78.8%，HGB 141 g/L，PLT $241×10^9$/L。随机血糖 30.4 mmol/L。尿液分析：葡萄糖（＋＋），蛋白质（＋）。红细胞沉降率 88 mm/h。高敏 C 反应蛋白 139.0 mg/L。胸片示右上肺改变，结核待排查。

【临床诊治】

患者有咳嗽、咳痰，有发热，体重减退明显，有糖尿病基础疾病，胸片提示右上肺病变，考虑肺炎，结核可能性大。治疗上暂予以头孢美唑抗感染，桉柠蒎肠溶软胶囊、盐酸氨溴索注射液止咳化痰，百令胶囊调节免疫力，细辛脑注射液润肺，泮托拉唑钠护胃，复方氨基酸等补液支持治疗，积极胰岛素降糖治疗。进一步查肿瘤标志物检查为阴性，结核抗体 IgG 弱阳性，结核抗体 IgM 阴性，胸部 CT 提示双肺继发性肺结核，纵隔内淋巴结肿大，痰抗酸染色抗酸杆菌（＋）（图 12－48）。故予以转结核病专科医院进一步抗结核治疗。

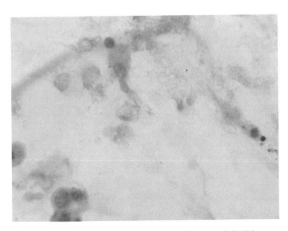

图 12－48　痰涂片抗酸染色结果（1～9 条/100 个视野）（×1000）

【检验医学在临床诊治中发挥的作用】

1. 肺结核需与肺癌、肺炎、肺脓肿等疾病进行鉴别诊断。

（1）肺结核：患者有咳嗽、咳痰病史，体重减退明显，有糖尿病基础疾病。结合胸片，患者考虑结核可能性大。完善胸部 CT，痰找抗酸杆菌，结核 T 细胞斑点试验，结核分枝杆菌耐药基因（rpoB）检测，结核培养，有助于进一步诊断。如患者同意，且无明显禁忌证，还可行支气管镜检查以获取病理学资料，进而明确诊断。

（2）肺炎：患者有咳嗽、咳痰，有发热，胸片示右上肺病变，故诊断上可考虑肺炎。积极完善胸部 CT、痰培养等检查有助于明确诊断。

（3）支气管肺癌：多有长期吸烟史，表现为刺激性咳嗽、咳痰，痰中带血，胸痛和消瘦等症状，或原有慢性咳嗽，咳嗽性质发生改变，胸部 X 线片及胸部

CT 可发现占位病变、阻塞性肺不张或阻塞性肺炎。痰细胞学检查、支气管纤维镜检查以致肺活检，可有助于明确诊断。

（4）肺脓肿：一般起病急，高热，大量脓痰，痰中无结核分枝杆菌，抗生素治疗有效，可鉴别。

2. 结核分枝杆菌检查　痰中找到抗酸杆菌是协助诊断肺结核的主要依据。诊断明确后转专科医院治疗。

【思考/小结】

病原学证据为疾病的诊断可提供确诊依据，临床微生物实验室应从技术上、方法上不断改进，提高阳性率。

〔谢良伊　欧阳鹏文〕

二、结核分枝杆菌组织感染

类风湿关节炎合并右侧锁骨结核包块

【病史摘要】

患者，女，61 岁。反复关节疼痛 8 年余，发现右颈部包块 1 个月。拟诊分析：①类风湿关节炎。患者老年女性，既往反复多次住院，诊断类风湿关节炎明确，并予甲氨蝶呤、白芍总苷、益赛普等药物治疗。②右颈部包块待查：风湿结节？囊肿？患者 1 个月前发现右颈部包块，伴压痛，逐渐增大，入院体格检查右侧胸锁关节处可扪及一 3 cm×3 cm 大小包块，质软，边界尚轻，活动可，触痛明显，局部无红肿，皮温不高，主要考虑：风湿小节；囊肿；肿瘤待排查。

【辅助检查】

入院后完善相关检查：血常规示白细胞计数 $6.08×10^9$/L，中性粒细胞百分率 67.2%，淋巴细胞百分率 15.5%，红细胞计数 $3.81×10^{12}$/L，血红蛋白 11 g/L，红细胞压积 36.4%，血小板计数 $363×10^9$/L，抗环瓜氨酸肽抗体 84.7 U/mL；红细胞沉降率 61 mm/h。肝肾功能、血糖、血脂、电解质正常；胸片正常。风湿全套示类风湿因子 574 IU/mL，高敏 CRP 34.9 mg/L。尿沉渣示白细胞（±），白细胞总数 84 个/μL，细菌 935 个/μL；血清蛋白电泳阴性；肿瘤标志物阴性；抗核抗体（滴度）阳性（1∶80）。心电图示：①窦性心动过速；②电轴右偏。右颈部包块 B 超示右侧锁骨前方皮下及深部低回声肿块，考虑实质占位性病变，性质、来源待定，建议进一步检查。尿特定蛋白测定示：尿肌酐 3.20 mmol/L，余项基本正常；尿常规正常；尿细菌培养及菌落计数经培养鉴定无细菌生长，尿真菌培养及菌落计数经培养鉴定无真菌生长。

【临床诊治】

内科护理常规，二级护理，低盐、低脂、糖尿病饮食。血清抗结核抗体检测示：结核抗体 IgG 阴性，结核抗体 IgM 阴性；完善肺部 + 颈部增强 CT 示双肺多发结节，性质待定，考虑转移瘤可能性大，胸骨柄及右侧锁骨胸骨端骨质破坏并周围软组织肿块，性质待定，转移瘤？纵隔内多发淋巴结轻度肿大建议进一步检查。PET/CT 诊断意见：①胸骨、右侧锁骨骨质破坏，周围软组织肿胀，PET 于相应部位见异常放射性浓缩影，考虑感染性病变可能性大，不排除结核可能，请结合临床；②右侧锁骨上多个小淋巴结，PET 于相应部位见异常反射性浓缩影，考虑淋巴结增生可能性大；③右下肺 2 个小点状影，PET 于相应部位未见异常反射性浓缩影，考虑良性病变；④纵隔、双肺门淋巴结增生；⑤左肾小结石；⑥全身其他部位未见明显异常。右锁骨近胸锁关节包块细针穿刺病检示抽出淡黄色脓性液约 3 mL，可见加多中性粒细胞，未见其他特殊。入院后予以甲氨蝶呤片、雷公藤总苷片、白芍总苷抗风湿治疗，先后予头孢硫脒、左氧氟沙星抗感染治疗。请乳甲外科会诊后诊断：右锁骨上窝肿块性质待查。建议：①完善颈部 + 肺部 CT 平扫增强；②必要时行肿块穿刺活检。因 PET/CT 结果考虑结核不排除，停头孢硫脒，加用盐酸左氧氟沙星氯化钠注射液抗感染治疗。次日，包块组织抽取液真菌涂片镜检未找到真菌，细菌涂片镜检未找到细菌，弱抗酸染色涂片镜检未找到弱抗酸杆菌，抗酸杆菌检测（液基杯夹层法）涂片镜检发现抗酸杆菌（++）。PPD 皮试（++）；Xpert MTB/RIF 阳性（图 12 - 49）。请创伤骨科会诊后诊断右侧锁骨肿块骨结核可能性大。抗结核治疗。感染科会诊后建议：①诊断性抗结核治疗，并追查脓液培养结果；②定期复查血常规、肝肾功能、尿沉渣。加用异烟肼片、利福平胶囊、盐酸乙胺丁醇、吡嗪酰胺片四联抗结核治疗（异烟肼片，0.3 g，每天 1 次，口服；利福平胶囊，0.45 g，每天 1 次，晨起空腹顿服；吡嗪酰胺片，0.5 g，每天 3 次，口服；盐酸乙胺丁醇片，0.75 g，每天 1 次，口服），同时予葡醛内酯片护肝，患者最终好转出院。遵医嘱出院后继续抗结核治

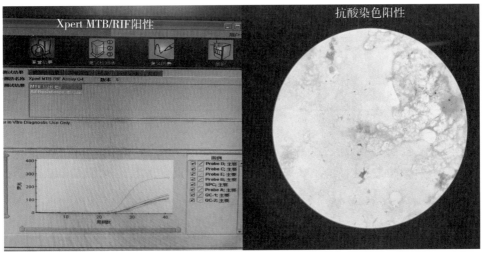

图 12 - 49　Xpert MTB/RIF 检测及抗酸染色结果

疗，定期来院复诊。1 年后复查，CT 未见纵隔肿大淋巴结，右锁骨上亦未触及肿大淋巴结，达到临床治愈，随诊无复发。

【检验医学在临床诊治中发挥的作用】

在类风湿关节炎合并右侧锁骨包块这一病例中，查清包块性质、特性尤为重要和关键，临床医生在 PET/CT 诊断意见报告中的不排除结核可能的意见引导下，行肿块穿刺活检，在微生物室工作人员建议下行弱抗酸染色检查（考虑诺卡菌感染）和抗酸染色检查（考虑结核分枝杆菌感染）以及 Xpert MTB/RIF 三项微生物实验室检查，结果为弱抗酸染色阴性，抗酸染色阳性（＋＋），Xpert MTB/RIF 阳性，结合 PPD 皮试试验阳性（＋＋），基本确诊为结核性的右侧锁骨肿块，经创伤骨科会诊后行诊断性抗结核治疗。

【思考/小结】

1. 此老年患者基础病为类风湿关节炎，长年服用甲氨蝶呤治疗，甲氨蝶呤是一种免疫抑制剂，因此患者长年处在免疫力低下的状态，这就构成了后期合并右侧锁骨结核包块的宿主因素。

2. 结核分枝杆菌的致病性与细菌在组织细胞内大量繁殖引起的炎症、代谢物质的毒性以菌体成分引起的免疫损伤有关。结核分枝杆菌的致病物质主要是荚膜、脂质、蛋白质。

3. 结核分枝杆菌实验室的检查方法

（1）细菌学方法：直接涂片染色镜检（抗酸染色或荧光染色）。培养（固体培养或液体培养）。

（2）免疫学方法：结核抗原检测、结核抗体检测、结核菌素皮肤试验-迟发性超敏反应（PPD 试验）、结核感染 T 细胞-γ 干扰素释放试验。

（3）分子生物学方法（核酸扩增或杂交）：聚合酶链反应（PCR）、荧光定量 PCR、环介导等温扩增检测（LAMP）、特异性线性探针技术、基因芯片检测、Gene Xpert MTB/RIF 检测系统、核酸纹图谱（REA 和 PFLP 等，用于菌种鉴定和流行病学调查）测序［菌种鉴定，16－23r DNA（RNA）］DNA 检测的不足之处：不能区分死菌与活菌，与临床疗效相关性差；不能区分"潜伏感染"和"活动性感染"，试验易发生交叉污染或环境污染，导致假阳性结果；反应受抑制情况下可产生假阴性结果。

结核病的实验室诊断技术在不断地发展进步，但各种方法都存在不足之处，实现结核病的早期、快速准确的诊断仍然任重而道远。目前还是要将传统方法和分子生物学方法结合对结核分枝杆菌感染进行诊断。

〔曾　玲〕

三、结核性腹膜炎

【病史摘要】

患者，男，48岁。腹胀、乏力、纳差、消瘦20天。体格检查：体温36.8℃，脉搏68次/min，呼吸20次/min，血压119/78 mmHg，慢性肝病面容，神志清楚，全身皮肤巩膜无黄染，无肝掌、蜘蛛痣，无出血点、瘀斑，全身浅表淋巴结未触及肿大。双肺呼吸音清晰，未闻及干湿啰音和胸膜摩擦音。腹部膨隆，腹软，全腹无压痛和反跳痛，腹部移动性浊音阳性，双肾区无叩击痛。肠鸣音正常。心前区无隆起，心未触及震颤，心界无扩大，律齐，心音无明显增强和减弱，各瓣膜听诊区未闻及病理性杂音。

【辅助检查】

血常规：白细胞计数 4.78×10^9/L，中性粒细胞计数 3.30×10^9/L，淋巴细胞计数 0.71×10^9/L↓，中性粒细胞百分率69.0%，红细胞计数 4.26×10^{12}/L，血红蛋白124 g/L↓，血小板计数 287×10^9/L。红细胞沉降率38 mm/h↑，C反应蛋白103 mg/L↑，降钙素原<0.05 ng/mL，补体C4 0.69 g/L↑，白细胞介素-6 33.04 pg/mL↑，结核抗体IgG、IgM阴性，Ⅲ型前胶原N端肽27.25 ng/mL↑，壳多糖酶3样蛋白1277.195 ng/mL↑。

生化：TBIL 10.48 μmol/L，DBIL 4.29 μmol/L，ALT 35.5 U/L，AST 32.9 U/L，ALB 41.9 g/L，GLB 27 g/L；CA125 976.1 U/mL；肌酐109.94 μmol/L↑，尿酸542.4 μmol/L↑，β_2-微球蛋白4.91 mg/L↑，白蛋白37.5 g/L，总胆红素7.6 μmol/L，间接胆红素4.70 μmol/L↓，前白蛋白115 mg/L↓；血糖、血脂、血淀粉酶、心肌酶、电解质：正常。

腹水常规分析：淡黄色，云雾状，无凝块，黏蛋白定性试验微量，红细胞计数 300.00×10^6/L，白细胞计数 1300.00×10^6/L，中性粒细胞0.10，淋巴细胞0.90；葡萄糖5.62 mmol/L，总蛋白52.68 g/L，乳酸脱氢酶359.9 U/L，腺苷脱氨酶44.00 U/L。腹水肿瘤标志物：正常。细菌、真菌培养（尿、无菌体液、大便）：经培养鉴定无细菌、真菌生长。结核感染T细胞检测：阴性对照反应水平（N）18.72 pg/mL，结核特异抗原刺激水平（T）22.92×10^6 mg/L，阳性对照反应水平（P）>5000.00 $\times 10^6$ mg/L，结核分枝杆菌γ-干扰素检测结果（T-N）4.20 pg/mL，结核分枝杆菌γ-干扰素检测结果判读阴性。PPD皮试阳性。

腹部B超：大量腹水。原因待查，肝多发囊肿，胆囊稍大，双肾多发囊肿并囊壁钙化或结石，前列腺增生。胃镜：非萎缩性胃炎（隆起糜烂）。冰冻病理：腹壁肿块肉芽肿性病变。腹水液基制片及细胞块切片：间皮细胞、较多组织细胞及淋巴细胞，未见癌细胞。

【临床诊治】

肝病内科护理常规，一级护理，低盐、低脂、优质蛋白饮食，戒酒，陪护，记 24 小时尿量。完善常规检查：三大常规，肝肾功能、电解质、血糖、血脂、凝血全套、淀粉酶、心肌酶、异常凝血酶原、输血前常规、自免肝全套、免疫全套、狼疮全套、甲状腺功能、CER、降钙素原、C 反应蛋白、红细胞沉降率、抗结核抗体、壳酶蛋白肝纤维化检查，胸部＋全腹部 CT 平扫＋增强、肝功能储备、心脏 B 超、心电图等。还原性谷胱甘肽、肝水解肽护肝，利尿消肿及对症支持治疗。患者腹腔感染，予左氧氟沙星注射液静脉滴注抗感染治疗；患者糜烂性胃炎，予奥美拉唑抑酸护胃，予铝碳酸镁片保护胃黏膜；行腹腔镜探查＋右侧腹壁结节切除活检术，患者大网膜腹壁小肠及系膜布满针尖大小粟粒样结节，最大直径约 5 mm（腹壁），予以电刀切除右侧上腹壁结节直径约 5 mm。根据患者病理检查结果，提示结核性腹膜炎，予以抗结核药物异烟肼片、利福平胶囊、盐酸乙胺丁醇片、吡嗪酰胺片对症治疗。

【检验医学在临床诊治中发挥的作用】

1. 血液检查　患者有轻度至中度贫血，腹腔结核病灶急性扩散者、干酪型及继发感染者的白细胞计数可增高，红细胞沉降率多数增快，红细胞沉降率也可作为病变活动的简易指标。

2. 腹水检测　腹水为淡黄色渗出液，腹水普通细菌培养为阴性，静置后可自然凝固，少数呈混浊或淡血性，偶见乳糜性，相对密度一般超过 1.018，蛋白质定性实验阳性，定量含量在 30 g/L 以上，白细胞计数超过 500×10^6/L，以淋巴细胞或单核细胞为主，李凡他试验阳性。腹水葡萄糖＞3.4 mmol/L，pH＜7.35，提示细菌感染；腹水腺苷脱氨酶（ADA）活性增高时（＞40 U/L），提示结核性腹膜炎，尤其是 ADA2 增高。腹水乳酸脱氢酶/血乳酸脱氢酶＞0.6。

〔卢婉莹　李良军〕

第十八节　非结核分枝杆菌感染

【病史摘要】

患者于 1 个月前因发现"左上肺结节性质待定"，行胸腔镜下左上肺癌根治术，术后病理示：左上肺附壁型腺癌，癌肿直径 1 cm，脏层胸膜未见癌累及，支气管残端未见癌残留。淋巴结无转移。术后恢复可，伤口未拆线，已出院。出院后伤口在当地诊所换药（具体不详），伤口愈合欠佳，有夜间低热。患者因伤口愈合欠佳，要求返院继续治疗。入院后予以常规伤口换药及营养支持治疗，因炎性指标未见升高未予以抗生素。2 周后伤口仍愈合不佳，复查炎性指标升高，加用"注射用头孢孟多酯钠 2 g bid"。外用庆大霉素局部抗炎外敷，清洗伤口换药。

1 周后伤口并无愈合迹象，反而红肿加重。考虑患者既往感染肺结核，有结核分枝杆菌接触史，不排除伤口结核分枝杆菌感染的可能，加用异烟肼换药后，患者伤口出现明显的脓性分泌物，且皮下有波动感，予以清创并调整抗生素为乳酸左氧氟沙星氯化钠注射液抗感染，继续以异烟肼换药治疗。炎症指标增高，送分泌物培养。检验科微生物室通过对分泌物涂片革兰染色见"鬼影"细胞，并进一步加做抗酸染色，提示为抗酸杆菌并反馈给临床。经培养 72 小时后，通过盐水漂浮试验等手段初步鉴定为非结核分枝杆菌（NTM）并与临床沟通，体外药敏试验提示阿米卡星、头孢西丁和左氧氟沙星敏感，结合《热病》指南，患者继续乳酸左氧氟沙星静脉用药，予以阿米卡星局部外敷换药。外院质谱回馈为脓肿分枝杆菌，此时患者伤口恢复可，停用抗生素，行二期缝合，予以阿米卡星局部外敷换药。随后患者伤口愈合良好，无红肿及分泌物渗出，好转出院。

【辅助检查】

体温 36.3 ℃，脉搏 70 次/min，呼吸 20 次/min，血压 122/75 mmHg，左侧胸壁第 4 肋间可见一长约 10 cm 手术伤口，伤口敷料有少量渗血、渗液，拆开敷料可见伤口红肿，有少量淡黄色渗液。胸廓两侧对称，未见明显异常。双肺未闻及明显干湿啰音，未闻及胸膜摩擦音。其余未见明显异常。WBC 7.55×10^9/L，N 74.7%，L 15.6%，M 8.3%，CRP 9.5 mg/L（表 12-9）。肿瘤标志物：CA 125 38.30 U/mL，CEA 1.0 ng/mL。肺部 HRCT：①左肺上叶腺癌根治术后改变，左侧少量气胸基本吸收，左侧前侧胸壁及侧腹壁皮下软组织积气基本吸收消失，双侧胸腔积液较前减少；②两肺感染渗出性病变较前吸收、减少；③心包腔少量积液；余况基本同前（图 12-50）。入院诊断：①左上肺腺癌（$T_1N_0M_0$ Ⅰ期）术后。②高血压 3 级高危组。③伤口延迟愈合。

表 12-9 患者治疗过程中相关实验室检查指标

日期	WBC /($\times 10^9 \cdot$ L^{-1})	NEUT /%	LYMPH /%	MONO /%	CRP /(mg $\cdot$ L^{-1})	ESR /mm	TB-TGRA	TB-IgG
1 月 3 日	7.55	74.7	15.6	8.3	9.5	-	-	-
1 月 6 日	7.88	78.7	11.9	7.7	-	-	-	无
1 月 16 日	9.05	78.1	10.4	10.3	20.1	-	-	无
1 月 21 日	11.25	79.3	11.6	7.6	28.9	-	-	-
2 月 1 日	9.21	76.8	12.8	8.3	22.4	75	-	无
3 月 5 日	12.53	85.6	5.4	8.8	115.9	-	-	无
3 月 6 日	9.16	75.2	11.6	12.7	-	-	+	-
3 月 12 日	8.48	75.2	12.9	7.8	-	-	-	无

注：WBC 示白细胞，NEUT 示中性粒细胞，LYMPH 示淋巴细胞，MONO 示单核细胞，CRP 示 C 反应蛋白，ESR 示血细胞沉降率，TB-TGRA 示结核 T 细胞检测，TB-IgG 示结核分枝杆菌 IgG 抗体，- 示阴性。

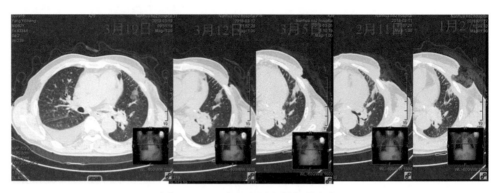

图 12‑50　诊疗过程中影像学改变

【临床诊治】

NTM广泛分布于水、土壤、灰尘等自然环境中，人和某些动物均可感染。本例患者肺癌术后伤口经久不愈的原因为脓肿分枝杆菌感染，病原学诊断明确。但在前期治疗时未行病原学检测，忽略了NTM伤口感染的可能性，伤口迁延不愈。根据文献报告，NTM的感染与性别和年龄密切相关，NTM感染病例中＞60岁的男性患者占40%以上。此外，NTM在临床上的分离率越来越高，从1979年的4.3%上升到2000年的11.1%，再到2010年NTM的检出率为22.9%，可见NTM的感染呈明显上升态势，需要得到临床诊疗的足够重视。

从药物选择上来看，由于大多数NTM对常用的抗分枝杆菌药物耐药，因此经验性用药需要区分结核和非结核分枝杆菌的感染。此外，NTM的耐药模式因菌种不同而有所差异，所以治疗前，分枝杆菌菌种鉴定和药敏结果非常重要。就此类细菌引起的伤口感染而言，外科常规的伤口抗菌药物并不敏感，以致患者肺癌术后伤口愈合时间远超过常规伤口的愈合时间，给患者生活质量造成极大影响。在非结核分枝杆菌造成伤口感染明确后，经阿米卡星外敷和左氧氟沙星静脉注射伤口情况好转，直至出院。

【检验医学在临床诊治中发挥的作用】

1. 对于送检的伤口分泌物，常规涂片镜检具有重要的价值，本例通过涂片革兰染色发现"鬼影"细胞，并进一步行抗酸染色确认及体外药敏试验，给临床治疗带来了指导性的参考，充分发挥了检验医学参与临床诊疗的价值。

2. 涂片染色镜检是快速发现病原菌最简便易行的手段，还能为临床区分定植和感染提供帮助。尤其对于分枝杆菌感染而言，发现抗酸杆菌对临床具有重大的意义。

【思考/小结】

1. 随着人们生活水平的提高，非结核分枝杆菌的感染已经在临床上越来越多见，需引起重视并掌握非结核分枝杆菌的临床分布特征及耐药性，同时也要加强提升非结核分枝杆菌的鉴定能力。

检验医学与临床诊治典型实例分析

2. 脓肿分枝杆菌是仅次于胞内分枝杆菌，为第二常见的非结核分枝杆菌。且多数非结核分枝杆菌对抗结核药物耐药，用抗结核药物治疗疗效不佳。

3. 为保证治疗的及时有效性，感染性疾病应取相关样本及时送检培养及药敏试验。

〔张小团〕

第十九节　皮疽诺卡菌感染

【病史摘要】

患者，男，48 岁。因"左侧腰痛 1 周"入院。患者 1 周前患者无明显诱因出现左侧腰部疼痛，以胀痛为主，呈阵发性发作，卧床休息后可适度缓解，严重时伴左下肢胀痛，无放射痛，无畏寒、发热，无恶心、呕吐，无腹痛，无尿频、尿急、尿痛，无尿量减少、排尿困难，为求诊疗入住本院。既往有"原发性肾病综合征（不典型膜性肾病）"病史 3 个月余，规律口服"甲泼尼龙片、吗替麦考酚酯分散片"治疗。

【辅助检查】

体温 36.2 ℃，脉搏 98 次/min，呼吸 20 次/min，血压 90/59 mmHg。双眼睑无水肿。双肺呼吸音清，未闻及干湿啰音。心率 98 次/min，律齐，未闻及杂音。腹平软，全腹无压痛及反跳痛，左肾区有叩痛，腹部移动性浊音阴性。双下肢轻度水肿。血常规：WBC 10.68×10^9/L，N 92.7%，RBC 2.44×10^{12}/L，HGB 73 g/L。ESR＞140 mm/h。尿沉渣：蛋白质（＋＋）。肝功能：白蛋白 22.1 g/L。大便常规、肾功能、心肌酶、电解质未见明显异常。全腹 CT 平扫：左侧腰大肌低密度灶，性质待查。腰部磁共振平扫：左侧腰大肌脓肿。脓液常规：乳白色雾状，无凝块，WBC 20000×10^6/L，N 80%，L 20%，RBC 10×10^6/L。脓液培养：皮疽诺卡菌。

【临床诊治】

本例患者因左侧腰痛 1 周入院，既往有"不典型膜性肾病"病史，长期服用免疫抑制剂，故需考虑感染可能。入院后检查结果示血常规白细胞升高，红细胞沉降率明显增快，腰部磁共振示左侧腰大肌脓肿，予以左氧氟沙星抗感染，患者腰痛症状无明显改善，且出现间断发热，最高体温达 38.6 ℃，行腰大肌脓肿穿刺引流术，脓液细菌培养示皮疽诺卡菌，改用磺胺甲噁唑/甲氧苄啶片 0.96 g，bid 及注射用头孢哌酮-舒巴坦 2g q12h 联合抗感染及硫酸阿米卡星注射液冲洗引流，6 天后患者无明显腰痛，仍间有低热，要求拔除引流管后回当地医院继续治疗，嘱患者及家属抗感染需足量、足疗程。

【检验医学在临床诊治中发挥的作用】

1. 通过脓液培养明确了皮疽诺卡菌感染，并指导临床合理用药，有效帮助临床迅速控制感染。

2. 诺卡菌生长缓慢，培养周期长，一般需 2～7 天培养，分泌物培养的第 3 天血平板长出白色干燥细小菌，培养的第 7 天菌落变中等大小，菌落由干燥逐渐变湿润，颜色由白色变黄色，革兰染色镜下形态早期为阴阳不定、丝状、分枝杆状菌，延迟培养后丝状细菌断裂，变为球状、短杆状，弱抗酸染色阳性，经质谱鉴定为皮疽诺卡菌（图 12－51～图 12－53）。

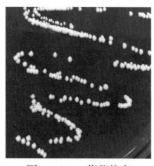

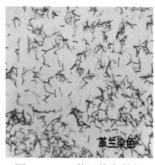

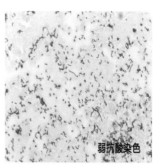

图 12－51　菌落状态　　　图 12－52　革兰染色结果　　　图 12－53　弱抗酸染色结果

【思考/小结】

1. 诺卡菌属属于放线菌纲，广泛分布于自然界中，包括星形诺卡菌（在我国，占 90%）、巴西诺卡菌、皮疽诺卡菌等，临床上多由外伤进入皮肤或经呼吸道吸入引起局部皮肤或肺部感染，星形诺卡菌及皮疽诺卡菌可引起播散性感染，导致脑、肾、皮肤、关节等多发性脓肿，甚至发生导管相关性血液感染，而巴西诺卡菌表现为局部脓肿及多发性瘘管，很少呈血源性扩散。

2. 诺卡菌感染临床表现及影像学缺乏特异性，易漏诊、误诊，病原学检查是确诊诺卡菌病的重要依据。对怀疑感染皮疽诺卡菌的患者，应尽早采集血液、痰、体液等各种标本，以提高阳性检出率，细菌培养及鉴定过程中，诺卡菌生长缓慢，培养周期长。微生物工作人员既要有扎实的理论基础，又要认真细致，可借助质谱仪用于诺卡菌鉴定和分型。

3. 诺卡菌感染病原学明确诊断后，及早经验性治疗，首选复方磺胺甲噁唑，酌情联合其他药物，积极配合脓液引流，可降低诺卡菌感染的病死率。另外，该菌抗感染治疗周期长，复查和随访很重要。

〔郑淑娟　尤　倩〕

第二十节　巴西诺卡菌感染

【病史摘要】

患者，男，88 岁。因"左小腿皮肤溃疡化脓 10 天"入院。既往有糖尿病，接受胰岛素治疗。患者 1 个多月前觉左小腿瘙痒，抓挠后患处流血，剧痒，就诊于某医药专科学校附属医院，予聚维酮碘消毒，纱布包扎处理，病情继续恶化，予抗炎，降血压，换药，补液等对症治疗后患者要求出院。患者为求系统治疗，遂来本院进一步诊治。

【辅助检查】

体温 36.1 ℃，脉搏 63 次/min，呼吸 20 次/min，血压 128/74 mmHg。全身皮肤黏膜无黄染，无皮下结节，无瘢痕，全身浅表淋巴结无肿大。双肺呼吸音清晰，双侧肺未闻及干、湿啰音。左小腿中段后部皮肤溃疡化脓，约 8 cm×6 cm，创面红肿，部分黑色坏死物，可见少量黄色分泌物，患部皮温稍高。实验室检查：WBC $4.37×10^9$/L，RBC $2.62×10^9$/L，CRP 112.27 mg/L，TP 57.60 g/L，ALB 31.50 g/L，Crea 129 μmol/L；尿常规、大便常规无异常。伤口分泌物培养为巴西诺卡菌（图 12-54～图 12-56）。

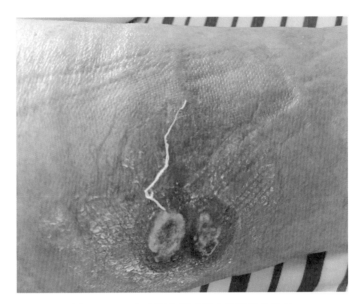

图 12-54 左小腿中段后部皮肤溃疡化脓处

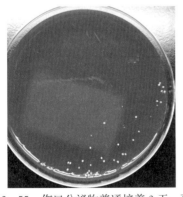

图 12-55 伤口分泌物普通培养 3 天，可见白色、干燥的小菌落，部分嗜琼脂现象

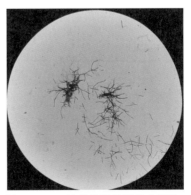

图 12-56 培养物弱抗酸染色阳性，可见 90°分枝丝状，菌丝有断裂现象

【临床诊治】

本例导致患者左小腿溃疡化脓的病原体为巴西诺卡菌，病原学诊断明确。入院后考虑患者肾功能异常，予以哌拉西林/他唑巴坦抗感染，后改用复方磺胺甲噁唑。

【检验医学在临床诊治中发挥的作用】

通过伤口分泌物培养物形态学及质谱鉴定明确了巴西诺卡菌感染，为临床迅速控制感染提供了依据，并指导临床用药。

【思考/小结】

1. 诺卡菌是条件致病菌，广泛存在土壤和家畜中。革兰氏阳性分枝丝状需氧菌，形态与放线菌相似，目前已知对人致病的有星形诺卡菌、皮疽诺卡菌、豚鼠诺卡菌和巴西诺卡菌等，约 70% 为星形诺卡菌感染。部分具有弱抗酸性，可与结核分枝杆菌鉴别。培养基中的生长速度慢，培养阳性率不高。

2. 通常是通过呼吸道吸入孢子或者断裂的菌丝片段（70%～80%）引起肺诺卡菌病，也可通过器官移植、开放性胸外科手术后、开放性骨折处皮肤、车祸后、隆胸后等引起外伤感染。

3. 首选磺胺类药物，次选碳青霉烯类联合阿米卡星序贯 TMP-SMZ，免疫功能正常者疗程为 3 个月，免疫功能受损者疗程为 6 个月。

〔匡　敏　宁兴旺〕

第二十一节　李斯特菌感染

一、妊娠期单核细胞增生李斯特菌感染

【病史摘要】

患者，女，26 岁。因"停经 28^{+5} 周，反复发热 20 天，下腹痛伴阴道流血 6 小时"入院。患者自诉 20 天前无明显诱因开始出现发热，体温最高达 38.5 ℃，伴肌肉酸痛，无畏寒，无关节疼痛，有咳嗽，无咳痰，无腹痛、腹胀及阴道流血。就诊于当地医院急诊，予以口服"小柴胡、头孢菌素"等治疗，并静脉滴注"头孢"（具体不详），治疗 4 天后症状好转，仍有咳嗽，体温 37 ℃。患者今天再次出现发热，体温最高达 39 ℃，伴头胀痛、咳嗽，无畏寒，6 小时前出现下腹不规律胀痛伴阴道流血，色暗红，无阴道流液，自觉胎动较前稍少。为求进一步治疗来本院就诊，急诊"①孕 2 产 0 宫内妊娠 28^{+5} 周 L 单活胎先兆早产；②发热查因"收治入院。患者自妊娠以来精神可，食欲食量增加，睡眠可，大、小便正常，妊娠期体重增长 10 kg。

【辅助检查】

体温 38.5 ℃，脉搏 91 次/min，血压 96/60 mmHg。心肺听诊无异常，腹膨隆，可扪及不规律宫缩，胎心 146 次/min，规律。血常规：白细胞计数 25.89×10⁹/L，中性粒细胞百分率 81.5%。超敏 C 反应蛋白：26.4 mg/L。降钙素原：0.02 ng/mL。急诊产科 B 超：宫内单活胎 LOT，胎盘位于子宫左侧及后壁，胎盘下缘距宫颈内口处约 45 mm，胎盘 Ⅰ，宫颈管内可见 2.5 mm 带状液暗带，预测 FW（1099±160）g，羊水指数 154 mm，双顶径 68.8 mm，HC 256 mm，AC 238 mm。

【临床诊治】

患者反复发热，胎儿可能出现缺血缺氧性脑病、胎儿宫内窘迫、神经系统损伤，甚至随时可能出现生命威胁。患者有腹痛并阴道流血，考虑先兆早产可能性大，暂时予以头孢西丁抗感染治疗并完善呼吸道感染抗体、痰培养、抗结核抗体等检查。治疗 2 天后患者体温较前降低，但仍有波动，最高达 37.8 ℃。血常规：白细胞计数 25.89×10⁹/L，中性粒细胞百分率 84.9%。患者早产，平安生产一活女婴，外观为早产儿貌，重度窒息。由于患儿并发症较多，抢救无效死亡。临床医生送羊水进行细菌培养，并予胎盘送病检。血培养为阴性。羊水标本报阳后直接涂片镜下可见革兰氏氏阳性短杆菌（图 12‑57），并接种于血琼脂平板及中国蓝平板。于 35 ℃孵育箱过夜培养，次日在血平板上可见有狭窄的 β 溶血环的灰白色小菌落，有些菌落刮开才能看到溶血（图 12‑58），立即对菌落进行革兰氏染色，镜下可见为革兰阳性短杆菌，直或微弯，常成八字形或成对排列（图 12‑59），染色不均匀。CAMP 试验阳性（图 12‑60 待测菌加强溶血区域是长方形，无乳链球菌的加强溶血区域是三角形），触酶试验阳性（图 12‑61 无乳链球菌触酶试验阴性）。经鉴定为单核细胞增生李斯特菌（LM）。平产后行刮宫术，并加用阿米卡星抗感染治疗。复查血常规：白细胞计数 6.80×10⁹/L，中性粒细胞百分率 53.5%，较前明显下降，体温 36.6 ℃，患者病情好转。

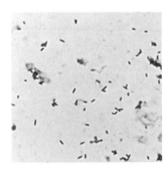

图 12‑57 直接涂片镜下形态（革兰染色×1000）

图 12‑58 血平板上形态（溶血性观察，SBA，24 小时）

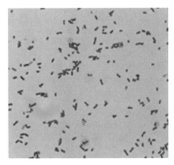

图 12‑59 纯培养下的镜下形态（革兰染色，×1000）

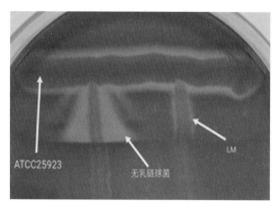
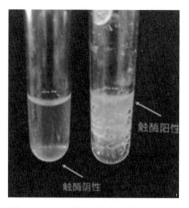

图 12 - 60　CAMP 结果比较（LM 与
无乳链球菌比较）

图 12 - 61　触酶试验比较（LM 与
无乳链球菌比较）

【检验医学在临床诊治中发挥的作用】

1. 对于有高热，尤其是反复发热特别是有生冷食物食用史的孕妇，临床医生都应高度警惕单核细胞增生李斯特菌感染的可能，及时送检标本，早期诊断。

2. 目前孕妇单核细胞增生李斯特菌病的最常用诊断方法是根据血培养或胎盘细菌培养结果，阴道分泌物及脑脊液涂片培养也是可行的。单核细胞增生李斯特菌较罕见，常误判为其他菌（如无乳链球菌、棒状杆菌、流感嗜血杆菌等）。对血液、脑脊液或其他无菌部位的标本进行直接涂片时，发现革兰氏阳性短小杆菌，且呈八字形或栅栏状排列，尤其是老年人、孕妇、免疫功能低下等易感人群，需怀疑单核细胞增生李斯特菌，及时与临床医生沟通，并进行快速鉴定药敏试验，应用 PCR、质谱等技术进行确诊，为临床诊断治疗提供指导意义。

3. 明确孕妇产单核李斯特菌感染的诊断后，抗生素的合理选择也是单核细胞增生李斯特菌感染治疗的关键。抗微生物治疗指南《热病》中指出，单核细胞增生李斯特菌对莫西沙星、利奈唑胺、阿米卡星、庆大霉素等氨基糖苷类药物敏感。

【思考/小结】

单核细胞增生李斯特菌为食源性致病菌，食用污染风险高的食品（生冷食物及久存冰箱的食物），能使人和哺乳动物致病。单核细胞增生李斯特菌较易发生于妊娠妇女，但临床症状较轻微，多数为非特异性的感染症状，我们要重视病史的采集，对无明显感染征象，伴有反复发热者应提高警惕，并做好预防宣教，能做到早诊断、早治疗，改善预后。

〔谢良伊　姜　斌〕

二、新生儿单核细胞增生李斯特菌感染

【病史摘要】

患儿，男，早产儿，1 天。因"产后气促、呻吟半小时"入院。患儿系第 2

胎第 2 产，其母亲妊娠期有外阴反复瘙痒史及产前 1 周有"低热"史（未予特殊处理）。产科入院查：CRP 43.1 mg/L，PCT 0.23 ng/mL。血常规：WBC 24.36×10^9/L，N 86%。妊娠 33^{+5} 周因胎心频繁变异减速在本院产科行剖宫产娩出，出生时羊水 II 度污染，量适中，脐带正常，胎盘无异常。Apgar 评分：1 分钟 8 分，分别为皮肤颜色 1 分、心率 2 分、对刺激的反应 2 分、肌张力 1 分、呼吸 2 分；5 分钟 9 分（肤色 1 分）。出生体重 2.22 kg，经"清理呼吸道"后患儿仍有气促、呻吟，考虑病情危重，产科医生请儿科住院总医生会诊后以"气促、呻吟查因"收住儿科。患儿生后无呕吐、抽搐等症状。生后至今未开奶，未解大便，未解小便。

【辅助检查】

体温 36.0 ℃，心率 145 次/min，呼吸 68 次/min，血压 68/31 mmHg。早产儿貌，发育良好，营养中等，反应差，有呻吟，哭声弱，面色苍白。双肺呼吸运动对称，呼吸不规则，三凹征（＋），双肺呼吸音粗，双侧肺可闻及痰鸣音。血常规：白细胞计数 25.75×10^9/L，中性粒细胞百分率 69.0%。降钙素原 9.14 ng/mL。超敏 C 反应蛋白：111 mg/L。血气分析：pH 7.16，PCO_2 72.2 mmHg，PO_2 85.4 mmHg，SO_2 96.7%，钠 135 mmol/L，钾 3.4 mmol/L，钙 1.22 mmol/L，血糖 5.2 mmol/L，乳酸 1.6 mmol/L，HCO_3^- 20.7 mmol/L，BE －4.5 mmol/L，HBCL 4.4 g/dL。影像学检查：胸片可见肺野普遍透亮度减低。

【临床诊治】

患儿为早产儿，入院后有呻吟、呼吸费力，呼吸 65～70 次/min，可见呼吸三凹征，双肺呼吸音粗，闻及痰鸣音，结合辅助检查及影像学检查，考虑诊断为：①新生儿呼吸窘迫综合征。②新生儿肺炎？患儿母亲产前有"低热"病史，且其妊娠期有反复外阴瘙痒史，母亲入本院产科行检查提示血常规白细胞计数高，CRP、PCT 均显著升高，需警惕败血症可能，予以青霉素及头孢哌酮/舒巴坦抗感染治疗并完善血培养检查。检查结果回报：血液、胃液培养结果示单核细胞增生李斯特菌。药敏结果提示对美罗培南、罗红霉素、青霉素、氨苄西林、复方磺胺甲噁唑均敏感。患儿新生儿败血症诊断明确，继续予以青霉素抗感染治疗。2 周后患者气促、呻吟等症状有所好转，复查血常规：白细胞计数 14.77×10^9/L，中性粒细胞百分率 22.5%，C 反应蛋白＜3.13 mg/L，较前明显下降，血培养结果示阴性。

【检验医学在临床诊治中发挥的作用】

1. 早产儿大多在出生后的 36 小时内出现败血症症状，可伴有肺炎与呼吸困难，如呼吸急促、皮肤青紫等；医生对于有低热、窒息、呼吸困难且母亲产前有感染史的早产儿，应高度警惕单核细胞增生李斯特菌感染的可能，及时送检标本，早期诊断。

2. 早期诊断是单核细胞增生李斯特菌败血症治疗的前提，合理使用抗菌药物是治疗的关键。当怀疑单核细胞增生李斯特菌感染时，首选药物为氨苄西林和氨基糖苷类，其次是大环内酯类，单核细胞增生李斯特菌对头孢菌素类抗生素天然耐药。患者入院后第 3 天血培养阳性初步鉴定为革兰氏阳性短杆菌，及时电告病房医生，接到电话后医生及时合理用药。1 天后鉴定为单核细胞增生李斯特菌，药敏结果示对美罗培南、罗红霉素、青霉素、氨苄西林、复方磺胺甲噁唑均敏感，临床继续用青霉素抗感染治疗，病情得到较好的控制。

【思考/小结】

新生儿单核细胞增生李斯特菌感染为新生儿早期严重感染性疾病，主要的临床表现为血流感染，并可伴有急性呼吸窘迫及肺炎等症状，并发症多，病死率高，患儿母亲多有产前感染史，对该类患儿应尽早行微生物检查明确诊断，选用抗菌药物时需注意覆盖单核细胞增生李斯特菌感染的可能性，从而降低病死率，改善预后。

〔谢良伊　姜　斌〕

第二十二节　蜡样芽孢杆菌感染

一、蜡样芽孢杆菌组织感染

(一) 胸腰椎术后蜡样芽孢杆菌感染

【病史摘要】

患者，男，58 岁。主诉胸腰椎内固定术后 13 天，无高血压、糖尿病、呼吸道和消化道等症状，无疫水、毒物接触史，无相关疾病家族史。该患者 3 月 24 日因外伤致腰背部疼痛伴双下肢感觉及活动受限 6 小时入院，诊断为胸 11、腰 2 椎体爆裂性骨折并脊髓损伤。3 月 25 日在全身麻醉下行胸腰椎后路减压复位植骨内固定术，术后哌拉西林/他唑巴坦积极抗感染，脱水消肿等对症治疗。4 月 10 日发现患者伤口处有红肿压痛，行胸腰椎后路清创术，负压引流。

【辅助检查】

该患者 3 月 31 日 WBC 14.98×10^9/L，N 89%；4 月 3 日 CRP 57 mg/L；4 月 4 日引流物革兰染色镜下见革兰氏阳性杆菌，菌体两端较钝圆，多数呈链状排列。引流物接种于血平板上培养 24 小时可见灰白色、不透明、表明粗糙似毛玻璃状较大菌落，经质谱鉴定为蜡样芽孢杆菌。4 月 7 日 CRP 180 mg/L；4 月 10 日 WBC 10.48×10^9/L，N 87%。4 月 10 日体温高达 39.5 ℃，有深部组织感染，清创术后送组织细菌、真菌涂片和培养，组织经研磨及血培养增加后革兰染色再次发现革兰阳性杆菌，培养及鉴定为蜡样芽孢杆菌（图12-62～图12-64）。

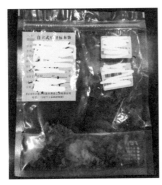

图12-62 术后组织

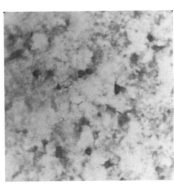

图12-63 引流液革兰染色见革兰氏阳性杆菌(×1000)

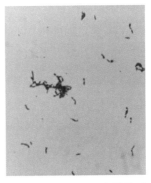

图12-64 组织研磨增菌后革兰染色见革兰氏阳性杆菌（×1000）

【临床诊治】

患者术后长期使用哌拉西林/他唑巴坦抗感染，但炎性指标CRP持续升高，体温升高，说明抗感染效果不明显。4月10日发现有深部组织感染后，于全身麻醉下行胸腰椎后路清创术后，送组织细菌、真菌涂片和培养，发现致病菌为革兰氏阳性杆菌并经质谱鉴定为蜡样芽孢杆菌，参照CLSI M45 A3少见菌药敏标准和抗微生物治疗指南（热病），临床加用万古霉素静脉滴注，患者体温下降，情况好转。

【检验医学在临床诊治中发挥的作用】

寻找感染源一直在感染性疾病诊治中发挥着关键的作用。该患者术后10天送引流液培养，发现革兰氏阳性杆菌，质谱鉴定为蜡样芽孢杆菌。蜡样芽孢杆菌广泛存在于自然环境中，是常见的污染菌和条件致病菌，也是导致医生忽视蜡样芽孢杆菌为致病菌的一个重要原因。

术后患者抗感染效果不佳，我们需要慎重考虑所选用抗生素是否覆盖了致病菌，此时临床和微生物室需要积极寻找病原菌，针对性用药方可控制感染进一步发展。患者清创引流，组织培养，确定蜡样芽孢杆菌为致病菌后，首选万古霉素，病情得到控制。

【思考/小结】

蜡样芽孢杆菌为革兰阳性需氧芽孢杆菌，广泛分布于自然环境（土壤、水、乳制品）并长期存在于医院环境中（各种医疗器材如静脉导管等），常引起不同程度的感染，如食物中毒、局部感染、菌血症等。可引起眼部（眼内炎和眼眶蜂窝织炎）、心血管、呼吸、中枢神经、创伤部位等，可引起粒细胞缺乏症、白血病等恶性血液病和免疫功能低下患者菌血症、坏死性淋巴结炎等。

国内外文献报道，蜡样芽孢杆菌引起的食物中毒是全世界共同关注的公共卫生健康问题。蜡样芽孢杆菌引起的感染越来越受到重视，不再视为污染菌而被忽视。做出即时的判断，迅速启动抗感染治疗，对蜡样芽孢杆菌引起的感染治疗至关重要。

积极和临床沟通，指导临床医生正确采集标本，回报检验结果，对致病菌做出正确的判断，及时启动有效的抗生素治疗对感染性疾病的诊治非常重要。

〔徐　文〕

（二）椎体骨折并蜡样芽孢杆菌感染

【病史摘要】

患者，老年男性。因"外伤致腰背部疼痛伴双下肢感觉及活动障碍6小时"入院。患者6小时前从约6 m高处坠落，以胸腰背部着地，后感腰背部持续性刺痛，伴有双下肢活动受限及腹股沟平面以下感觉麻木。当时无头晕、头痛、恶心、呕吐等不适。送至当地医院行CT检查后提示"T11、L2椎体爆裂性骨折，L2椎体向后脱位，右侧第7、第8肋骨骨折，胸腰椎多处附件骨折，右肩胛骨粉碎性骨折"，遂转至本院继续治疗。患者自受伤以来大小便未解，精神状态可。既往体健，无家族性遗传性疾病史。

【辅助检查】

体温36.7 ℃，脉搏77次/min，呼吸21次/min，血压131/88 mmHg。急性面容，神志清楚。双肺呼吸音清晰，叩诊清音，未闻及干湿啰音和胸膜摩擦音。心率77次/min，律齐，心音正常。肠鸣音3～5次/min，移动性浊音阴性。专科检查：脊柱外观未见明显畸形，颈椎活动可，颈胸各椎间隙及椎旁无明显压痛。腰椎活动度明显受限，T9～L2棘突压痛，无明显椎旁压痛。直腿抬高试验：左侧70°，右侧70°。加强试验：左侧阴性，右侧阴性。"4"字征：左侧阴性，右侧阴性。左下肢肌力1级，右下肢肌力0级，双下肢感觉障碍，肌张力未见明显异常。膝反射：左侧阴性，右侧阴性。跟腱反射：左侧阴性，右侧阴性；Babinski征：左侧阴性，右侧阴性。Chaddock征：左侧阴性，右侧阴性。足拇背伸肌肌力：左侧0级，右侧0级。提睾反射：左侧阴性，右侧阴性。肛门括约肌肌力0级。血常规：白细胞计数9.69×10^9/L，中性粒细胞百分率95.0%，血红蛋白130 g/L。肝功能：L 59.9 U/L。心肌酶：肌酸激酶1812.5 U/L，心型肌酸激酶35 U/L，肌红蛋白1202.1 ng/mL。凝血功能：活化部分凝血活酶时间23.5秒，D-二聚体定量23.08 mg/L，纤维蛋白（原）降解产物52.60 μg/mL；C反应蛋白47.5 mg/L；降钙素原1.83 ng/mL。胸椎及腰椎MRI示：T11椎体骨折；L2椎体爆裂性骨折并脱位、马尾神经受压及损伤；T12～L1水平段脊髓损伤；T11～L4附件骨折。

【临床诊治】

患者症状重，神经根明显受压，保守治疗效果差，有明确手术指征，全身麻醉下行胸腰椎后路减压复位植骨内固定术，并予以头孢哌酮/舒巴坦预防感染及对症支持治疗。术后生命体征较平稳。术后患者切口引流出暗红色液体，经培养提示蜡样芽孢杆菌。予以万古霉素和哌拉西林/他唑巴坦抗感染。数天后切口换药见手术切口对位，未见明显红肿及流血流脓征象，切口呈Ⅰ/甲愈合。

【检验医学在临床诊治中发挥的作用】

明确病原学诊断，为临床抗感染治疗提供了依据。

【思考/小结】

1. 蜡样芽孢杆菌通常导致食物中毒，但是也可以引起局部伤口和眼部感染以及全身性疾病。当临床实验室分离出该菌时要考虑感染的可能，同时也要注意排除污染。

2. 临床应该重视标本的直接涂片，在进行培养的同时送检涂片。

〔谢良伊　邓颖红〕

二、蜡样芽孢杆菌血流感染

蜡样芽孢杆菌引起的白血病患儿脓毒症

【病史摘要】

患儿，男，11岁。因"确诊白血病7个月余，要求规律化疗"第7次入院。患儿7个月前确诊为"急性T淋巴细胞白血病（T系中危）"。在确诊后已规律接受 VDLD 化疗方案 1 次、CAM 方案 2 次、HD-MTX 方案 4 次、再诱导 VDLD 方案 2 次。既往有多次输血史，无手术、外伤、肝炎、疟疾等病史，已完成卡介苗、乙肝疫苗、百白破疫苗、脊髓灰质炎疫苗、麻疹疫苗、流脑疫苗、乙脑疫苗接种。未发现有食物、药物等过敏史。无家族性遗传病。入院后第2天完善相关检查后行 SCCLG-ALL-2016 CAM 化疗方案。入院第3天接受了腰椎穿刺和骨髓穿刺。化疗期间患儿骨髓抑制明显，出现白细胞和血小板急剧减少，予以多次输血治疗。入院后第18天患儿无明显诱因开始发热，体温急剧升高达40.0 ℃，且居高不下，有畏寒及寒战，无呕吐，无咽喉痛、肌肉痛等症状。

【辅助检查】

发热时体温 40.0 ℃，脉搏 142 次/min，呼吸 26 次/min，血压 118/72 mmHg。贫血面容，余未见阳性体征。心率最高达 142 次/min，律齐。血常规：WBC 0.20×10⁹/L，N 34.6 %，HGB 63 g/L，PLT 27×10⁹/L。尿常规：阴性。Coombs 试验：阴性。血小板抗体筛查：阴性。高敏 C 反应蛋白：176 mg/L。降钙素原：>100 ng/mL。肝功能：谷丙转氨酶 490.0 U/L，谷草转氨酶 266.66 U/L。血培养：蜡样芽孢杆菌。药敏结果：青霉素耐药，美罗培南、万古霉素、克林霉素、庆大霉素、红霉素、氯霉素、环丙沙星、复方磺胺甲噁唑均为敏感。脑脊液常规、生化及培养检查未见异常。

【临床诊治】

患儿发热时立即清洁皮肤后采集双臂双份血培养送检。考虑患儿免疫力低下且病情较重，经抗生素管理小组商讨后直接采用美罗培南 0.78 g q8h 静脉滴注＋万古霉素 0.5 g q8h 静脉滴注抗感染，辅以物理降温。约 6 小时后双份血培养均报阳，初步涂片镜检见革兰阳性、两端钝圆、单个或长链状排列的粗大杆菌（图12－65、图12－66），结合患儿病情考虑污染的可能性较小。血培养阳性培养物转种血平板 35 ℃需氧培养 24 小时后见大的、浅灰色、表面粗糙似磨玻璃状的菌落，并呈现 β-溶血性链球菌（图12－67）。经 VITEK MS 鉴定和 16s RNA 测序

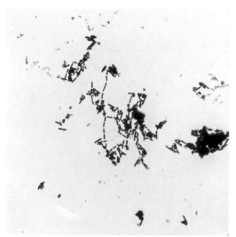

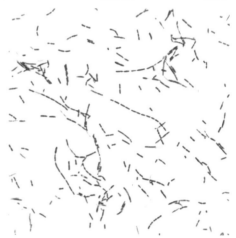

图 12－65　血培养阳性直接涂片镜检（革兰
　　　　　染色×100）革兰氏阳性、两端
　　　　　较钝圆的粗大杆菌

图 12－66　血培养阳性转板后挑取纯菌落
　　　　　涂片镜检（革兰染色×100）

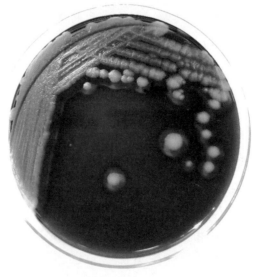

图 12－67　蜡样芽孢杆菌菌落形态：血平板上可见较大、灰白色、
　　　　　表面粗糙似磨玻璃的菌落，并呈现 β-溶血

后确定为蜡样芽孢杆菌。该菌对美罗培南和万古霉素均为敏感。使用抗生素3天后患儿体温逐渐恢复正常，病情逐渐平稳。

【检验医学在临床诊治中发挥的作用】

根据患者临床表现排除污染菌，及时反馈检测结果帮助临床医生寻找致病菌，并提供准确的药敏报告。

【思考/小结】

1. 患儿处于化疗后骨髓抑制期，免疫系统处于缺陷状态，机体本身具有感染的高危因素。蜡样芽孢杆菌入血后还可产生外毒素、溶血素和溶细胞毒素等多种毒素，可能是导致病情严重的另一原因。患儿无进食不洁食物史，发生脓毒症时不伴有腹泻、呕吐等食物中毒症状，感染的途径仍不清楚，可能与多次侵入性操作有关。

2. 该菌与血液肿瘤疾病患者血流感染的发生密切相关，且临床过程常呈爆发性，进展较快。对于免疫功能低下患者，临床医生应警惕蜡样芽孢杆菌感染的潜在严重性。

〔欧阳鹏文　谢良伊〕

第二十三节　克罗彭施泰特棒状杆菌感染

【病史摘要】

患者，女，33岁。因"右乳红肿疼痛6天"于本院乳腺外科就诊。平素月经规律，无痛经，经量多，G2P2A0，LMP 4/3，有避孕。无药物过敏史。

【辅助检查】

体温36.3℃，脉搏85次/min，呼吸17次/min，血压110/80 mmHg。

3月15日乳腺浅表彩超显示：双侧乳腺结构不良。左侧乳腺2点钟位实性结节，BI-RADS分类：2类（钙化灶？）。右侧乳腺多发液实性混合回声灶，BI-RADS：4类（肉芽肿性乳腺炎？）。红细胞沉降率23 mm/h。血清泌乳素正常：14.86 μg/L。血细胞分析：白细胞总数9.48×10^9/L，中性粒细胞百分率73.60%。双乳腺体稍不均匀，右乳外下红肿疼痛扪及团块肿物，表皮灼热潮红，右侧腋窝淋巴结肿大。

【临床诊治】

患者行乳腺肿物穿刺术，术中抽取脓液送检微生物室进行抗酸染色涂片、需氧培养和厌氧培养，组织送检病理科。活检病理结果显示：右乳纤维间质内见淋巴浆细胞、中性粒细胞、嗜酸性粒细胞及泡沫细胞浸润，局部可见纤维素性坏死渗出，符合慢性活动性炎症变化。微生物室结果：抗酸染色（－）；厌氧菌培养（－）；35℃条件下培养24小时后，血平板上单一菌落生长缓慢，菌落小、突起、圆形、不溶血，呈灰白色，稍干燥，直径＜0.5 mm。革兰染色后油镜下为革兰氏阳性杆菌，细长，有些呈 90°分枝角（图 12‐68、图 12‐69）。梅里埃 VITEK MS质谱鉴定为"克罗彭施泰特棒状杆菌"。

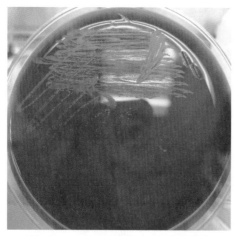
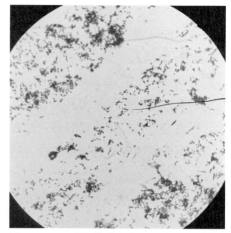

图 12‐68　35 ℃培养 24 小时后菌落　　图 12‐69　纯培养菌落革兰染色（×1000）

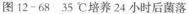

　　本例乳腺炎病原体为克罗彭施泰特棒状杆菌，病原学明确。前期因未进行病原学检查，患者也没有规律复诊，导致乳腺炎反复发作。明确病原体后，予头孢呋辛酯口服抗炎，辨证辅以中药清热解毒，伤口换药引流后患者主诉疼痛明显减少，乳房不红肿，炎症得到控制，建议患者定期复诊。

　　【检验医学在临床诊治中发挥的作用】

　　快速精准鉴定出病原菌，及时与乳腺外科主管医生沟通，告知克罗彭施泰特棒状杆菌是引起乳腺脓肿肉芽肿最常见的细菌之一，结合临床考虑此菌为病原菌。

　　【思考/小结】

　　1. 克罗彭施泰特棒状杆菌（corynebacterium kroppenstedtii）是很少见的一种棒杆菌，最初是在肺病患者的痰液中发现。其他菌株分离自肺活检标本、痰标本、乳房脓肿和肉芽肿性小叶性乳腺炎患者标本。《临床微生物学手册》第 11 版提到：克罗彭施泰特棒状杆菌和肉芽肿性小叶性乳腺炎相关。

　　2. 在质谱鉴定仪应用前，我们鉴定手段和能力有限。碰到棒状杆菌要么报革兰氏阳性杆菌，临床用药范围被限制了，要么报非致病菌，导致真正病原菌的漏检。现在使用质谱鉴定仪能鉴定出多个种类的少见菌，能准确报告病原体，为临床精准用药有着不可或缺的价值。要注意的是，对于所有无菌体液和无菌部位取材的标本，只要有菌生长，不能武断地认为是污染菌，应与临床紧密联系，多途径获取病原菌的相关资讯，才能更好地助力临床精准治疗。

〔吴　英〕

第二十四节　大芬戈尔德菌感染

【病史摘要】

患者，男，68 岁。主诉：车祸致伤右下肢术后反复渗液 2 年多。现病史：术后右小腿伤口反复渗液，对症处理后无明显好转。3 个月前患者于当地医院行内固定物取出术，术后伤口仍有反复渗液。拟"右胫骨下段骨髓炎"收入院，入院神志清醒。

【辅助检查】

体温 36.5℃，脉搏 74 次/min，呼吸 18 次/min，血压 126/76 mmHg。X 线片：①右胫骨下端慢性骨髓炎，不排除局部死骨形成。②右足骨质疏松。③主动脉硬化。血常规：WBC 10.72×10^9/L。专科检查：右小腿轻度肿胀，局部见约 0.3 cm×0.3 cm 窦口，少许渗液，小腿下段皮肤颜色瘀黑，胫骨下段内侧贴骨瘢痕，右小腿及右踝、右足见散在红斑、脱屑、瘙痒，右膝关节活动可，踝关节稍僵硬，屈伸活动稍受限，右足各趾活动可，右下肢自膝关节以远皮肤感觉迟钝。微生物检查：进行清创手术，清创前和清创后均进行需氧菌培养和厌氧菌培养。清创前和清创后均有单一厌氧菌生长，质谱鉴定为大芬戈尔德菌。

【临床诊治】

本例患者伤口的病原体为大芬戈尔德菌，病原学诊断明确，但患者在前期治疗中并未查出病原体，导致术后伤口反复渗液。入院后经厌氧菌培养确定病原菌后应用抗菌药物克林霉素、红霉素和阿莫西林/克拉维酸治疗 2 周后，愈合好转出院。

【检验医学在临床诊治中发挥的作用】

1. 通过伤口渗液培养和质谱鉴定明确了大芬戈尔德菌感染，为临床迅速控制感染提供了依据，并指导临床用药。

2. 大芬戈尔德菌感染的诊断主要根据从感染部位获得的足够标本进行培养，菌种鉴定相对困难。此菌最适生长温度 37℃，血平板培养 48 小时后形成灰白色、光滑、轻微凸起、不透明、不溶血的小菌落，菌落直径为 0.5～1.2 mm，有糖果气味。某些菌种在孵育 48 小时后，革兰染色容易被误判为革兰氏阴性，菌体呈球形或卵圆形，成双、短链、长链或成堆排列。积极与临床医生沟通，将培养情况及时反馈给医生，直至最终确定病原菌。（图 12-70、图 12-71）

【思考/小结】

1. 大芬戈尔德菌是革兰氏阳性厌氧球菌，广泛分布于口腔、上呼吸道、胃肠道、泌尿生殖系统和皮肤，是正常菌群，又是机会致病菌，常见于皮肤和软组织感染、骨关节感染及糖尿病皮肤溃疡的慢性创面感染；还可见于植入物感染、乳

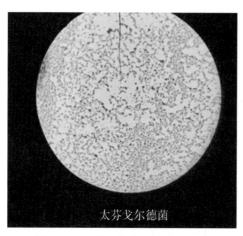

太芬戈尔德菌

图 12-70　革兰染色显微镜下形态

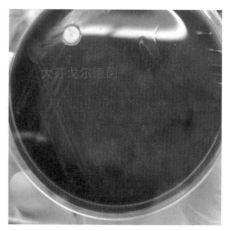

图 12-71　菌落形态

腺脓肿、鼻窦炎、中耳炎等上呼吸道感染。

2. 大多数厌氧菌生长缓慢，菌落很小，因此容易漏检和忽略，导致厌氧菌在临床感染病例中分享率很低。因此微生物实验室人员要定期到临床宣教，加强主动服务意识，认识到直接涂片染色的重要性，便于区分伤口污染（显示大量上皮细胞）和感染（同时显示细菌和炎症细胞），还可以判断标本中是否有菌，快速给临床报告。

3. 治疗需足疗程，复查和随访很重要。

〔吴　英〕

第二十五节　败毒梭菌和双酶梭菌双重感染

【病史摘要】

患者，男，5 岁。主诉：车轮绞伤右跟部肿痛流血活动受限 22 小时，拟"右跟部绞轧伤"收入骨科。

【辅助检查】

体温 36.8℃，脉搏 89 次/min，呼吸 20 次/min，血压 117/76 mmHg。血常规：WBC 7.52×10^9/L，中性粒细胞百分比 80.6%，血红蛋白浓度（HGB）125 g/L。专科检查：右跟部外侧可见 3 cm×3 cm 大小创面，污染严重，皮肤软组织可见坏死，跟腱部分外露，止点处部分缺损，趾活动、血运可。

微生物检查：行清创手术，清创前和清创后均对伤口渗液进行需氧和厌氧培养，结果均有 2 种厌氧菌生长。质谱鉴定分别为败毒梭菌（图 12-72、图 12-73）及双酶梭菌（图 12-74、图 12-75）。

【临床诊治】

本例患者右跟部创面的病原体为败毒梭菌及双酶梭菌，病原学诊断明确，因

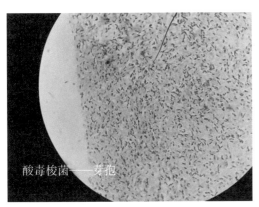

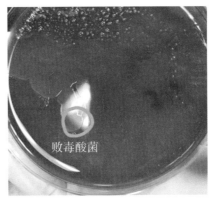

图 12 - 72　革兰氏阳性，粗大芽孢位于次
　　　　　　极端，大于菌体

图 12 - 73　厌氧血平板上培养 24～
　　　　　　48 小时有轻微溶血，菌
　　　　　　落平铺，似迁徙状

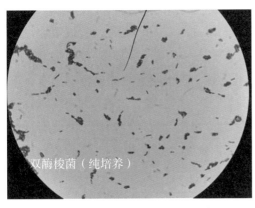

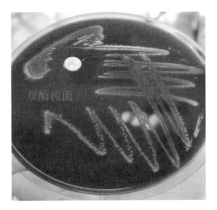

图 12 - 74　革兰氏阳性粗大杆菌，芽孢中
　　　　　　到次极端，大于菌体

图 12 - 75　厌氧血平板上白色菌落、
　　　　　　湿润、凸起，β 溶血环

及时发现病菌并采用针对性的治疗 2 周，愈合好转后出院。

【检验医学在临床诊治中发挥的重要作用】

通过伤口渗液培养和质谱鉴定明确了病原菌是败毒梭菌及双酶梭菌。将培养情况及时反馈给医生，积极与临床医生沟通，为临床迅速控制感染提供了依据，并指导临床用药。

【思考/小结】

临床上引起气性坏疽的主要致病菌为产气荚膜梭菌，其次为败毒梭菌、双酶梭菌、诺维梭菌、溶组织梭菌等。而由双酶梭菌和败毒梭菌共同引起感染的比较少见。由于双酶梭菌产气量少，感染创口早期捻发感不明显，临床诊断比较困难。因此，掌握此菌的特征，了解其菌体形态，能为临床提供快速准确的结果，对于抢救患者起到非常重要的作用。

〔吴　英〕

第十二章　细菌感染检验案例分析

第二十六节 糖尿病足多种病原菌混合感染

【病史摘要】

患者，男，70岁。因"发现右足小趾坏疽，伴腥臭味3天余"入院。患者糖尿病史11年，无明显诱因右足小趾甲出现缺损，伴有红、肿、热、痛，右足小趾外侧远端流出墨绿色脓性液体，伴有腥臭味，渐而右足小趾出现坏疽。患者11年前体检时偶然发现血糖升高，当时诊断为"2型糖尿病"。多次入院治疗。否认"高血压、冠心病"病史，否认"肝炎、结核、疟疾"病史，否认精神疾病史，否认手术、外伤、输血史，否认食物、药物过敏史，预防接种史不详。

【辅助检查】

体温36.9℃，脉搏92次/min，呼吸20次/min，血压146/76 mmHg。发育正常，营养良好，正常面容，神志清楚，精神尚可，自动体位，查体合作，问答切题，全身皮肤黏膜未见黄染，全身浅表淋巴结未触及肿大。心率92次/min，律齐，心音无明显增强和减弱，各瓣膜听诊区未闻及病理性杂音。双上肢、左下肢未见明显畸形，活动可。右足背见明显红肿，皮温较高。右足小趾可见坏疽、指甲缺损，伴红、肿、热、痛，有腥臭味，流出墨绿色脓性液体，右足背动脉搏动弱，趾端血运、感觉及活动差。血常规：白细胞计数$9.52×10^9$/L，中性粒细胞百分率81.4%，红细胞计数$3.46×10^{12}$/L，血红蛋白112 g/L。凝血功能：定量纤维蛋白原6.28 g/L，D-二聚体定量1.83 mg/L，抗凝血酶Ⅲ活性测定77.2%，纤维蛋白（原）降解产物7.0 μg/mL。红细胞沉降率84 mm/h。高敏C反应蛋白：146 mg/L。肝肾功能：总蛋白58.2 g/L，白蛋白32.7 g/L。伤口分泌物涂片：白细胞内外可见大量的革兰氏阳性球菌和革兰氏阴性杆菌。伤口分泌物培养：咽峡炎链球菌和不解糖卟啉单胞菌、产黑色素普雷沃菌。

【临床诊治】

入院后完善相关检查，患者右足外层敷料见明显红绿色渗湿，伴明显恶臭味。揭开敷料见：内层敷料见明显红绿色渗湿，足外侧切口见绿色脓性分泌物，予过氧化氢、聚维酮碘、生理盐水伤口清创消毒，纱布填塞右足外侧脓性窦道，后予伤口包扎，头孢他啶抗感染。但患者的糖尿病足感染严重、病情进展迅速。结合微生物室伤口分泌物涂片和培养及药敏结果，停用头孢他啶，予注射用亚胺培南及口服利奈唑胺片抗感染；前列地尔注射液改善微循环，低分子肝素钠注射液抗凝，纠正电解质紊乱等对症支持治疗；予门冬胰岛素注射液7 IU早餐时，门冬胰岛素注射液7 IU中餐时，门冬胰岛素注射液7 IU晚餐时，甘精胰岛素注射剂14 IU g.n，甘精胰岛素注射剂16 IU g.n规律降糖治疗，伤口横切开引流，糖尿病足伤口局部规律换药护理。复查血常规：白细胞计数$3.68×10^9$/L，中性粒

细胞计数 $1.04×10^9/L$，中性粒细胞百分率 28.3%，淋巴细胞百分率 50.8%，单核细胞百分率 14.1%、嗜酸性粒细胞百分率 6.3%，红细胞计数 $3.90×10^{12}/L$，血红蛋白 124 g/L，糖化血红蛋白：HbA1c 5.4%，HbA1 6.2%，HbF 0.5%。患者病情好转，右足外侧伤口未感明显疼痛，未见明显渗出液，未闻及明显异味，血糖控制可（图 12 - 76）。

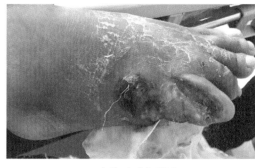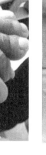

a. 入院时感染严重　　　　　　b. 有效抗感染及扩创引流后

图 12 - 76　患者右足治疗前后对比

【检验医学在临床诊治中发挥的作用】

1. 糖尿病足合并需氧菌和两种厌氧菌感染（咽峡炎链球菌和不解糖卟啉单胞菌、产黑色素普雷沃菌），病情发展迅速，全院大会诊，提出患者局部伤口感染发展迅速，如不能尽快控制，存在截肢的可能，通过临床及时与微生物室联系，积极下临床采集标本，了解伤口情况，严格无菌操作，清创后采集标本进行涂片和培养，明确病原学诊断，临床及时更改有效的抗菌药物，患者病情得以控制。

2. 多次下临床采集标本，在感染性疾病的诊治过程中参与会诊、标本采集和结果反馈，发挥临床微生物室在感染性疾病 MDT 团队中最大的价值（图 12 - 77～图 12 - 79）。

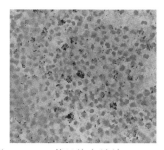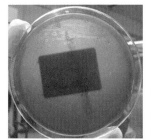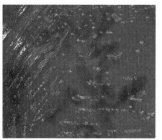

图 12 - 77　革兰染色镜检（×1000）　图 12 - 78　菌落形态（一）　图 12 - 79　菌落形态（二）

【思考/小结】

1. 患者局部伤口感染发展迅速，如难以控制存在截肢可能；控制血糖及足部肿胀、纠正水肿，缓解局部张力显得格外重要；由于患者全身症状不重，治疗重点在于局部切开引流、伤口换药以及有效抗感染。

2. 糖尿病足重度感染并发症较重且较多，对于那些糖尿病足病程时间较长、血糖控制差或伴有糖尿病肾病，下肢血管条件不佳的患者注重筛查和预防，以减少重度感染的发生。

3. 微生物标本涂片和培养同时送检尤为重要，怀疑有厌氧菌感染，积极做到床旁接种。厌氧菌合并感染可能性大，且培养时间较长，有些菌的特性需要延迟培养时间才能呈现，该患者足部感染灶中分离的产黑色素普雷沃菌，在厌氧血琼脂平板上生长良好，菌落初为灰白色，后呈黄色逐渐标为浅棕色，5～7 天后标为黑色，多数菌落成 β 溶血。

4. 初始治疗采用头孢他啶抗感染，但足部的感染症状日趋严重，面临截肢的风险，临床微生物室下临床采集标本，明确需氧与两种厌氧菌（咽峡炎链球菌和不解糖卟啉单胞菌、产黑色素普雷沃菌）混合感染，奥硝唑使用后患者呕吐等胃肠道反应明显，予以停用，经临床药学科会诊后改为利奈唑胺联合亚胺培南抗感染，亚胺培南抗厌氧菌的活性比头孢他啶强，仅次于硝基咪唑类，2 天后患者右下肢疼痛、肿胀较前明显好转，直至康复出院。

〔谢良伊　彭　娜〕

参考文献

[1] 许怡，张志，田岳飏，等. 河北省五市结核分枝杆菌耐药情况及耐多药菌株对利奈唑胺的敏感性 [J]. 中国感染控制杂志，2018，17（03）：191‐195.

[2] 中华医学会结核病学分会. 非结核分枝杆菌病诊断与治疗指南（2020 年版）[J]. 中华结核和呼吸杂志，2020，43（11）：918‐946.

[3] 刘湘京. 150 例肺结核病 X 线特征分析 [J]. 世界最新医学信息文摘，2018，18（66）：133.

[4] 杨金生，侯放. 肺结核患者以 X 线检查与螺旋 CT 检查的对比分析 [J]. 中国医药指南，2017，15（14）：144‐145.

[5] 赵磊，刘文亚. 儿童肺结核的影像学研究进展 [J]. 放射学实践，2020，35（02）：246‐249.

[6] NICOL M P，ZAR H J. Advances in the diagnosis of pulmonary tuberculosis in children [J]. Paediatr Respir Rev，2020，36：52‐56.

[7] TAHAN T T，GABARDO B M A，ROSSONI A M O. Tuberculosis in childhood and adolescence：a view from different perspectives [J]. J Pediatr (Rio J)，2020，96（Suppl 1）：99‐110.

[8] 陈东科，孙长贵. 实用临床微生物学检验与图谱 [M]. 北京：人民卫生出版社，2011.

[9] 倪语星，尚红. 临床微生物学检验 [M]. 北京：人民卫生出版社，2012.

[10] 曹江波，魏小莉. 右锁骨上及纵隔淋巴结结核 1 例 [J]. 世界最新医学信息文摘，2019

（52）：272.

［11］ 何荣梅，李方学，江波，等. Gene Xpert MTB/RIF 与普通抗酸染色结核分枝杆菌检测对结核病的诊断价值［J］. 现代医学与健康研究，2020，4（15）：95‑97.

［12］ 龚道元，胥文春，郑峻松. 临床基础检验学［M］. 北京：人民卫生出版社，2017.

［13］ 葛均波，徐永健，王辰. 内科学［M］. 9 版. 北京：人民卫生出版社，2018.

［14］ 蔡婷婷，屈平华，穆小萍，等. 连续监测血培养系统中肺炎链球菌自溶特点分析［J］. 临床检验杂志，2013（12）：945‑947.

［15］ 李冬梅，于谭方，王鸿雁，等. 神经梅毒 4 例临床特点分析［J］. 中国医刊，2021，56（03）：293‑296.

［16］ 赵辨. 中国临床皮肤病学［M］. 南京：江苏科学技术出版社，2009：1785‑1803.

［17］ 樊尚荣，李健玲. 2010 年美国疾病控制中心梅毒治疗指南［J］. 中国全科医学，2011，14（05）：461‑463.

［18］ 中国疾病预防控制中心性病控制中心，中华医学会皮肤性病学会性病学组，中国医师协会皮肤科医师分会性病亚专业委员会. 梅毒、淋病和生殖道沙眼衣原体感染诊疗指南（2020 年）［J］. 中华皮肤科杂志，2020，53（3）：168‑179.

［19］ 尚红，王毓三，申子瑜. 全国临床检验操作规程［M］. 4 版. 北京：人民卫生出版社，2015：679‑681.

［20］ 李云，刘立翠，冯伟，等. 腹水穿刺液皮疽诺卡菌的鉴定（附 1 例报告）［J］. 齐鲁医学杂志，2016，31（04）：493‑494，496.

［21］ 梁辉苍，黄春兰，马丽梅. 皮疽诺卡菌引起的皮肤坏疽一例［J］. 中国麻风皮肤病杂志，2019，35（05）：289‑290.

［22］ 张雪霞，王佳祺，潘新亭，等. 肾病综合征伴皮疽诺卡菌血源性感染 1 例［J］. 世界最新医学信息文摘，2019，19（30）：280，282.

［23］ 李作品，王新广，张晓霞，等. 皮疽诺卡菌感染致左侧臀部脓肿 1 例［J］. 中国感染控制杂志，2018，17（06）：543‑546.

［24］ ROBERT M，KLIEGMAN，BONITA F，等. 尼尔逊儿科学：原著第 19 版［M］. 毛萌，桂永浩，译. 西安：世界图书出版公司，2017.

［25］ DENNIS L，KASPER，ANTHONY S，等. 哈里森感染病学［M］. 胡必杰，潘珏，高晓东，译. 上海：上海科学技术出版社，2019.

［26］ JAMES H JORGENSE，MICHAEL A PFALLER. 临床微生物学手册：第 11 版［M］. 王辉，马筱玲，钱渊，译. 北京：中华医学电子音像出版社，2017.

［27］ JORGENSEN J H，PFALLER M A，CARROLL K C，et al. Manual of Clinical Microbiology［M］. 11th ed. Washington DC：American Society for Microbiology，2015.

［28］ 崔巧珍，杨志宁. 布鲁氏菌在非牧区综合性医院血流感染中的现状［J］. 中国药物与临床，2015，15（9）：1371‑1372.

［29］ 董兰梅，冯霞，凌玲. 一例马耳他布鲁氏菌血流感染病例报道［J］. 检验医学，2015，309（3）：291‑294.

［30］ PAKZAD R，PAKAZAD I，SAFIRI S，et al. Spatiotemporalanalysisof brucellosis inci‑

dence in Iran from 2011 to 2014 using GIS [J]. Int J Infect Dis，2018，67：12936.

[31] 周颖，张吉，罗璨. 替加环素治疗心脏外科术后泛耐药鲍曼不动杆菌感染的回顾性病例分析 [J]. 药物流行病学杂志，2020，29（11）：748‐751，775.

[32] 杨耿侠，陈铭，黄晓婕，等. 住院肝病患者泛耐药鲍曼不动杆菌感染的危险因素分析 [J]. 临床内科杂志，2020，37（09）：632‐634.

[33] 赵童. 重症泛耐药鲍曼不动杆菌肺部感染患者临床治疗观察 [J]. 深圳中西医结合杂志，2020，30（14）：129‐130.

[34] 田树娜. 模块化护理干预对泛耐药鲍曼不动杆菌感染的呼吸机相关性肺炎患者的护理效果 [J]. 河南医学研究，2020，29（18）：3436‐3437.

[35] RAMIREZ M S，BONOMO R A，TOLMASKY M E. Carbapenemases：Transforming Acinetobacter baumannii into a Yet More Dangerous Menace [J]. Biomolecules，2020，10（5）：720.

[36] 胡平，徐生强. 猪链球菌病的临床症状及综合防治 [J]. 今日畜牧兽医，2020，36（10）：105.

[37] 陈宗耀，何杨，王登朝，等. 高毒力猪链球菌致化脓性脑膜炎 1 例 [J]. 中国感染控制杂志，2020，19（10）：932‐934.

[38] 王艺颖. 生猪养殖中链球菌病防治方法分析 [J]. 中国畜禽种业，2020，16（09）：151.

[39] 周伟忠，谈忠鸣，刘文东，等. 2010—2019 年江苏省人感染猪链球菌病流行病学、病原学及临床特征 [J]. 江苏预防医学，2021，32（02）：178‐179，205.

[40] 罗理云，李烽辉，王颖菁，等. 化脓性链球菌致脓毒症休克并右上肢坏死性筋膜炎 1 例报告 [J]. 中国医药导刊，2018，20（05）：285‐288.

[41] 李仁杰，李永胜，杨乐，等. 急性化脓性扁桃体炎并发急性坏死性筋膜炎 2 例并文献复习 [J]. 临床急诊杂志，2017，18（05）：372‐375.

[42] 叶丽艳，郭玲，赵强，等. A 群链球菌致急性坏死性筋膜炎 1 例 [J]. 中华医院感染学杂志，2012，22（08）：1709.

[43] 姜里强，袁野，吴江红，等. 10 例急性坏死性筋膜炎的临床分析 [J]. 中华损伤与修复杂志（电子版），2016，11（04）：283‐284.

[44] 马骁博，孙艳，许卫星，等. 1 例非 O1/非 O139 群霍乱弧菌败血症病例报道 [J]. 国际检验医学杂志，2016，37（9）：1302‐1303.

[45] 李华，黄星辉，沈来红，等. 1 例非霍奇金淋巴瘤患者血液中检出非 O1/非 O139 群霍乱弧菌的调查分析 [J]. 重庆医学，2019，48（22）：3931‐3933.

[46] 肖巧，肖寒. 3 例肝硬化患者非 O1/非 O139 群霍乱弧菌感染的病例报道 [J]. 齐齐哈尔医学院学报，2020，41（10）：1217‐1219.

[47] 王武军，吴娜，吴彦儒，等. 皮肤巴西诺卡菌感染 1 例及文献复习 [J]. 中国皮肤性病学杂志. 2021，35（01）：90‐92.

[48] ACOSTA PEDEMONTE N B，ROCCHETTI N S，VILLALBA J，et al. Bacillus cereus bacteremia in a patient with an abdominal stab wound [J]. Rev Argent Microbiol，2020，52（2）：115‐117.

［49］ ZHAO S，CHEN J，FEI P，et al. Prevalence，molecular characterization，and antibiotic susceptibility of Bacillus cereus isolated from dairy products in China ［J］. J Dairy Sci，2020，103（5）：3994－4001.

［50］ EHLING-SCHULZ M，LERECLUS D，KOEHLER T M. The Bacillus cereus Group：Bacillus Species with Pathogenic Potential ［J］. Microbiol Spectr，2019，7（3）：10.

［51］ BOTTONE E J. Bacillus cereus，a volatile human pathogen ［J］. Clin Microbiol Rev，2010，23（2）：382－398.

［52］ KATO K，MATSUMURA Y，YAMAMOTO M. et al. Seasonal trend and clinical presentation of Bacillus cereus bloodstream infection：association with summer and indwelling catheter ［J］. Eur J Clin MicrobiolInfect Dis，2014，33（8）：1371－1379.

［53］ CHOU Y L，CHENG S N，HSIEH K H，et al. Bacillus cereus septicemia in a patient with acute lymphoblastic leukemia：A case report and review of the literature ［J］. J Microbiol Immunol Infect，2016，49（3）：448－451.

［54］ 张慧芳，王瑞兰. 高毒力肺炎克雷伯菌的研究进展 ［J］. 中华肺部疾病杂志（电子版），2021，14（02）：253－255.

［55］ GU D，DONG N，ZHENG Z，et al. A fatal outbreak of ST11 carbapenem-resistant hypervirulent Klebsiella pneumoniae in a Chinese hospital：a molecular epidemiological study ［J］. Lancet Infect Dis，2018，18（1）：37－46.

［56］ 杨建华. 老年性肺炎的临床治疗探讨 ［J］. 中国医药指南，2017，15（12）：196－197.

［57］ 尹章勇，周华，符一骐，等. 耐碳青霉烯类肺炎克雷伯菌血流感染的临床特征和死亡危险因素分析 ［J］. 中国感染与化疗杂志，2020，20（04）：388－395.

［58］ 段瑶，马序竹，林金兰，等. 肺炎克雷伯菌血流感染的临床特征及耐药性分析 ［J］. 中国临床药理学杂志，2019，35（15）：1584－1587，1591.

［59］ 魏徐鹏，丁娟娟. 耐碳青霉烯类肺炎克雷伯菌血流感染危险因素分析 ［J］. 医药论坛杂志，2020，41（04）：34－37，41.

［60］ 查翔远，陈诚，陈贤，等. 肺炎克雷伯菌血流感染 151 例临床特征及预后分析 ［J/OL］. 中国抗生素杂志，2020，45（12）：1279－1282.

［61］ 谢朝云，熊芸，李耀福，等. 80 岁以上导尿管相关性尿路感染患者合并血流感染相关因素探讨 ［J］. 中华老年医学杂志，2020，39（09）：1063－1066.

［62］ 周珊，刘家云，刘昊，等. 2010—2019 年血流感染肺炎克雷伯菌耐药变迁及碳青霉烯耐药基因检测 ［J］. 中国临床药理学杂志，2020，36（15）：2303－2305，2309.

［63］ 姜婷，邓飞，恽波. 头孢他啶/阿维巴坦治疗耐碳青霉烯肺炎克雷伯菌肺部感染的疗效 ［J］. 江苏医药，2020，46（12）：1286－1288.

［64］ 周琴，杨向贵，王丹，等. 头孢他啶/阿维巴坦对耐碳青霉烯类肺炎克雷伯菌的体外抗菌活性分析 ［J］. 华西医学，2020，35（08）：918－923.

［65］ 宋洁，陈先华，朱科，等. 头孢他啶/阿维巴坦与氨曲南联合对临床分离碳青霉烯耐药肺炎克雷伯菌的协同作用 ［J］. 第三军医大学学报，2020，42（20）：2026－2030.

［66］ CHOBY J E，HOWARD-ANDERSON J，WEISS D S. Hypervirulent Klebsiella pneumoniae—clinical and molecular perspectives [J]. J Intern Med，2020，287（3）：283 - 300.

[67] 尹一兵，倪培华. 临床生物化学检验技术 [M]. 北京：人民卫生出版社，2015.

[68] 李晶，赵杰敏，唐沂迁，等. 侵袭性肺炎克雷伯菌肝脓肿综合征 2 例报告并文献复习 [J]. 临床肝胆病杂志，2019，35（03）：613 - 616.

[69] CHOBY J E，HOWARD-ANDERSON J，WEISS D S. Hypervirulent Klebsiella pneumoniae—clinical and molecular perspectives [J]. 2020，287（3）：283 - 300.

[70] RUSSO T A，MARR C M. Hypervirulent Klebsiella pneumoniae [J]. Clin Microbiol Rev，2019，32（3）：e00001 - 19.

[71] YANG X，DONG N，CHAN E W，et al. Carbapenem Resistance-Encoding and Virulence-Encoding Conjugative Plasmids in Klebsiella pneumoniae [J]. Trends Microbiol，2021，29（1）：65 - 83.

[72] 杨琴，林青青，曾白华. 黏液型铜绿假单胞菌检出及耐药分析 [J]. 西南军医，2018，20（05）：520 - 522.

[73] MAHAJAN SONAL，SUNSUNWAL SONALI，GAUTAM VIKAS，et al. Biofilm inhibitory effect of alginate lyases on mucoid P. aeruginosa from a cystic fibrosis patient [J]. Biochemistry and biophysics reports，2021，26：101028.

[74] 潘俊均，修宁宁，邓沛汶，等. 某地区黏液型与非黏液型铜绿假单胞菌的检测及其临床意义 [J]. 实验与检验医学，2018，36（01）：103 - 104，119.

[75] 陈惠. 浅谈黏液型铜绿假单胞菌药敏方案 [J]. 临床医药文献电子杂志，2020，7（12）：127 - 128.

[76] 邹映雪，侯宇欣. 金黄色葡萄球菌肺炎及其肺外损害的诊治分析 [J]. 中华实用儿科临床杂志，2020，35（16）：1219 - 1224.

[77] 李雅倩，胡同平. 金黄色葡萄球菌毒力因子的研究进展 [J]. 中华医院感染学杂志，2020，30（17）：2712 - 2716.

[78] 吴双双，马金柱. 金黄色葡萄球菌逃逸宿主免疫的研究进展 [J]. 微生物学免疫学进展，2021，49（01）：83 - 87.

[79] 谢朝云，陈东，陈应强，等. 慢性化脓性中耳炎多重耐药菌感染相关因素 logistic 回归分析 [J]. 中华耳科学杂志，2018，16（6）：871 - 875.

[80] 王安琪，王士礼，郎军添，等. 224 例慢性化脓性中耳炎患者耳分泌物培养结果及多重耐药菌感染分析 [J]. 诊断学理论与实践，2021，20（1）：88 - 92.

[81] 吴琦，彭皎皎，郑虹. 术前耳分泌物对慢性化脓性中耳炎和中耳胆脂瘤术后干耳的影响 [J]. 临床耳鼻咽喉头颈外科杂志，2019，33（5）：398 - 401.

[82] 陆瀚文，周万青，张之烽，等. 金黄色葡萄球菌 β-内酰胺酶表型检测方法比较 [J]. 检验医学，2019，34（2）：169 - 172.

[83] 吕振京，姚隽. 手足部坏死性筋膜炎并发脓毒血症的临床特点及治疗策略 [J]. 深圳中西医结合杂志，2021，31（09）：4 - 6，203.

[84] 赵海磊，赵晓慧，杨彬，等. 综合治疗急性坏死性筋膜炎 25 例 [J]. 中华烧伤杂志，

2021，37（04）：382－385.

[85] 谭正，张兴文，李想，等．早期清创联合负压封闭引流技术治疗坏死性筋膜炎［J］．实用休克杂志（中英文），2020，4（06）：376－379.

[86] 刘保光，谢苗，董颖，等．金黄色葡萄球菌研究现状［J］．动物医学进展，2021，42（04）：128－130.

[87] 聂琦，周勇，陈华，等．非结核分枝杆菌病流行病学研究进展［J］．中华临床感染病杂志，2020，13（5）：394－400.

[88] 中华医学会结核病学分会．非结核分枝杆菌病诊断与治疗指南（2020年版）［J］．中华结核和呼吸杂志，2020，43（11）：918－946.

[89] 陈华，陈品儒，苏铎华，等．非结核分枝杆菌分布特点与耐药性分析［J］．中华医院感染学杂志，2012，22（23）：5419－5421.

[90] 屈平华，侯水平，李松，等．临床血液标本中18株弯曲菌的菌种与特征分析［J］．临床检验杂志，2015，33（02）：88－93.

[91] 修颖玲，郭桑，胡琰洁．母婴感染单核细胞增生李斯特菌8例临床分析［J］．中国卫生标准管理，2020，11（08）：50－52.

[92] 卫蔷，张力，刘兴会，等．妊娠期单核细胞增多性李斯特菌感染并文献复习［J］．中华妇幼临床医学杂志（电子版），2018，14（02）：218－223.

[93] 贾忠兰，许丽风，王青，等．围产期母婴李斯特菌病13例临床分析［J］．中国感染与化疗杂志，2016，16（1）：33－40.

[94] 王欣，许红，韩文龙，等．新生儿单核细胞增生李斯特菌败血症1例［J］．中华医院感染学杂志，2021，31（03）：468－471.

[95] 王秀芳，马芬，高岳林．新生儿感染单核细胞增生李斯特菌三例分析［J］．中国研究型医院，2021，8（03）：74－76.

[96] 周瑾思，华春珍，王高良，等．儿童单核细胞增生性李斯特菌侵袭性感染22例分析［J］．中国抗生素杂志，2020，45（11）：1166－1170.

[97] 张勇，陈萍，周娅．乳明串珠菌所致败血症一例及分析［J］．医学信息，2017，30（10）：192－193.

[98] 徐波，陈光．从血液培养中分离出乳明串珠菌1例［J］．中国临床研究，2012，25（9）：901.

[99] 刘哲君，王海伟，霍建伟，等．肠膜明串珠菌，植物乳杆菌，短乳杆菌的最适培养基的筛选［J］．佳木斯大学学报（自然科学版），2005，23（4）：668－670.

[100] 尹秀云，陈建魁，牟兆钦，等．明串珠菌所致菌血症一例报告［J］．军事医学科学院院刊，25（3）：239－240.

[101] 李芬．明串珠菌致新生儿败血症1例并文献分析［J］．检验医学与临床，2020，10（2）：11－12.

[102] 中华医学会．临床诊疗指南——皮肤病与性病分册［M］．北京：人民卫生出版社，2006.

[103] 时琰丽，韩玉，李东，等．大戈尔菌致皮肤软组织感染4例及文献回顾［J］．国际检

验医学杂志，2020，41（04）：398‑399.

[104] COBO F，RODRIGUFZ‑GGRANGER，SAMPEDRO A，et al. Breast abscess due to Finegoldia magna in a non‑pu‑erperal women [J]. Anaerobe，2017，47：183‑184.

[105] 周永明，张顺先，古文鹏，等. 鼠伤寒沙门菌致幼儿腹泻的病例检测与调查分析 [J]. 中华预防医学杂志，2015（11）：1018‑1020.

[106] 张京云，聂艳妮，陈春霞. 脉冲场凝胶电泳和多位点串联重复序列分析应用于中国鼠伤寒沙门菌分型能力的评价 [J]. 疾病监测，2011，26（4）：264‑270.

[107] 梭菌性肌坏死（气性坏疽）诊治专家组. 梭菌性肌坏死（气性坏疽）诊治意见 [J]. 浙江医学，2008，30（6）：664‑666.

[108] 李克诚，夏菲，缪道一. 左小腿毁损伤后并发双酶梭菌所致气性坏疽一例 [J]. 中华创伤杂志，2013，29（10），1025‑1026.

[109] 陈存仁，林璐，魏伟平，等. 一例难治性糖尿病足的诊治经验 [J]. 中国全科医学，2020，23（14）：1807‑1811.

[110] 齐爱琴，叶琴. 1例糖尿病足伴多种并发症患者的护理体会 [J]. 中西医结合护理（中英文），2020，（02）：182‑184.

[111] 徐俊. 对糖尿病足病患者采取全科医学治疗的临床效果 [J]. 中国社区医师，2021，37（15）：62‑63.

[112] ZHOU M，WANG P，CHEN S，et al. Meningitis in a Chinese adult patient caused by Mycoplasma hominis：a rare infection and literature review [J]. BMC infectious diseases，2016，16（1）：557.

[113] KRIJNEN M，HEKKER T，ALGRA J，et al. Mycoplasma hominis deep wound infection after neuromuscular scoliosis surgery：the use of real‑time polymerase chain reaction （PCR）[J]. European spine journal：official publication of the European Spine Society，the European Spinal Deformity Society，and the European Section of the Cervical Spine Research Society，2006：599‑603.

[114] WHITSON W J，BALL P A，LOLLIS S S，et al. Postoperative Mycoplasma hominis infections after neurosurgical intervention [J]. Journal of neurosurgery Pediatrics，2014，14（2）：212‑218.

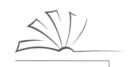

第十三章 病毒感染检验案例分析

一、流行性出血热（一）

【病史摘要】

患者，女，55 岁。4 天前感畏寒、恶心呕吐数次，非喷射性，呕吐物为胃内容物，有时呕吐物中带血。无发热，腹痛。自服药物（安乃近、五积散等），效果不佳。遂至上级医院急诊科就诊。

【体格检查】

体温 36.5 ℃，脉搏 87 次/min，呼吸 18 次/min，血压 120/75 mmHg。发育正常，营养差，精神差，查体合作，自主体位。皮肤巩膜无黄染，无肝掌，无蜘蛛痣，无出血点，无瘀斑，无皮疹。全身浅表淋巴结无肿大。双肺呼吸音清，心率 87 次/min，心律齐，无杂音。腹稍膨隆，无肠型，无蠕动波，腹壁静脉无曲张，腹软，无压痛、反跳痛，无包块，肝脾未及，移动型浊音阴性，肠鸣音正常，4 次/min，无气过水声。双侧下肢无凹陷性水肿。

【辅助检查】

尿常规：蛋白质（＋＋＋），隐血（＋）。大便隐血试验：弱阳性。肝功能：谷丙转氨酶 40.3 U/L↑，谷草转氨酶 108.7 U/L↑。肾功能：尿素 16.73 mmol/L↑，肌酐 281.8 μmol/L↑，尿酸 869.8 μmol/L↑。E4A：钾 5.39 mmol/L↑，钠 156.9 mmol/L↑，氯 130.2 mmol/L↑。心肌酶谱：乳酸脱氢酶 680 U/L↑，肌红蛋白 76.5 μg/L↑，肌钙蛋白＜0.01 ng/mL，BNP 628 pg/mL↑。超敏 C 反应蛋白 68.47 mg/L↑，钙素原全定量 2.22 ng/mL↑。电子胃镜检查：胃窦溃疡（A1）；食管贲门黏膜撕裂综合征。彩超（肝胆脾胰＋门静脉系＋双肾输尿管膀胱＋腹腔、腹膜后淋巴结）：脂肪肝，余未见明显异常。血常规可见 20% 的异型淋巴细胞，血小板减低，血红蛋白下降明显，流行性出血热 IgM、IgG 抗体结果回报均为阳性。

【临床诊治】

结合患者外周血细胞形态学改变特征、其他实验室检查及临床表现，我们当时有了一个大胆的推测，于是致电消化内科，告知临床医生该患者此次血常规检测白细胞升高，并可见 20% 的异型淋巴细胞（图 13 - 1），患者血小板减低，血红蛋白下降明显，还伴有肾功能损伤，要警惕流行性出血热的可能。临床医生接到电话后迅速响应，立即对该患者予以查流行性出血热抗体，次日，经疾控中心检测的流行性出血热 IgM、IgG 抗体结果回报均为阳性。至此，患者流行性出血热诊断基本明确，随即转入感染科进一步对症治疗。不久后患者痊愈出院，相关检测指标恢复正常。

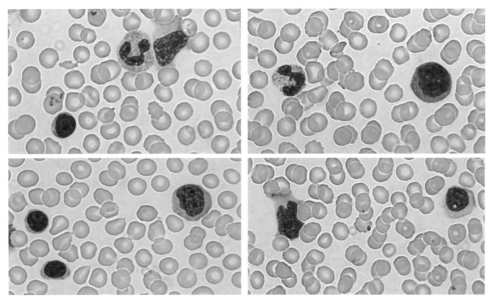

图 13 - 1　外周血中的部分异型淋巴细胞（×1000）

【检验医学在临床诊疗中发挥的作用】

1. 回顾该患者病例特点，其流行性出血热临床表现并不典型，没有发热，也没有明显的五期过程，仅表现为以"呕吐"为主要症状的特殊类型，因此，仅根据其临床症状来进行诊断往往容易产生疏漏。

2. 该患者发病初期血常规即有血小板的减少，白细胞升高，以中性粒细胞为主，血涂片检查仅发现个别形态改变的淋巴细胞。到病程第 4 天，淋巴细胞升高明显，并出现了较多异型淋巴细胞，从而引起了检验医生的注意。加上患者同时存在有出血、肝肾功能的异常、电解质紊乱等。高度符合流行性出血热的实验室检查特点，检验医生及时与临床医生沟通，最终通过流行性出血热特异性抗体检测确诊。

【思考/小结】

1. 血常规检测过程中，应严格按要求进行复检，提高血细胞形态的识别能力。

2. 检验医生应该加强疾病相关临床医学知识和基础医学知识的储备，积极发挥与临床沟通的主观能动性，把检验信息转化为临床诊疗相关信息。

3. 流行性出血热的血常规检查特点是：早期白细胞数低或正常，在第 2～3 天逐渐升高，早期中性粒细胞增多，病程第 4～5 天淋巴细胞增多伴异型淋巴细胞升高；血红蛋白和红细胞由于血浆外渗，导致血液浓缩，血红蛋白和红细胞数可高达 150 g/L 和 $5.0×10^{12}$/L，少尿期高血容量综合征时表现为血液稀释。血小板从第 2 天起开始减少，一般为 $(50～80)×10^9$/L。

4. 外周血涂片异型淋巴细胞的出现与多种病毒感染有关，当异型淋巴细胞增多时，必须根据患者临床资料进行鉴别诊断，以防误诊。

〔梁湘辉〕

二、流行性出血热（二）

【病史摘要】

患者，男，55 岁。因"发热 4 天，上腹痛伴呕吐、腹泻 1 天"入院。患者自诉 4 天前因受凉后发热，体温 39.8 ℃，伴纳差、乏力，当地卫生院查血常规：WBC $24.95×10^9$/L，N 83.6%，PLT $47×10^9$/L，予抗感染、补液及退热治疗。患者体温较前有所下降。1 天前，出现阵发性上腹胀痛，以剑突下为主，伴恶心、呕吐、腹泻。呕吐 10 余次，无咖啡样液体，水样泻 6 次，感头昏乏力，遂于 12 月 31 日来上级医院就诊。患者自起病以来，精神、睡眠、食纳差，小便正常，体重无明显变化。

【辅助检查】

体温 37.2 ℃（腋温），脉搏 125 次/min，呼吸 21 次/min，血压 125/100 mmHg。急性重病容，全身皮肤巩膜无黄染，无皮疹，无出血点，无肝掌、蜘蛛痣。全身浅表淋巴结未触及肿大。头颅五官无异常，口唇无发绀，咽无充血，扁桃体正常，两侧胸廓对称，双侧呼吸运动正常，双肺呼吸音粗，双下肺可闻及少许湿啰音，无胸膜摩擦音。心前区无异常隆起，心尖冲动正常，位于左侧第 5 肋间锁骨中线内侧 0.5 cm，无震颤，无心包摩擦感，叩诊心浊音界正常，心率 80 次/min，律齐，心音可，未闻及心脏杂音。腹部平坦，腹部未见腹壁静脉曲张，无胃肠形蠕动波。腹软，剑下轻压痛，无反跳痛，肝脏脾未触及，腹部未扪及包块，Murphy 征阴性，麦氏点无压痛，肠鸣音正常，5 次/min，肝区无叩痛，移动性浊音阴性，左肾区叩痛，右肾区叩痛不明显，双输尿管行程区无压痛，耻骨上膀胱区无充盈，双下肢无水肿。入院完善实验室检查示：WBC $22.65×10^9$/L↑，N 64.2%，L 16.8%↓，M 13.1%↑，E 4.4%↑，RBC $6.39×10^9$/L↑，HGB 192 g/L↑，HCT 40.9%，PLT $22×10^9$/L↓。血常规复检：外周血涂片中性晚幼粒细胞 5%↑，中性杆状核粒细胞 8%↑，中性分叶核粒细胞 57%，淋巴细胞 5%，单核细胞 7%，嗜酸性粒细胞 1%，异型淋巴细胞 17%↑。分类 100 个白细胞可见 5 个有核红细胞，成熟红细胞大小不等，血小板分布散在，数量罕见。尿常规干化：尿蛋白（＋＋＋），尿隐血弱阳性，显微镜镜检 RBC：2～5 个/HP，管型：1～3 个/LP。大便黄软，隐血弱阳性，镜检阴性。TP 51.3 g/L ↓，ALB 28.9 g/L ↓，钠离子 131.6 mmol/L ↓，血清总钙 1.99 mmol/L ↓，BUN 16.58 mmol/L ↑，CR 124 μmol/L ↑，UA 472 μmol/L ↑，LDH 931 U/L，CRP 21.5 mg/L，PCT 3.19 ng/mL ↑，CTnI 阴性。输血前常规、痰培养、血培养等筛查均未见异常。

【临床诊治】

进一步的体查及问诊发现患者眼睑充血，居住地为××镇民居房一楼，卫生条件差。结合患者血涂片见大量异型淋巴细胞，血小板进行性减少，前驱期发热，逐渐出现血便，少尿，全身中毒症状，且肾功能损伤急性加剧，需考虑流行性出血热可能。联系当地疾控中心送检流行性出血热抗体为阳性。目前流行性出血热诊断明确，予隔离上报并转入上级医院传染病分院进一步救治。临床予以积极抗感染、补液、利尿、护肾、护胃等对症处理维护内环境稳定、输注血小板及定期血液透析治疗。经上述系列治疗患者病情逐渐好转，2 个月后查三大常规、电解质、肝功能、心肌酶学等基本正常，肌酐稍高，签字出院，嘱带药出院，不适随访，定期复查。

【检验医学在临床诊治中发挥的作用】

1. 外周血液涂片中检出大量异型淋巴细胞（图 13-2）是患者病毒感染的有力证据，常见于 EB 病毒、汉坦病毒、巨细胞病毒等。实验室人员依据血常规检测报警信息、白细胞散点图（图 13-3）异常分布情况及时对患者样本进行复片，为临床诊断疾病提供了明确的方向。

2. 流行性出血热的实验室诊断要点

（1）血常规：白细胞数逐渐升高（发热第 3 天后），可达（15～30）×10⁹/L，初期以中性粒细胞为主，病程第 4～5 天淋巴细胞增多伴异型淋巴细胞升高，红细胞及血红蛋白呈继发性增高，血小板在病程早期明显下降。

（2）尿常规：蛋白尿。镜检可见红细胞、白细胞或管型。

（3）外周血涂片：可见大量异型淋巴细胞。

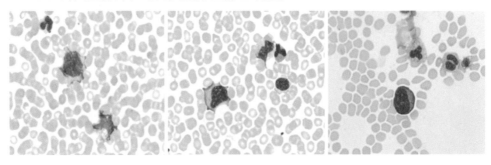

图 13-2　外周血中的部分异型淋巴细胞（×1000）

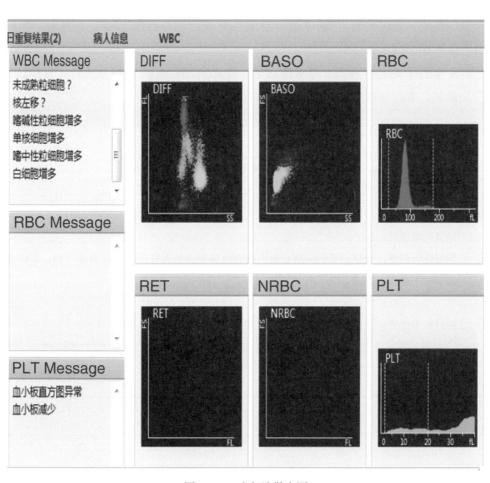

图 13 - 3　白细胞散点图

（4）特异性抗体检测：IgM 型抗体 1∶20 为阳性，IgG 型抗体 1∶40 为阳性，双份血清抗体滴度 4 倍以上升高有诊断价值。

（5）其他：多数患者有肝肾功能异常，电解质紊乱或酸碱平衡失调。

【思考/小结】

1. 流行性出血热又称肾综合征出血热，是由汉坦病毒引起的自然疫源性传染病，四季均可发病，冬春两季易流行。鼠类（家鼠和野鼠等）是主要传染源，可通过呼吸道、消化道、接触（被鼠咬伤或破损伤口接触带病毒的鼠类排泄物或血液）、母婴、虫媒以及气溶胶传播。

2. 起病急骤，高热恶寒，有"五痛"（头痛、目眶痛、腰痛、腹痛、身体肌肉关节痛）、"五红"（目红、咽红、面红、颊红、上胸部红）及口渴，呕吐，皮肤黏膜有斑疹等特征。

3. 典型病例有五期经过，即发热期、低血压休克期、少尿期、多尿期、恢复期，但各期的轻重和持续时间有所差异，有些期可以重叠或不出现。

4. 常见并发症　腔道出血，中枢神经系统并发症（脑炎、脑膜炎、脑水肿、高血压脑病、颅内出血），肺水肿，自发性肾破裂，心脏损害和心力衰竭，肝损害，高渗性非酮症昏迷等。

5. 治疗原则是早发现、早诊断、早治疗和就地治疗，大部分患者 1～3 个月完全恢复，未及时诊断及治疗的重症患者可导致死亡。

〔范 颂 陈 勇〕

参考文献

[1] 李德新，王贵强，王世文，等. 流行性出血热诊断标准（WS278—2008）〔S〕. 北京：人民卫生出版社，2009.

[2] 翟鸿烨，郭维，宁静，等. 肾综合征出血热血常规分析及外周血涂片观察〔J〕. 临床和实验医学杂志，2013，12（20）：1627‑1629.

[3] 李兰娟，任虹. 传染病学〔M〕. 8 版. 北京：人民卫生出版社，2013.

[4] 陕西省卫生健康委员会，空军军医大学唐都医院. 肾综合征出血热诊疗陕西省专家共识〔J〕. 陕西医学杂志，2019（003）：275‑288.

第十四章 真菌感染检验案例分析

第一节 须癣毛癣菌感染

【病史摘要】

患儿，女，7 岁。因"头皮反复丘疹、脓疱 5 个月余，加重 10 天入院"。患儿 5 个月前无明显诱因头皮出现炎性丘疹，部位以右侧头顶部为甚，无明显分泌物，丘疹逐渐融合呈隆起的炎性肿块，毛囊口处形成脓疱，伴耳后、颈部、枕部淋巴肿大，于我院诊断为须癣毛癣菌感染，予以头孢硫脒、伊曲康唑、特比萘酚和酮康唑乳膏等治疗后患者病情好转出院。出院后患者未定期复诊，上述症状再次出现，患者遂来本院进一步诊治。

【辅助检查】

体温 36.3 ℃，脉搏 88 次/min，呼吸 20 次/min，血压 120/80 mmHg。全身皮肤色泽正常，未触及包块。双肺呼吸音清晰，未闻及干湿啰音，心率 88 次/min，律齐。头皮可见大小不一的脱发瘢痕，以右顶部为甚，最大瘢痕面积约 5 cm×5 cm，皮损表面凹凸不平，有炎性丘疹，无明显分泌物，触之皮损处质中，皮温不高，有压痛，无异味。头皮组织真菌培养见须癣毛癣菌生长；肝功能：谷草转氨酶 37.15 U/L，谷丙转氨酶 336 U/L；血常规、尿常规、大便常规、电解质、肾功能、免疫五项均未见异常。

【临床诊治】

本例患儿头部皮癣、脓疱的病原体为须癣毛癣菌，病原学诊断明确，但患者在前期治疗后未规律复诊，导致感染复发并加重。再次入院后予以静脉注射头孢替安抗感染、甲泼尼龙抗炎，酮康唑乳膏、醋酸曲安奈德益康唑乳膏外用抗真菌及加强伤口护理，患者感染得到控制。出院时加强宣教并重视随访（图 14-1、图 14-2）。

【检验医学在临床诊治中发挥的作用】

1. 通过毛发、皮损组织培养和形态学鉴定明确了须癣毛癣菌感染，为临床迅速控制感染提供了依据，并指导临床用药。

2. 浅部真菌鉴定主要依赖于形态学，临床常见的毛癣菌有 20 余种，明确到

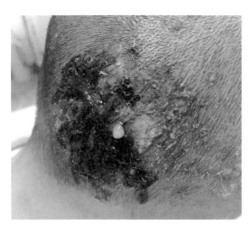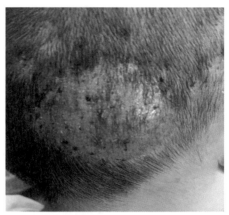

图 14-1　入院时皮损，可见脓疱　　　图 14-2　治疗 9 天后皮损明显好转，
和少许残余断发　　　　　　　　　有较多新生毛发生长

种需区分菌落和镜下特征，须癣毛癣菌菌落为白色粉状，背面黄褐色，镜下见螺
旋状菌丝为其特征性结构，随着培养时间的延长，螺旋层次增加。积极与临床医
生沟通，将培养情况及时反馈给医生，直至最终确定为须癣毛癣菌（图 14-3～
图 14-5）。

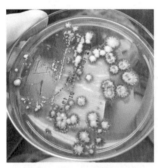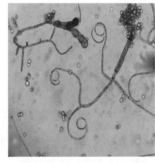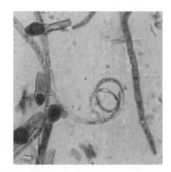

图 14-3　SDA 平板上　　图 14-4　菌落粘片亚甲蓝染色　图 14-5　菌落粘片亚甲蓝染色
菌落形态　　　　　　显微镜下形态（一）（×1000）　　显微镜下形态（二）（×1000）

【思考/小结】

1. 须癣毛癣菌是引起毛发、毛囊和皮肤脓癣常见致病菌，感染常表现为暗红
色斑块，表面群集性毛囊性小脓疱，挤压可发现少量脓液，感染部位可有压痛和
附近淋巴结肿大。愈后常有瘢痕形成，并可引起永久性脱发。脓癣相对于其他类
型的头癣治疗时间长，一旦诊断明确需坚持治疗，直至痊愈。除了常规抗真菌治
疗外，还需要早期使用糖皮质激素以减轻炎症反应，不仅可以缩短疗程，还可以
提高疗效，防止瘢痕形成和永久脱发。因此早期抗真菌治疗和抗炎症反应十分
关键。

2. 须癣毛癣菌的典型特征是葡萄串状小分生孢子，从易变形的圆形到较为粗
大的球棒状分生孢子，特征性螺旋菌丝结构常被作为确认的标准。该菌常通过接
触动物感染人体，因此应做好与宠物的接触隔离。

3. 治疗需足疗程，复查和随访很重要。

〔谢良伊　冯　浩〕

第二节　犬小孢子菌感染

【病史摘要】

患儿，女，6岁。因"头皮包块、脓疱伴瘙痒2个月余"入院。患儿起病前有猫犬接触史，初起为头皮瘙痒，自触及有肿大包块，随后患者包块增大、增多，表面溢脓，余处可见多处毛囊处的脓疱，遂来本院进行诊治。

【辅助检查】

体温36.4℃，脉搏85次/min，呼吸20次/min，血压104/64 mmHg。右侧头皮枕颞部可见两处类圆形斑块，顶部散在几处绿豆大小脓疱，表面均覆有黄褐色厚痂、断发，基底潮红，可见少许黄色分泌物，触之疼痛，皮温稍高，无明显波动感。双侧耳后、颞部及右侧枕后可触及多处包块，质地较硬，表面无破溃，无活动度。血常规：白细胞计数 $11.22×10^9/L$，中性粒细胞计数 $8.10×10^9/L$，中性粒细胞百分率为72.1%。真菌镜检于断发及痂皮底见菌丝；电解质、肝肾功能、风湿免疫全套、尿常规未见明显异常。

【临床诊治】

本例患儿头部脓癣的病原体为犬小孢子菌，病原学诊断明确。头皮可见较多脓点及黄色分泌物，压痛，皮温高，考虑继发性金黄色葡萄球菌感染。入院后予以维生素C注射液改善血管通透性、头孢曲松＋伊曲康唑口服液抗感染、复方甘草酸苷片抗炎、八宝丹胶囊清热解毒、金霉素眼膏＋酮康唑软膏外用抗感染、匹多莫德调节免疫、复方黄柏洗液外用止痒及臭氧水疗抗菌等对症支持治疗。告知患者避免接触家禽，枕头、毛巾、帽子需定期消毒（图14-6、图14-7）。

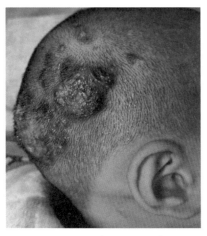

图14-6　入院时可见脓疱和
少许残余断发

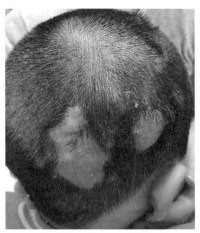

图14-7　治疗9天后，头部包块
明显减少，脓点明显减少

【检验医学在临床诊治中发挥的作用】

1. 通过毛发、皮损组织培养和形态学鉴定明确犬小孢子菌感染，为临床迅速控制感染及对症治疗提供了依据。

2. 临床实验室对犬小孢子菌的鉴定主要依赖于培养菌落形态及镜下结构。犬小孢子菌在 SDA 上快速生长，开始为稀疏白色羊毛状菌落，1 周后成熟菌落称棉絮状外观，表面颜色白色到黄色，背面黄色到橘黄色（图 14 - 8、图 14 - 9）。在 SDA 上初代培养不产生大分生孢子，需传代到 PDA 或米饭培养基上镜下才可见有特征性的扭曲的大分生孢子。

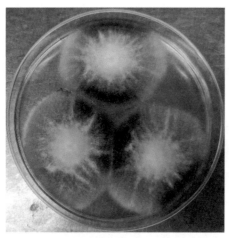 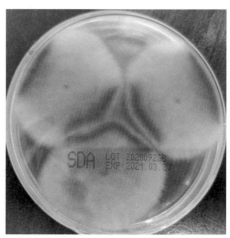

图 14 - 8　犬小孢子菌，28 ℃培养　　　　图 14 - 9　犬小孢子菌，28 ℃培养
10 天，SDA　　　　　　　　　　　　10 天，SDA 背面

【思考/小结】

1. 犬小孢子菌是中国大部分地区儿童头癣的主要致病菌，属亲动物性真菌，常从猫狗中分离出来，通常由动物传染给人，感染常表现为脓癣、白癣及体、股癣。头癣治疗除了使用局部外用抗真菌药物之外，还需要使用系统性的抗真菌药物，且需要注意药物的不良反应和耐药情况，动态监测患者的血常规及肝肾功能，同时避免接触家禽。

2. 犬小孢子菌最典型的特征是大分生孢子，呈纺锤状、梭形，数量多，厚壁及棘状突起，有分隔，顶部膨大。

3. 犬小孢子菌的治疗需足疗程，疗程一旦开始需坚持治疗至疾病痊愈，以免引起病程的延长及疾病的反复发作。出院后需做好复查及随访。

〔石　婷　谢良伊〕

第三节 隐球菌感染

一、新型隐球菌血流感染

【病史摘要】

患儿，男，2岁。因"发热9天"入院。患儿家长诉9天前受凉后出现发热，体温最高达39.3 ℃（肛温），伴流涕，无明显畏寒、寒战或抽搐，无明显咳嗽。自服退热药后体温可稍下降，但数小时后再次升高。6天前于当地医院就诊并予头孢甲肟抗感染、热毒宁抗病毒及对症支持治疗后热退不明显，遂转住院治疗，先后于哌拉西林/舒巴坦、阿奇霉素、热毒宁抗感染及对症支持处理后症状仍持续。患者为求进一步诊治前来本院就诊，门诊以"发热查因"收治入院。患儿自起病以来精神欠佳，食纳差，二便正常，体重无减轻。

【辅助检查】

体温37.5 ℃，脉搏132次/min，呼吸36次/min。神志清楚，精神反应差。颈部及耳后可触及多个如绿豆到黄豆大小淋巴结，质软，可活动，无压痛，与周围组织不粘连。肝脏触及，肋下3 cm，质软，边锐，脾脏触及，肋下1.5 cm，质软。双肺呼吸音粗，可闻及少许痰鸣音。血常规：WBC 27.43×10^9/L，N 42.1%，E 23.5%，HGB 123 g/L，PLT 482×10^9/L；肺炎支原体抗体阳性；结核斑点试验阳性；胸片示双肺纹理增粗，双肺可见弥漫性分布多发粟粒状及点片状影（图14-10）。复查血常规：WBC 30.50×10^9/L，N 45.6%，L 28.1%，M 3.9%，E 19.0%，HGB 105 g/L，PLT 739×10^9/L。

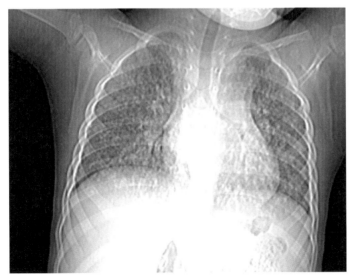

图14-10 胸部X线检查结果

【临床诊治】

该患儿持续发热 9 天，无明显咳嗽咳痰，精神差。体格检查有肝脾大，外周血白细胞明显增高，嗜酸性粒细胞明显增高，胸片提示肺部炎症，抗感染治疗欠佳。根据体格检查及相关辅助检查结果考虑支气管肺炎、肺结核、传染性单核细胞增多症及血液系统病变可能，进一步完善血培养、骨髓培养、EB 病毒抗体及血涂片细胞学等检查。考虑患儿病情较重，暂予以万古霉素、头孢曲松抗感染治疗，炎琥宁抗病毒治疗。入院 3 天后血培养报阳，血培养及骨髓培养均发现酵母样真菌，并进一步鉴定为新型隐球菌，药敏结果见表 14-1，遂予以两性霉素 B 抗真菌治疗，考虑抗真菌药物的副作用大，治疗时密切关注血压、呼吸、脉搏变化情况。随后患者症状逐渐改善，3 周后复查血培养为阴性。患儿无发热咳嗽等不适，精神良好，遂予以出院，并于出院后继续口服抗真菌药物治疗，并嘱呼吸科门诊随诊。

表 14-1　　　　　　　　　　血培养新型隐球菌的药敏结果

序号	药物名称	MIC/$(mg \cdot L^{-1})$
1	氟胞嘧啶	≤4
2	两性霉素 B	≤0.5
3	氟康唑	4
4	伏立康唑	0.25
5	伊曲康唑	0.5

注：CLSI 目前尚没有制定抗真菌药对隐球菌的相关折点标准，现主要参照念珠菌的相关折点：氟康唑≥8～64 mg/L，伊曲康唑及伏立康唑≥1 mg/L，两性霉素 B≥2 mg/L 判定为耐药。

【检验医学在临床诊治中发挥的作用】

1. 及时快速地向临床回报检查结果，并积极和临床联系，为临床诊治提供了有力证据。

2. 入院后第 3 天血培养阳性初步鉴定为酵母样真菌，及时电告病房医生，医生及时调整用药，予以氟康唑治疗，病情有所控制。2 天后鉴定为新型隐球菌，药敏结果两性霉素 B S≤0.5 mg/L，氟康唑 S＝4 mg/L，加用两性霉素 B 脂质体抗真菌治疗后病情缓解。抗微生物治疗指南《热病》中推荐以上两种药物可有效治疗隐球菌病。

3. 通过查阅文献，隐球菌病可引起外周血嗜酸性粒细胞增多，此病例与文献报道一致，为临床提供有效的参考依据。

4. 肺部胸片及 CT 可见粟粒状阴影，需与肺结核鉴别，结核分枝杆菌感染所致粟粒性肺结核一般多为均匀、多发分布，多在半个月后形成均匀粟粒样病灶，而此病例为双肺弥漫性非均匀分布多发粟粒状及点片状影，但患儿病程较短，感染中毒症状重，应考虑结核感染可能，可进行集菌法抗酸染色、结核培养、结核干扰素试验及结核分枝杆菌DNA扩增分枝杆菌进一步明确诊断。

【思考/小结】

隐球菌通常引起隐球菌脑膜炎，隐球菌血症国内已报道数例，临床医生和检验人员需引起足够重视，尤其是检验人员需提高对新型隐球菌的认识，提高在不同的染色方法下和在不同标本类型中的认菌能力，尽早为临床提供科学有效的诊治依据。

〔谢良伊 欧阳鹏文 谢 安〕

二、隐球菌颅内感染

【病史摘要】

患者，女，38岁。3天前无明显诱因出现头痛、头晕，并伴有恶心、呕吐，为胃内容物，非喷射性，无胸闷、腹胀，无头晕、视物模糊、肢体活动障碍、语言不清、发热、胸痛、腹泻等不适，来本院进一步诊治。既往确诊自身免疫性溶血性贫血，予以甲泼尼龙80 mg冲击治疗，后改为口服甲泼尼龙30 mg（每天2次）治疗。

【体格检查】

体温37.8，脉搏66次/min，呼吸16次/min，血压125/73 mmHg。神清语利，查体合作。全身皮肤无瘀斑、皮疹，浅表淋巴结未触及。双侧瞳孔等大等圆，直径2.5 mm，对光反射灵敏，颈软，脑膜刺激征阴性。呼吸规整，双肺呼吸音低，未闻及干湿啰音。心率66次/min，律齐，心音可，各瓣膜区未闻及杂音。腹软，无压痛、反跳痛，肝区肾区无叩痛。双下肢不肿。病理征未引出。

【辅助检查】

磁共振颅脑平扫增强结果：双侧基底节区、丘脑及双侧大脑脚可见多方点状稍长T2信号，水抑制呈稍高信号，增强后未见明显强化灶。余脑实质内未见异常信号区及异常强化灶，灰白质界限清楚，脑沟、脑裂、脑池及脑室及脑室大小形态正常，中线结构无移位。检查结论：双侧基底节区、丘脑及双侧大脑脚异常信号，性质待定：免疫代谢性？建议追查。

头部CT结果：脑实质未见明显异常密度灶，脑室系统大小形态正常，中线结构无移位，脑沟、脑裂及脑池未见明显异常。检查结论：CT颅脑平扫＋颅脑动脉成像CTA未见明显异常。

脑脊液常规：无色，清晰透明，无凝块，潘氏试验阴性，细胞总数110×10^6/L，白细胞数18×10^6/L。

脑脊液生化：葡萄糖4.59 mmol/L，乳酸脱氢酶15 U/L，氯114.9 mmol/L，腺苷脱氨酶1.3 U/L，微量蛋白0.36 g/L。

墨汁染色：发现隐球菌（图 14 - 11）；革兰染色：见真菌孢子，疑似隐球菌（图 14 - 12）。

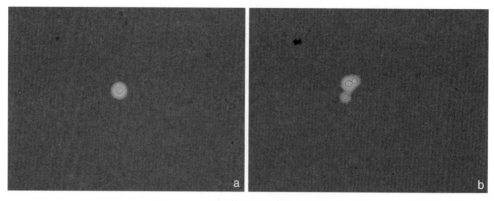

图 14 - 11　隐球菌墨汁染色（×400）

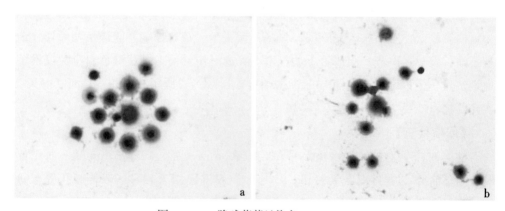

图 14 - 12　隐球菌革兰染色（×1000）

【临床诊治】

根据病史、体查及实验室检查结果，诊断为隐球菌性脑膜炎。采用两性霉素B、氟康唑联合氟胞嘧啶抗隐球菌治疗；加用甘油果糖加强脱水降颅内压治疗，予补钠补钾纠正电解质紊乱，稳定内环境等对症支持治疗。患者经 20 天治疗头痛、头晕症状明显缓解，但脑脊液墨汁染色仍可见少量隐球菌，继续治疗 10 余天后连续 3 次墨汁染色阴性，患者康复出院。

【检验医学在临床诊疗中发挥的作用】

1. 隐球菌病的确诊通常依赖病变部位标本墨汁染色涂片、脑脊液胶乳凝集试验、组织病理或培养等，墨汁染色是最简便的检查方法。

2. 墨汁染色中，隐球菌在墨汁的黑色背景下可见透亮的菌体、宽厚的荚膜。但需与白细胞和脓细胞的假荚膜鉴别，后二者外围也可见狭窄的透亮折光圈，但边缘模糊，且无法看到隐球菌所具有的厚壁及胞内反光颗粒。

3. 现在部分学者发现革兰染色或瑞姬染色后的形态特征，其反射状或毛发样突起的荚膜也易识别，对于判断隐球菌感染的诊断有重要的意义。

【思考/小结】

1. 隐球菌感染易见于 HIV 感染者、器官移植患者、接收大剂量皮质类固醇或单克隆抗体和/或其他免疫抑制剂治疗的患者，本病例为接受甲泼尼龙治疗的患者。

2. 隐球菌感染其临床症状不典型，影像学特征不典型，诊治往往较困难。

3. 脑脊液标本墨汁染色前需进行离心取沉渣染色，可提高检出率。但当脑脊液隐球菌<1000 个/mL 时，墨汁染色敏感性仅为 42%，即使离心，敏感性仍低于 80%，需要其他方法进行补充。

〔梁湘辉〕

三、播散性隐球菌感染

【病史摘要】

患儿，男，3 岁。因"反复咳嗽伴发热 20 余天"入院。患儿家属诉该患儿 20 余天前受凉后出现发热，体温波动在 38.5 ℃～39.0 ℃，伴有咳嗽，初为阵发性干咳，痰少，无明显喘息或气促，无呕吐、腹泻。于当地医院行肺部 CT 检查提示支气管肺炎，腹部 B 超提示肝脾、淋巴结肿大，肝功能示转氨酶高，血常规 WBC 15.50×10⁹/L，N 75.6%；CRP 99.2 mg/L，ESR 48 mm/h，肺炎支原体抗体阳性，乙型流感病毒抗体阳性。予以抗感染、退热、止咳化痰、雾化、补液等对症支持治疗后，患儿咳嗽好转不明显，体温居高不下且最高体温达 40.0 ℃，偶有畏寒、寒战，无抽搐。遂来本院就诊，门诊以"发热、咳嗽查因"收治入院。自起病以来精神、食纳一般，睡眠、大小便可，体重无明显变化。

【辅助检查】

体温 38.4 ℃，脉搏 125 次/min，呼吸 27 次/min，血压 91/56 mmHg。神志清楚，精神反应一般。咽充血，扁桃体Ⅱ度肿大，颈部及耳后可触及多个如黄豆到花生米大小淋巴结，质软，可活动，无压痛，与周围组织不粘连。双肺呼吸音粗，可闻及少许干湿啰音。肝肋下 4 cm，脾大。实验室检查：肺炎支原体抗体阳性；乙型流感病毒抗体阳性；血常规 WBC 18.64×10⁹/L，N 68.1%，L 7.1%，E 19.7%，HGB 100 g/L，PLT 492×10⁹/L；ESR 90 mm/h；CRP 122.0 mg/L；肝功能：ALT 169.3 U/L，AST 84.8 U/L；肺部 CT 提示支气管肺炎。

【临床诊治】

患儿反复咳嗽 20 余天，伴高热和阵发性干咳，听诊双肺呼吸音粗，可闻及干湿啰音，CT 提示肺部炎症，抗感染效果不佳，结合患者相关检查结果初步考虑支气管肺炎、支原体感染、血流感染。患儿有扁桃体肿大，颈部及耳后多发淋巴结肿大，肝脾大，需警惕传染性单核细胞增多症。予以完善血培养，进一步行肺炎支原体、衣原体抗体检查均为阴性，呼吸道七项病毒抗原阴性，降钙素原<0.25 ng/mL。脑脊液常规、生化、免疫检查未见明显异常，真菌 G 试验、GM 试

验阴性，骨髓、血片嗜酸细胞比例均增高，多次复查结果提示碱性磷酸酶、谷氨酰转移酶增高。予以头孢哌酮/舒巴坦、阿奇霉素抗感染症状未见改善。1 天后血培养报阳初步检出酵母样真菌，并进一步鉴定为新型隐球菌，药敏结果见表 14-2。予以小剂量两性霉素 B 缓慢加量至足量抗真菌感染。使用抗真菌药物期间严密监护生命体征，4 周后复查肾功能 Cr 103.4 μmol/L，提示肾功能受损，予停用两性霉素 B 并改为伏立康唑抗真菌感染。随后，患儿症状得到明显改善，复查肾功能正常。

表 14-2 该患者的血培养新型隐球菌药敏结果

序号	药物名称	MIC/(mg·L^{-1})
1	氟胞嘧啶	≤4
2	两性霉素 B	≤0.5
3	氟康唑	2
4	伏立康唑	0.25
5	伊曲康唑	0.5

注：CLSI 目前尚没有制定抗真菌药对新型隐球菌的相关折点标准，现主要参照念珠菌的相关折点：氟康唑≥8～64 mg/L，伊曲康唑及伏立康唑≥1 mg/L，两性霉素 B≥2 mg/L 判定为耐药。

【检验医学在临床诊治中发挥的作用】

1. 为临床诊治提供了有力证据，积极和临床联系，密切关注病情变化。

2. 入院后血培养阳性初步鉴定为酵母样真菌，及时电告病房医生，医生及时调整用药，予以氟康唑治疗，病情有所控制。培养鉴定为新型隐球菌，药敏两性霉素 B S≤0.5 mg/L，氟康唑 S＝2 mg/L，用两性霉素 B 脂质体抗真菌治疗后病情缓解。抗微生物治疗指南《热病》中推荐以上两种药物可有效治疗隐球菌病。

3. 两性霉素 B 的不良反应有寒战、高热、低钾血症、肝肾功能损害，血液系统毒性反应、正常红细胞性贫血等，此患儿的不良反应较第 234 页病例更明显，抗真菌感染期间予以心电监护，监测血压、脉搏、呼吸、瞳孔及神志，并定期复查电解质、血常规、CRP、肝肾功能，心肌酶，同时需采取护肝、护胃、护肾、输注悬浮红细胞等措施。

4. 在使用两性霉素 B 足疗程后改用伏立康唑，而非氟康唑，一是降低了毒副作用；二是有文献报道改氟康唑治疗部分患者效果不佳，而伏立康唑能有效抑制隐球菌荚膜和黑色素的合成，并有较高的杀菌率；三是两性霉素 B 和氟康唑都出现了不同程度的耐药性，特别是氟康唑，而对伏立康唑的耐药较少见，且对两性霉素 B 和氟康唑的耐药株有效。

5. 通过查阅文献隐球菌病可引起外周血嗜酸性粒细胞增多，此病例与文献报道一致，为临床提供有效的参考依据。

6. G 试验、GM 试验均为阴性，因为 G 试验适用于除新型隐球菌和接合菌（毛霉）外的所有深部真菌感染的早期诊断，尤其是念珠菌和曲霉，但不能确定菌种，GM 试验用于辅助诊断侵袭性肺曲霉病（IPA）。

【思考/小结】

1. 隐球菌通常引起隐球菌脑膜炎，隐球菌血症国内已报道数例，临床医生和检验人员需引起足够重视，尤其是检验人员需提高对新型隐球菌的认识，提高在不同的染色方法下和在不同标本类型中的认菌能力，尽早为临床提供科学有效的诊治依据。

2. 抗真菌药物的副作用大，为临床医生提供可靠的药敏数据，及时调整用药可提高疗效。

〔谢良伊　欧阳鹏文〕

四、肺隐球菌病

【病史摘要】

患者，女，37 岁。自述发现肺部病变 5 天。胸廓无畸形，双侧呼吸活动度对称，语颤无增强，双肺叩诊清音，双肺呼吸音清晰，未闻及干湿啰音和胸膜摩擦音。胸部 CT 示：左肺多发结节。为明确肺部病变原因，完善半乳甘露聚糖（隐球菌抗原）检测、肺部穿刺活检等相关检查，结果回报：隐球菌荚膜抗原检测阳性，左肺组织穿刺为肉芽肿性炎，组织细胞细胞质内见孢子样物，形态学符合隐球菌，提示肺隐球菌病。

【辅助检查】

体温 36.8 ℃，脉搏 96 次/min，呼吸 20 次/min，血压 99/65 mmHg。输血前四项、甲状腺功能三项、凝血功能、风湿全套、电解质、心肌酶、狼疮全套、红细胞沉降率、结核感染 T 细胞检测均未见异常。免疫球蛋白 G 16.90 g/L↑；肺炎支原体 IgG 阳性；分子病理，肺癌自身抗体检测阴性。曲霉半乳甘露聚糖检测 0.10，真菌（1-3）-β-D 葡聚糖检测 <37.5。半乳甘露聚糖（隐球菌抗原）检测：阳性。墨汁染色涂片镜检未找到隐球菌。脑脊液生化检查：葡萄糖 2.86 mmol/L，氯 125 mmol/L，乳酸脱氢酶 11.9 U/L，脑脊液或尿蛋白 69.0 mg/L，腺苷脱氨酶 1.10 U/L；脑脊液检测大致正常。检查隐球菌阳性，滴度 1∶20。左肺组织穿刺标本病理检测：肉芽肿性炎，组织细胞细胞质内见孢子样物，形态学符合隐球菌（图 14-13）。胸部正位片：左中肺野肺门旁见多发类圆形高密度影，边界清楚，余双肺未见实质性病变。心膈影未见异常。

【临床诊治】

本例患者自述发现肺部病变 5 天。据患者胸部 CT 结果，提示左侧肺部多发病变。结合病理及辅助检查结果，诊断为肺部隐球菌感染，予以氟康唑 0.8 g 继

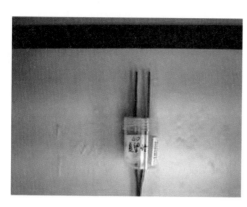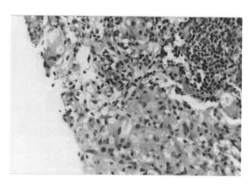

图 14-13 肺隐球菌病患者左肺组织穿刺标本组织病理活检

续静脉滴注抗真菌治疗。抗真菌治疗后，复查半乳甘露聚糖（隐球菌抗原）检测，结果为阴性。患者肺部感染得到控制，无咳嗽、咳痰，咯血，一般情况可，办理出院。

【检验医学在临床诊治中发挥的作用】

1. 患者半乳甘露聚糖（隐球菌抗原）检测阳性，半乳甘露聚糖检测（GM 试验）检测的是半乳甘露聚糖，主要用于侵袭性曲霉病的早期诊断。曲霉菌丝生长时，半乳甘露聚糖从薄弱的菌丝顶端释放，是最早释放的抗原，释放量与菌量成正比，可以反映感染的严重程度。该抗原存在于曲霉感染的患者血液中，含量与感染程度相关，且常早于出现临床症状和影像学异常。因此，GM 试验常用于曲霉感染的早期诊断筛查，连续检测可作为病情转归和疗效的评价指标。

2. 患者病理学检查组织细胞细胞质内见孢子样物，形态学符合隐球菌。目前隐球菌肺炎病确诊主要依据病理学检查，或者墨汁染色显微镜下找到隐球菌和培养出隐球菌，是诊断的金标准。

患者脑脊液墨汁染色和培养均未见隐球菌，而隐球菌抗原检测阳性。主要原因是隐球菌抗原敏感性高，在疾病初期或者恢复期菌量低时就可以检测到。无论是用于肺隐球菌病的早期诊断还是进行疗效的评估，都是一种高效、快速的诊断方法。

【思考/小结】

1. 隐球菌病最常见于中枢神经系统，即隐球菌性脑膜炎。因此最基础的隐球菌检测就是取患者脑脊液做墨汁染色检测。但脑脊液墨汁染色是一种创伤性检查，而且在菌量低时很容易漏检，假阴性率高。随着医疗技术的发展，2008 年 EROCT/MSG 诊断标准中，脑脊液荚膜多糖抗原阳性可以作为隐球菌性脑膜炎确诊证据。肺隐球菌病是由隐球菌引起的一种侵袭性肺部真菌感染，且有逐年增加的趋势。在肺隐球菌病中，血清荚膜多糖抗原阳性同样具备很高的敏感度和特异度。隐球菌荚膜多糖抗原检测主要有 3 种方法，乳胶凝集法（LA）、酶联免疫分析法（EIA）和胶体金免疫沉淀法（LFA）。三者对隐球菌病诊断价值均较高。虽然病理学检查或墨汁染色和培养见隐球菌才是诊断的金标准，但取肺组织是一种有创检测，且有些标本不易获取。故临床需要一种简单有效、创伤小、敏感度及特异度高的诊断手段。半乳甘露聚糖（隐球菌抗原）检测试验具有较高的敏感度和特异度，是一种良好的早期筛查指标。而且近期有研究显示，抗原阳性即开始氟康唑治疗可以显著降低隐球菌性脑膜炎的发生率。因此，半乳甘露聚糖（隐球菌抗原）检测试验早期筛查隐球菌病十分关键。

2. 目前治疗隐球菌主要依据美国感染病学会 2010 年隐球菌病诊治指南，国内根据病情严重程度分级治疗，推荐治疗中应给予抗真菌药物充分的剂量以及足够长的疗程，但指南中并没有明确说明停药指征，所以治疗疗程并不统一。目前国内免疫功能正常肺隐球菌病药物治疗疗程较国外短，为 3～6 个月，而且存在氟康唑治疗剂量偏低状况，对于术后患者用药相关研究更少见报道。国内专家建议术后常规抗真菌药治疗，疗程至少 2 个月以预防手术后复发及肺外播散。

〔向哲邑〕

第四节　耶氏肺孢子菌感染

【病史摘要】

患者，中年男性。因"发热十余天"入院。患者 10 余天前支气管肺癌化疗后出现发热，体温高达 39.2 ℃，咳黄白色黏痰，伴乏力、咽痛，予以哌拉西林钠/他唑巴坦经验性抗感染，以及地塞米松及升白细胞治疗后患者病情稍有缓解。数天后上述症状再次反复。起病以来食欲、睡眠欠佳。既往有原发性支气管肺癌 2 年，目前已行 5 期化疗，1 个月前行第 30 次放疗。有高血压、糖尿病、脑梗死病史，血压、血糖控制良好。戒烟 2 年。

【辅助检查】

入院时，体温 38.2 ℃，脉搏 104 次/min，呼吸 21 次/min，血压 125/75 mmHg。血氧饱和度 95%。双肺叩诊呈清音，左肺呼吸音偏低，未闻及干湿啰音。心率 104 次/min，律齐。血常规：WBC $13.93×10^9$/L，N 88.9%，RBC $3.73×10^{12}$/L，HGB 115 g/L，PLT $238×10^9$/L。红细胞沉降率 81 mm/h。CRP 167 mg/L。PCT 0.02 ng/mL。G 试验和 GM 试验阴性。心电图：窦性心动过速。肺部高分辨率 CT：支气管疾病、肺气肿伴双肺炎症。痰培养：酵母样真菌（＋＋）。肺泡灌洗液直接涂片染色镜检：少量革兰氏阳性球菌；肺泡灌洗液涂片抗酸染色：阴性；肺泡灌洗液结核分枝杆菌 rpoB 基因和突变检测：阴性；血培养：阴性；肺泡灌洗液"下一代"测序技术（"next-generation" sequencing technology，NGS）检测：DNA 检测乳明串珠菌（序列数 69）、金黄色葡萄球菌

（序列数 3）、白念珠菌（序列数 76）、耶氏肺孢子菌（序列数 32）、人类疱疹病毒7 型（序列数 5），以及常见呼吸道菌群；RNA 检测：耶氏肺孢子菌（序列数251）、人类冠状病毒 NL63（序列数 2），以及常见呼吸道菌群；新型冠状病毒核酸检测阴性。

【临床诊治】

患者有支气管肺癌病史，放疗、化疗后出现反复发热，伴咳嗽、咳痰，CT提示双肺炎症，考虑细菌感染的可能性大，由于患者基础疾病多，并处于化疗后骨髓受抑制阶段，予以亚胺培南/西司他丁钠抗感染治疗。患者血培养阴性，痰培养提示酵母样真菌感染，予以米卡芬净抗真菌治疗，但患者症状反复。为明确病因行支气管肺泡灌洗术，灌洗液直接涂片革兰染色见少量革兰氏阳性球菌，灌洗液 NGS 测序发现了乳明串珠菌、金黄色葡萄球菌、白念珠菌、耶氏肺孢子菌、人类疱疹病毒 7 型及人类冠状病毒 NL63，结合涂片，临床考虑耶氏肺孢子菌合并阳性菌感染的可能，遂加用利奈唑胺抗金黄色葡萄球菌感染，磺胺甲噁唑/甲氧苄啶抗耶氏肺孢子菌感染，经治疗后患者体温逐渐趋于平稳，直至病情好转出院。

【检验医学在临床诊治中发挥的作用】

1. 积极寻找病原体，为临床治疗提供线索。对于发热患者，首先需要临床医生根据病史及临床表现排除非感染因素引起的发热。对于感染性病原体引起的发热，寻找真正的病原体是首要任务，以便针对性的抗感染治疗。对于肺部感染，留取合格的痰标本是必要的，避免上呼吸道正常菌群对发现致病菌的干扰，肺泡灌洗液的送检价值则显著优于痰标本，然而呼吸道标本的培养难以发现某些特定致病菌。

2. NGS 是一种新兴的检测手段，可通过对特定标本中的高通量测序序列进行比对，以发现某属或种的相对丰度，检测的范围涵盖细菌、真菌、病毒和寄生虫多个方面，可以让临床医生对病原菌有更直观的判断，但因价格昂贵和技术要求高难以常规开展。

【思考/小结】

1. 耶氏肺孢子菌经呼吸道吸入后，在免疫功能正常的宿主中可被免疫细胞清除，而在免疫功能严重受损的宿主中则可不断增殖，严重者可引起肺间质纤维化，因此对于免疫功能受损的肺部感染患者应怀疑此菌。肺孢子菌肺炎常表现为刺激性干咳，后期有咳少量黏痰，并有持续高热，而肺部阳性体征和影像学表现可不典型。肺孢子菌在普通培养基上不能生长，取肺泡灌洗液直接涂片镀银染色可发现包囊，为确诊依据。

2. 肺孢子菌肺炎成功治疗的关键是早期诊断和即时治疗，磺胺甲噁唑/甲氧苄啶是首选药物，具有疗效确切、经济和服用方便的特点，也是疑似患者试验性治疗药物，但使用该药物治疗时应注意胃肠道反应、肝功能损害和过敏反应等并发症。对于重症患者可联合激素治疗。

3. 自 1965 年分离出人 CoV 至今，共发现了 7 种对人类致病的冠状病毒，分别为 HCoV-OC43、HCoV-229E、SARS-CoV、HCoV-NL63、HCoV-HKU1、MERS-CoV 和 COVID-19。其中 HCoV-OC43、HCoV-229E、HCoV-NL63、HCoV-HKU1 主要引起相对温和的急性上呼吸道感染症状，如咳嗽、发热、咽喉痛、流鼻涕等，患者起病症状轻微，可无发热症状，多数患者为轻、中度，预后良好。该患者 NGS 检测出人类冠状病毒 NL63，在疾病的发生发展过程起到了怎样的作用，以及是否有合并感染，都有待于我们进一步收集和关注与此病毒相关的病例资料和研究数据。

〔谢良伊〕

第五节　尖孢镰刀菌感染

【病史摘要】

患者，女，31 岁。因"确诊急性淋巴细胞白血病 1 年余，末次化疗后半个月，口腔黏膜血肿伴发热 2 天"入院。患者于一年前因"发现皮肤瘀斑 1 周余"完善相关检查，确诊为急性淋巴细胞白血病后，多次反复在各级医院住院化疗及抗感染与各类营养支持治疗，这次于末次化疗后半个月因"发现口腔黏膜血肿伴发热 2 天"再次入院。

【辅助检查】

体温 38.5 ℃，脉搏 123 次/min，呼吸 20 次/min，血压 115/77 mmHg。慢性病面容，贫血貌，全身皮肤及巩膜无黄染，双下肢皮肤散在出血点，口腔黏膜内可见瘀斑，牙龈有渗血，扁桃体无肿大，浅表淋巴结无肿大，胸骨压痛阳性；双肺呼吸音清，未及明显干湿啰音，心率 123 次/min，律齐，无杂音。腹部平坦，无压痛及反跳痛，肝脾肋下未及，无肾区叩击痛，肠鸣音正常，双下肢无水肿。腹部 B 超：肝实质光点增粗，肝内强回声，肝内胆管结石？钙化灶？脾中度肿大，脾内低回声区，性质待定，建议进一步检查；胆、胰、双肾、双输尿管未见明显异常。肺部 CT：双上肺病变；双下肺新见渗出灶，建议治疗后复查。骨髓细胞学示原始、幼稚淋巴细胞占 79%，骨髓象呈未缓解。入院随机血糖 6.7 mmol/L。血常规：红细胞计数 2.82×10^9/L↓，血红蛋白 80.0 g/L↓，血小板计数 3×10^9/L↓，中性粒细胞 0.35×10^9/L，占 3.6%，淋巴细胞 9.18×10^9/L，占 93.1%，红细胞沉降率 144 mm/h↑。凝血酶原时间 13.9 秒，纤维蛋白原 7.7 g/L↑，活化部分凝血活酶时间 80.0 秒，网织红细胞计数 0.001↓。连续两次行血培养，2.5 天左右报阳，经分离培养根据其菌落特征及镜下形态鉴定为尖孢镰刀菌（图 14‑14、图 14‑15）。

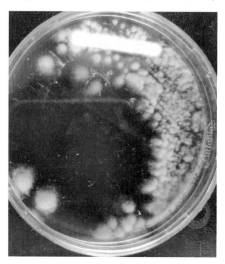

图 14‑14　血平板上菌落形态

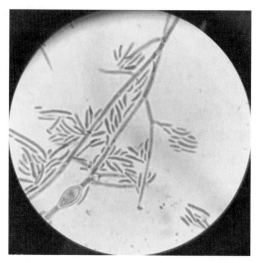

图 14‑15　显微镜下形态

【临床诊治】

患者入院后予头孢哌酮/舒巴坦、阿米卡星抗细菌，伏立康唑抗真菌，辅以输红细胞、输血小板、止血等治疗及化疗，化疗后患者出现骨髓抑制，血培养提示菌血症、真菌血症，患者反复发热，先后予亚胺培南、利奈唑胺、替加环素、阿米卡星抗细菌，泊沙康唑、两性霉素 B、卡泊芬净抗真菌治疗，辅以止血、升白、抑酸、护肝等对症支持治疗，患者仍出现病情进展，患者及家属表示了解病情，拒绝抢救，要求出院，告知风险，予办理出院。

【检验医学在临床诊治中发挥的作用】

急性淋巴细胞白血病患者，多伴有粒细胞缺乏，加上需要化疗，因而导致免疫功能不全，很容易并发各种感染，包括深部真菌感染，通过相应感染部位标本培养分离出相关的病原菌为临床选用抗菌药物抗感染提供有力证据。

【思考/小结】

1. 该例急性淋巴细胞白血病患者，伴有严重的粒细胞缺乏，多次反复化疗，免疫功能极度低下，并发各种感染包括深部真菌感染的机会大大增加，临床要加强患者感染症状及感染部位的监测，出现感染症状及时采取相应部位的标本送检细菌和真菌检测，并及时应用抗菌药物及抗真菌药物控制感染。

2. 尖孢镰刀菌菌落特征　在 PDA 平板上 25 ℃培养 10 天后菌落棉絮状，菌落正面白色、淡紫色，背面淡紫色。显微镜镜下特征：可见产孢细胞为简单瓶梗，瓶梗较短，多在 20 μm 以下；大分生孢子细长，镰刀形，有 3～5 个隔，顶细胞似喙状；有顶生或间生的厚壁孢子。

〔汪文玉〕

检验医学与临床诊治典型实例分析

第六节　茄病镰刀菌感染

【病史摘要】

患者，男，51岁。因"左眼被树枝戳伤后异物感、流泪12天"入院。患者于12天前左眼被树枝戳伤后异物感、流泪，伴有眼痒、眼红、视物模糊，无头痛、头晕，在当地医院就诊，予以局部用药，具体用药不详，上述症状进一步加重，来本院就诊，以"左眼角膜炎"收住院。

【辅助检查】

体温36.4℃，脉搏70次/min，呼吸20次/min，血压140/72 mmHg。V OD 0.5＋OS 0.5，NCT：OD 13 mmHg＋OS 15 mmHg，双眼睑未见明显内外翻倒睫，左眼结膜充血，瞳孔区颞侧角膜圆形白色病灶，直径约2.5 mm，表面白色污垢覆盖，角膜内皮水肿，房水清，瞳孔圆形，直径约3 mm，对光反应可，晶状体混浊，小瞳孔下眼底窥不清。实验室辅助检查：白蛋白32.8 g/L↓，白球比例1.1↓，平均血红蛋白浓度310.0 g/L。左眼分泌物涂片：找到真菌菌丝，未见孢子。真菌培养：茄病镰刀菌。菌落特征与镜下形态分别见图14-16～图14-18。

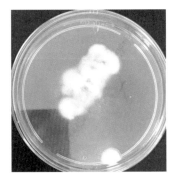 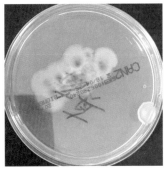 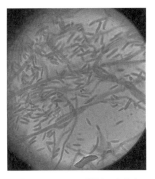

图14-16　菌落正面　　　　图14-17　菌落背面　　　　图14-18　显微镜下形态

【临床诊治】

1. 根据患者病史、体征及辅助检查结果，诊断为左眼真菌性角膜炎。那他霉素滴眼液抗真菌，局部予以左氧氟沙星滴眼液、普拉洛芬滴眼液抗炎，贝复舒修复角膜、复方托吡卡胺活跃瞳孔，氟康唑滴眼液抗真菌等对症支持治疗。患者经上述治疗眼部角膜病变稳定，体格检查：V OS 1.0，左眼结膜稍充血，瞳孔区颞侧角膜圆形病灶，病灶区表面干净，病灶边界清，直径约2.5 mm，角膜内皮无水肿，房水清，瞳孔呈药物性散大，晶状体混浊。患者要求出院，予以带药出院。出院仍予以局部滴用那他霉素滴眼液点左眼4次/d、重组牛碱性成纤维细胞生长因子点左眼4次/d、普拉洛芬滴眼液点左眼4次/d、左氧氟沙星滴眼液点左眼 2 次/d、复方托吡卡胺滴眼液点左眼 2 次/d。

2. 1 周、半个月、1 个月、3 个月、6 个月门诊复查。

3. 注意眼部卫生，不适随诊。

【检验医学在临床诊治中发挥的作用】

1. 通过病灶分泌物涂片找到真菌菌丝，为临床抗感染治疗初步指明了方向，病灶分泌物经真菌培养培养出茄病镰刀菌，为临床更精准用药提供进一步的依据。

2. 浅部真菌鉴定主要依赖形态学，而且真菌培养所需时间长，为了确定到种属需等到出现典型的形态，在等待的过程中要不定时观察菌落形态并看菌落用乳酸棉芬蓝染色是否出现典型镜下形态，随时与临床医生沟通。

【思考/小结】

1. 本例患者眼部有外伤史，眼部症状与体征符合真菌感染，培养分离出茄病镰刀菌，抗真菌治疗有效，真菌感染性角膜炎若治疗不及时，病情易进展致角膜溃疡、穿孔而引发眼内真菌感染，可致视力下降甚至失明，临床必须予以重视，遇有眼部外伤后出现眼部症状和眼部体征的要考虑到真菌感染的可能，积极完善相关病原学检查，及时抗真菌治疗。并应加强宣教，提高劳动者在劳动过程中的保护意识和防护水平，降低因外伤而引发真菌性眼部感染的发病率。

2. 茄病镰刀菌的菌落特征：在 PDA 平板上 25 ℃培养 10 天后，菌落正面呈白色、浅黄色、淡蓝色，背面呈浅黄色或淡蓝色。显微镜特征：可见产孢细胞为简单瓶梗，瓶梗较长，多在 25 μm 以上；大分生孢子可大可小，比较粗壮，有顶细胞及足细胞，有 2～5 个隔；小分生孢子数量呈假头状着生，有卵圆形、椭圆形，0～1 个隔；培养一段时间后，可产生顶生或间生的厚壁孢子。

〔汪文玉〕

第七节　马尔尼菲篮状菌感染

一、马尔尼菲篮状菌血流感染

（一）AIDS 合并马尔尼青霉菌感染

【病史摘要】

患者，男，41 岁。于半个月前无明显原因突发发热，最高体温约 41.6 ℃，伴畏寒、寒战，腹胀、腹痛不适，乏力明显，食欲下降，无明显厌油、恶心、呕吐，无自觉皮肤巩膜黄染，伴尿黄，尿量减少，遂入住当地医院，诊断为"肝硬化、腹腔感染、胆囊结石、双肾结石"，予以住院治疗后（用药不详），患者上述症状无明显缓解，为求进一步诊治转至上级医院。自发病以来，患者精神、食欲、睡眠情况差，大便色黄、量较少，无呕血、黑便，无陶土样大便，小便量少、色黄，无尿频、尿急、尿痛，体重最近 3 个月下降 10 kg。

【辅助检查】

血常规：WBC $6.61×10^9/L$，N 91.5，RBC $4.07×10^{12}/L$，HGB 116 g/L，PLT $12×10^9/L$。血气分析：pH 7.426，PCO_2 20.7 mmHg，HCO_3^- 13.3 mmol/L，BE -8.5 mmol/L。电解质：钠 123 mmol/L，氯 91 mmol/L，钾 4.00 mmol/L。患者中性粒细胞增高为主，考虑阴性菌感染可能，血小板低，考虑与肝硬化脾功能亢进、感染有关；血气分析提示代谢性酸中毒，电解质严重低钠、低氯血症。

【临床诊治】

患者入院诊断为肝炎肝硬化（丙型）失代偿期并自发性腹膜炎、胆囊结石以及双肾结石。入院后查血常规、尿液分析、大便常规＋隐血试验、肝功能、肾功能、电解质、血糖、血脂、凝血功能、血型、梅毒 TPPA、艾滋病病毒抗体、乙肝三对、丙肝病毒抗体、甲状腺功能、碳-12、HCV-RNA、电脑血糖监测、血氧饱和度监测、血气分析、血培养等。血常规 PLT $12×10^9/L$，重度降低，患者凝血功能差，肝功能极差，结合丙肝抗体阳性，HCV-RNA 阳性，患者 CRP 及 PCT 均明显升高，支持诊断为肝炎肝硬化（丙型）失代偿期并自发性腹膜炎。次日，血培养阳性，革兰染色镜检发现丝状真菌菌丝，经转种培养鉴定为马尔尼菲篮状菌。考虑发热原因为真菌血流感染，首先用卡泊芬净 50 mg qd 抗真菌治疗，效果较差，改两性霉素 B 脂质体抗真菌治疗。患者体温下降，一般情况好转，提示感染有所控制。患者被诊断为真菌血流感染合并肺炎，继续两性霉素 B（3 mg/d）加哌拉西林/舒巴坦抗感染治疗。马尔尼菲篮状菌为条件致病菌，结合既往静脉药瘾史，怀疑为艾滋病患者。追踪 HIV 确诊实验结果，接疾控中心结果回报，确诊患者 HIV 感染。结合患者免疫力低下，血培养鉴定为马尔尼菲篮状菌血流感染，诊断获得性免疫缺陷综合征，予以专科医院继续治疗。

【检验医学在临床诊治中发挥的作用】

1. 免疫学检查结果证实患者存在丙肝病毒感染，此外，PLT $12×10^9/L$，重度降低，患者凝血功能差，肝功能极差，CRP 及 PCT 均明显升高，为临床诊断患者为肝炎肝硬化（丙型）失代偿期并自发性腹膜炎提供了有力的证据。

2. 血培养阳性，革兰染色镜检发现丝状真菌菌丝，经转种培养鉴定为马尔尼菲篮状菌，在患者及时的临床诊治过程中发挥着至关重要的作用。同时考虑马尔尼菲篮状菌为条件致病菌，结合既往静脉药瘾史，考虑艾滋病，并最终协助临床确诊。

【思考/小结】

1. 在病原菌未明确之前，根据宿主因素、症状体征、影像学特征难以确诊，需与拟诊分析中的疾病进行鉴别诊断。马尔尼菲篮状菌在细胞内菌体相互黏集呈葡萄状外观，卵圆形、椭圆形，虽然马尔尼菲篮状菌在人体组织细胞中呈酵母样菌体，内有横隔，但仍不容易与荚膜组织胞浆菌相区别。马尔尼菲篮状菌的培养特性：双向真菌，37 ℃培养为酵母相，28 ℃培养为菌丝相并可见帚状枝，产生特有的玫瑰红色，最终通过病原学结合临床资料明确诊断。

2. 病原学证据在此患者的临床诊治过程中发挥着至关重要的作用。此外，马尔尼菲篮状菌好发于各种原因引起的免疫抑制者或免疫低下者，与艾滋病高度相关，为临床确诊艾滋病提供了线索。

〔李 江〕

(二) 马尔尼菲篮状菌血流感染一例

【病史摘要】

患者，男，79 岁。因发热 1 周，少尿 3 天入院。家属诉患者 1 周前受凉后出现发热，最高体温达 39.5 ℃（具体热型不详），稍有咳嗽，无明显咳痰，无畏寒、寒战等，遂于当地医院就诊，予以输液治疗，患者发热较前好转，出现少尿、有夜间憋醒、呼吸困难等。患者为求进一步诊疗，以"急性肾衰竭"收入肾病风湿科。患者既往体质一般，有"类风湿关节炎"病史 20 年，不规律服用"泼尼松"治疗，有"痛风"病史 20 年，未予治疗，有"冠心病、房颤"病史，不规律服用"速效救心丸"。初步诊断：①急性肾衰竭；②痛风性肾衰竭；③肺部感染？实验室检查提示患者多器官功能衰竭，考虑为脓毒症，免疫抑制，内环境极差，重症感染，治疗上使用美罗培南抗感染无效。入院时送检血培养，第 2 天血培养报阳，涂片革兰染色见真菌菌丝相互缠绕，有明显直角分枝（图 14-19），初报临床后，予以米卡芬净抗真菌感染。入院第 4 天血培养报告为马尔尼菲篮状菌。改用氟康唑抗感染治疗，此时患者病情已再次加重，意识障碍加深，考虑患者年纪大，病情危重，预后差，家属办理自动出院。

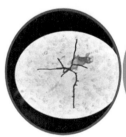 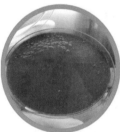 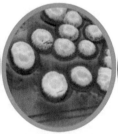 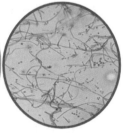

血培养涂片　　　　血平板 37 ℃培养　　　SDA 平板 25 ℃培养　　　SDA 菌落棉蓝染色

图 14-19　微生物培养情况

【辅助检查】

体温 37.6 ℃，脉搏 102 次/min，呼吸 25 次/min，血压 130/80 mmHg。神

志模糊，全身湿冷，皮肤散在瘀斑及花斑纹，急性病容，唇稍发绀，双肺呼吸音粗，双下肺可闻及中量湿啰音，腹部稍膨隆，肝脾肋下未及，双指间关节变形，全身散在痛风结节。WBC 4.16×10⁹/L，N 94%（4月4日，表14-3）。C反应蛋白 284 mg/L。PCT 58.4 ng/ML（4月4日）。G试验：120.3 pg/mL（参考值：<70 pg/mL）（4月8日）。GM试验：0.25 μg/L（参考值：<0.65 μg/L）。D-二聚体>1000 mg/L，HIV阴性。胸部CT：①双肺可见渗出性病变，提示感染，但不排除肺水肿。②双侧胸腔积液。

表 14-3　　　　　　　　　患者外周血白细胞和血气 pH 变化情况

项目	4月4日	4月5日	4月6日	4月7日
外周血 WBC	4.16×10⁹/L	4.61×10⁹/L	0.62×10⁹/L	1.22×10⁹/L
血气 pH	7.212	7.365	7.336	无

【临床诊治】

本例患者意识障碍，脓毒败血症，多器官功能受损的原因为马尔尼菲篮状菌血流感染，病原学诊断明确。本例患者为老年男性，HIV阴性伴有类风湿关节炎等基础疾病，有不规律服用糖皮质激素用药史。首发症状为发热伴咳嗽，发病无特异性，起初予美罗培南抗感染治疗无效。先后予以米卡芬净和氟康唑抗真菌治疗，但由于患者年事已高，且有基础疾病10年，肝肾等器官衰竭，最后家属选择放弃治疗。

【检验医学在临床诊治中发挥的作用】

1. 此例患者在入院第2天血培养报警并提示为真菌感染，第4天报告为马尔尼菲篮状菌，病原学的明确诊断为临床抗感染治疗明确了方向。然而患者的早期抗真菌治疗未能有效覆盖病原谱。检验医学如能早期走入临床沟通，或许能为临床抗感染治疗提供更加及时有效的帮助。

2. 临床上，深部真菌感染主要以念珠菌为主，其他常见的致病真菌有隐球菌、曲霉、毛霉、孢子丝菌、马尔尼篮状菌、组织胞浆菌、副球孢子菌和皮炎芽生菌等。感染途径通常是血行播散和上行感染。不同菌种经验性首选的抗真菌药物有所差异，检验医学在病原学诊断方面如能尽早明确菌种并积极与临床沟通，对临床抗真菌治疗具有重大的指导意义。

【思考/小结】

马尔尼篮状霉菌是篮状菌属唯一的温度依赖性双相真菌，可以通过破损的皮肤、消化道进入人体，也可以通过吸入分生孢子进入人体，后者被认为是最常见的途径。其进入人体后可累及多脏器，常见肺、皮肤和肝损害，目前已成为我国南方和东南亚地区艾滋病患者最常见的机会性感染之一，临床上也可见于非HIV感染的免疫功能低下患者。因此，当临床上出现基础疾病多、有服用过免疫抑制剂的患者，出现高热不退等非典型性并且常规广谱抗生素也难以缓解的症状时，需要考虑到真菌血流感染的可能，及时送检血培养明确诊断。

〔张小团〕

（三）马尔尼菲篮状菌病

【病史摘要】

患者，男，29 岁。因"发热 1 周"入院，患者 1 周前无诱因出现发热，最高温度 39.5 ℃，发热无规律，无畏寒。间有阵发性干咳，无咳痰。感恶心乏力，伴食欲下降，无呕吐，无头晕、头痛、腹痛、腹泻、胸闷、气促等不适。住院后完善相关检查后诊断考虑"艾滋病（获得性免疫缺陷综合征）；发热查因：脓毒症？支气管扩张合并感染；慢性乙型病毒性肝炎；梅毒；营养不良；低蛋白血症；电解质紊乱"，先后予以头孢他啶、美罗培南及左氧氟沙星抗感染，目前患者仍有发热，伴乏力明显，起病以来，精神、食欲、睡眠极差，大小便正常，体重下降约 10 kg。

【辅助检查】

体温 38.9 ℃，脉搏 115 次/min，呼吸 20 次/min，血压 120/70 mmHg。发育正常，消瘦，神志清楚，体查合作。全身皮肤巩膜无黄染，皮肤弹性可，皮肤温度升高，全身皮肤未见皮疹，四肢皮肤未见瘀点、瘀斑，无皮下结节、肝掌、蜘蛛痣。浅表淋巴结无肿大，头颅五官未见异常，唇发绀，口腔可见大量黏膜白斑。咽部稍充血，无溃疡，双侧扁桃体充血，无肿大，未见脓点。双侧呼吸运动正常，双肺呼吸音粗，未闻及明显干湿啰音，无胸膜摩擦音。心前区无隆起，心尖冲动位于左侧第 5 肋间锁骨中线内 0.5 cm 处，无震颤，无心包摩擦感，心界叩诊正常，心率 115 次/min，心律齐，心音可，无杂音及心包摩擦音，无异常血管征。腹平软，未见胃肠形及蠕动波，腹壁静脉无曲张，全腹无压痛及反跳痛，无肌紧张，Murphy 征阴性，肝脾肋下未触及，腹部未扪及包块，肝区、双肾区无叩痛，移动性浊音阴性，肠鸣音正常，4 次/min，无震水音，无血管杂音。WBC 1.26×10^9/L↓，HGB 86 g/L↓，PLT 76×10^9/L↓。白蛋白 19.5 g/L↓。肺部 CT 示双上肺肺大疱，右肺中叶支气管扩张，纵隔及双侧腋窝多发淋巴结肿大，腹腔及腹膜后多发淋巴结肿大。入院完善实验室检查：血常规 WBC 1.56×10^9/L↓，RBC 3.2×10^{12}/L，HGB 85 g/L↓，PLT 75×10^9/L↓，红细胞压积 26.7%↓，平均红细胞血红蛋白量 26.4 pg↓，平均红细胞血红蛋白浓度 317 g/L↓，N 86%↑，L 7.5%，M 3.6%，B 1.6%，钠离子 126.4 mmol/L↓，AST 164.9 U/L↑，TP 51 g/L↓，Alb 21.2 g/L↓，胆碱酯酶 56.5 IU/L↓，ADA 70.7 U/L↑，LDH 798.4 U/L↑，LAC 376.2 mg/L↑，CRP 59.95 mg/L，PCT 0.84 ng/mL↑，ESR 34 mm/h↑，EB 病毒及巨细胞病毒阴性，梅毒螺旋体抗体阳性，RPR

阴性，乙肝三对示乙肝表面抗原阳性，乙肝 e 抗原阳性，乙肝核心抗体阳性。痰抗酸染色示未找到抗酸杆菌。痰细菌及真菌涂片示革兰氏阳性球菌（＋＋＋），革兰氏阴性球菌（＋），革兰氏阴性杆菌（＋），鳞状上皮细胞（＋＋），白细胞少量，真菌孢子（＋＋），真菌菌丝（＋）。结核涂片及培养阴性。肺部 CT 示肺部感染性病变，建议结合临床并治疗后复查。左侧胸腔少量积液。腹部彩超示腹水，腹腔多发淋巴结肿大。

【临床诊治】

结合患者病历特点及目前辅查，临床诊断考虑：①艾滋病（获得性免疫缺陷综合征）；②发热查因：脓毒血症？③支气管扩张合并感染；④口腔念珠菌病（鹅口疮）；⑤慢性乙型病毒性肝炎；⑥梅毒；⑦低蛋白血症；⑧营养性消瘦；⑨全血细胞减少；⑩电解质紊乱；⑪酸碱平衡失调。目前出现三系减少，发热，ADA 偏高，合并肝功能及心肌损伤，腹腔有多发淋巴结肿大，合并腹水，考虑存在真菌性败血症，予以伊曲康唑抗真菌治疗，SMZCO 预防 PCP，氟康唑抗口腔真菌，地塞米松抗炎，谷胱甘肽护肝，泮托拉唑护胃，氨溴索止咳化痰，白介素调节免疫，氨基酸静脉营养，白蛋白纠正低蛋白血症及对症及支持治疗。进一步完善血培养筛查病原菌，骨髓穿刺明确骨髓造血情况，申请输血治疗，并予重组人粒细胞刺激因子升白细胞。骨髓涂片回报骨髓增生活跃，粒系呈感染象，红系、巨核系未见异常，全片查见吞噬细胞内吞噬病原微生物现象（形态似马尔尼菲篮状菌）。血培养鉴定结果示马尔尼菲篮状菌生长。临床改伊曲康唑和氟康唑为两性霉素，维持治疗量继续抗真菌治疗。患者病情平稳，血培养阴性，两性霉素使用足疗程，予停用，并停用地塞米松，予以伊曲康唑继续序贯治疗。复查血常规示 WBC 9.76×10^9/L，RBC 2.62×10^{12}/L，HGB 75 g/L，PLT 304×10^9/L。复查肺部 CT 示病灶吸收。病情好转要求出院，予以出院带药规律 ART、抗真菌治疗，定期复查血常规、肝肾功能、血脂、心肌酶、血糖、TP-Ab、RPR、腹部 B 超及肺部 CT。

【检验医学在临床诊治中发挥的作用】

1. 马尔尼菲篮状菌是导致该患者持续发热和血三系减少的始作俑者，骨髓涂片染色及血培养鉴定快速地锁定了这一目标，为临床诊疗指明方向。

2. 马尔尼菲篮状菌位于单核巨噬细胞内、外，桑葚状细胞团、腊肠状细胞和横壁三大特点是其主要组织形态学特征。在单核巨噬细胞内的菌体呈圆形或卵圆形，不出芽，无荚膜，直径 2～4 μm 的孢子（菌体相互黏集呈桑葚状细胞团），瑞氏染色胞壁不着色，细胞质着淡紫色，有 1～2 个紫红色小核（图 14 - 20a、b）。革兰染色细胞质着淡红色，胞核紫红色（图 14 - 20c、d），游离于组织细胞外的菌体，为长形、粗细均匀、两头钝圆且中间有横隔呈腊肠状的孢子。

3. 与组织胞浆菌及黑热病利-杜小体的形态鉴别　①组织胞浆菌为 2～4 μm

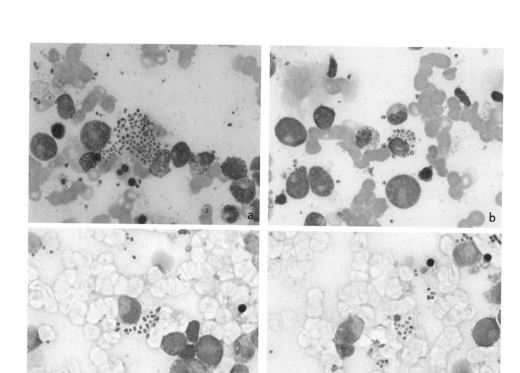

a、b为瑞氏染色；c、d为革兰染色。

图 14 - 20　瑞氏染色和革兰染色镜检结果

的卵圆形、芽生、有荚膜的孢子，一端较尖，另一端较圆，周围有一个似荚膜的亮圈，常分布于大单核或多核细胞内，有时在组织细胞外，聚集成群。②黑热病利-杜小体大小为（2.9～5.7）μm×（1.8～4.0）μm，呈圆形或椭圆形，胞质淡蓝色，包膜薄，核大，为 1 个，呈圆形团块状，染紫红色，位于中体一侧，另一侧有一细小棒状紫红色动基体。

4. 真菌培养特征：双相菌。沙保弱培养基 25 ℃生长慢，表面呈绒毛样，灰色或粉红色，也可呈红色弥漫到整个培养基。镜下可见典型帚形枝，双轮省，散在，有 2～7 个梗基，其上有 2～6 瓶梗，较短而直，瓶身膨大，梗颈短直，可见单瓶梗，直接从气中菌丝长出，其顶端有单链分生孢子。培养基置 37 ℃时呈酵母样型，初为淡褐色膜样、湿润、平坦的菌落，继而产生红色色素，镜检为圆形或椭圆形酵母孢子。

【思考/小结】

马尔尼菲篮状菌病是马尔尼菲篮状菌引起，主要侵犯单核-吞噬细胞系统，即肺、肝、肠淋巴组织、淋巴结、脾、骨髓、肾和扁桃体等，以肺及肝最为严重，极少侵犯中枢神经系统及肾上腺等内分泌腺。马尔尼菲篮状菌病是一种少见深部真菌感染性疾病，易发于在免疫系统缺陷的人群。本菌主要寄生于细胞内，靠细胞免疫清除，艾滋病患者（尤其是晚期患者）由于 CD4 T 淋巴细胞减少，细胞免疫功能下降，深部真菌感染发病率明显增加，感染后若得不到适当治疗，死亡率可达100%。马尔尼菲篮状菌病临床表现：发热、畏寒、咳嗽、咳痰、消瘦乏力、肝脾及淋巴结肿大、皮疹、皮下结节或脓肿，严重者血细胞三系减少。胸片一般提示肺部浸润性炎症。马尔尼菲篮状菌病治疗主要应用两性霉素B、氟胞嘧啶、唑类药物等系统治疗，病情重时用两性霉素B，病情缓解后用酮康唑，疗程6个月可避免复发。

〔范　颂　陈　勇〕

二、马尔尼菲篮状菌肺部感染

【病史摘要】

患儿，女，9岁。因"反复发热咳嗽20余天"入院。该患儿20天前无明显诱因出现发热，最高体温达40 ℃，夜间为甚，伴咳嗽，无痰，热退后咳嗽加重，无畏寒、寒战，无抽搐，无咽痛或皮疹。口服退热药体温可下降，每隔6小时左右再次升高。于当地诊所给予输液治疗效果不佳。再次于当地医院就诊并住院治疗（具体用药不详）后，发热间隔时间较前延长，最高体温亦较前降低，但发热仍然反复出现。患者为求进一步治疗前来本院，门诊予以"头孢哌酮/舒巴坦、红霉素抗感染"治疗后夜间仍发热。遂收治入院。患者自起病以来，精神、食纳欠佳。小便正常，体重减轻约2 kg。既往体弱，易患感冒，否认肝炎、结核、疟疾病史，母亲有结核病史，已故。

【辅助检查】

体温39.5 ℃，脉搏108次/min，呼吸32次/min，血压91/56 mmHg。神志清楚，精神反应一般。颈部、腹股沟可触及绿豆大小淋巴结。双肺呼吸音粗，可闻及少量干啰音及痰鸣音。血常规：WBC 4.10×10^9/L，N 85%，HGB 100 g/L，PLT 245×10^9/L。CT提示左下肺基底段团块，性质待查。

【临床诊治】

患儿反复发热20余天，最高体温达40 ℃，伴有咳嗽，咽红，肺部呼吸音粗，可闻及少量干啰音及痰鸣音，结合血常规、胸部CT检查结果考虑肺炎。患者肺部CT可见左下腹基底段团块，母亲有结核病病史，不排除结核感染和真菌感染的可能。患者起病以来体重下降2 kg，可能存在肺部肿瘤，另外患儿体弱易感冒，可能存在免疫力低下的情况。入院后查大小便常规、呼吸道病毒7项、2次痰培养、PPD菌正常，凝血全套、电解质、肝肾功能、心肌酶基本正常。血常规：WBC 2.51×10^9/L，N 1.88×10^9/L，L 0.28×10^9/L，HGB 84 g/L，PLT 271×10^9/L。ESR 145 mm/h，CRP 48.70 mg/L，HIV-Ab（1＋2）679.45 S/CO；肺泡灌洗液提示真菌感染；病理诊断（左下肺、主气道黏膜结节）真菌感染，考虑组织胞浆菌。予以头孢哌酮/舒巴坦、红霉素、阿昔洛韦抗感染治疗，利可君提升患儿粒细胞等支持对症处理；复查血常规：WBC 1.34×10^9/L，N

$1.04 \times 10^9/L$，L $0.19 \times 10^9/L$，HGB 96 g/L，PLT $310 \times 10^9/L$。ESR 110 mm/h。CRP 30.3 mg/L。通过以上治疗后，患儿病情未见明显好转，建议转院继续治疗，予以办理出院。在患者出院后4天，真菌培养（肺泡灌洗液）鉴定为马尔尼菲篮状菌。

【检验医学在临床诊治中发挥的作用】

1. 为临床诊治提供了有力证据，积极和临床联系，密切关注病情变化。

2. 在病原菌未明确之前，根据宿主因素、症状体征、影像学特征难以确诊，需与拟诊分析中的疾病进行鉴别诊断，组织病理学需与组织胞浆菌鉴别。

3. 马尔尼菲篮状菌在细胞内菌体相互黏集呈葡萄状外观，呈卵圆形、椭圆形，虽然马尔尼菲篮状菌在人体组织细胞中呈酵母样菌体，内有横隔，但仍不容易与荚膜组织胞浆菌相区别。马尔尼菲篮状菌的培养特性：双向真菌，35 ℃培养为酵母相（图14-21），28 ℃培养为菌丝相并可见帚状枝（图14-22），产生特有的玫瑰红色（图14-23），最终通过病原学结合临床资料明确诊断。

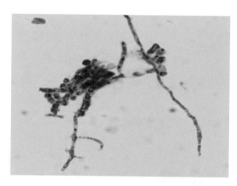
图14-21　35 ℃培养为酵母相

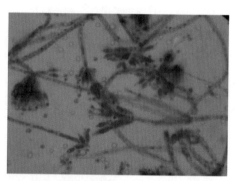
图14-22　28 ℃培养为菌丝相并可见帚状枝

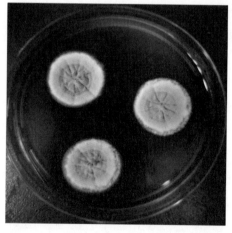
图14-23　SDA培养基上特有的玫瑰红色

【思考/小结】

1. 马尔尼菲篮状菌与AIDS高度相关。

2. 病原学证据在疾病诊断中发挥着重要作用。

3. 对疾病进行确诊需综合分析宿主因素＋症状体征＋影像学资料＋组织病理学＋病原学。

〔谢良伊　欧阳鹏文〕

第八节　黄曲霉感染

一、眼外伤黄曲霉感染

【病史摘要】

患者，男，55 岁。右眼球于 12 天前被板栗毛刺刺伤。于某地级市中心医院行右眼角膜深层异物取出＋角膜裂伤缝合＋前房成形术，行右眼白内障超声乳化摘除＋人工晶体植入术。术后感右眼疼痛，伴同侧头痛。患者为求进一步治疗，来本院就诊，角膜共焦镜可见：右眼角膜病变处浅层炎症细胞分布，中基质层内皮层大量真菌菌丝，内皮层散在角膜后沉着物（KP）。门诊以"真菌性角膜溃疡"收入院。现症见：患者诉右眼疼痛，伴同侧头痛，患者精神状态良好，无恶寒发热，余基本正常。

【辅助检查】

体温 36.5 ℃，脉搏 72 次/min，呼吸 20 次/min，血压 117/74 mmHg。全身皮肤黏膜无黄染，无皮疹，无皮下结节，毛发分布正常，全身浅表淋巴结无肿大。双肺呼吸音清晰，双侧肺未闻及干湿啰音。心律齐，各瓣膜听诊区未闻及病理性杂音。专科检查：VOD LP，VOS 1.0，眼压：T＋1，Taos 15 mmHg，右眼结膜充血（＋＋＋），角膜灰白色混浊，角膜中央可见一缝线，前房内大量渗出物，虹膜表面隐约可见出血，瞳孔不圆。余眼内结构不可见。左眼结膜无充血，角膜透明，KP 无，前房中深，Tyndall's sign（－），虹膜纹理清，瞳孔圆形，直径 3 mm，对光反应灵敏，左晶状体在位，呈皮质型混浊，核颜色淡黄，眼底可见，视盘边界清，C/D＝0.3，网膜面平状，黄斑区反光清。实验室检查：WBC 19.53×10^9/L，总胆红素 23.80 μmol/L，直接胆红素 7.70 μmol/L，胆固醇 5.72 mmol/L，氯 91.60 mmo/L。

【检验医学在临床诊治中发挥的作用】

1. 通过眼部渗出物标本直接涂片，发现强白细胞反应，可见丝状真菌，疑有曲霉属，及时报告临床，经验性覆盖曲霉属（图 14-24～图 14-26）。

2. 分泌物培养和形态学鉴定明确了黄曲霉感染，为临床迅速控制感染提供了依据，并指导临床用药。

【思考/小结】

1. 镜下形态　分生孢子头疏松放射状，随后可变为疏松柱状，分生孢子梗长

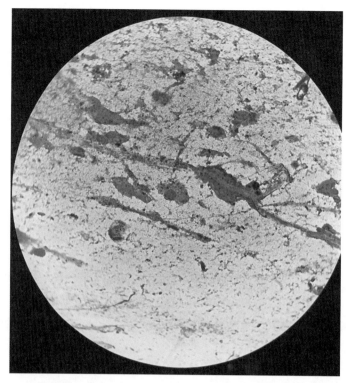

图 14‑24　原始标本直接涂片，革兰染色，油镜，可见大量白细胞以及真菌丝

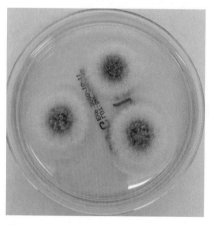

图 14‑25　培养物点种 SDA，28 ℃培养 3 天，可见灰绿色绒毛状菌丝，结构疏松，背面无色

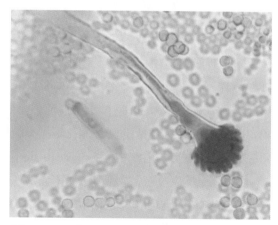

图 14‑26　菌落胶粘法棉蓝染色，油镜，可见大量球形分生孢子，分生孢子梗粗糙，单层小梗，布满顶囊表面

400～1000 μm，无色，直径约 50 μm，小梗为单层、双层或单、双层同时着生于一个顶囊上，呈放射状。小分生孢子呈球形或洋梨形，表面粗糙，有些菌系产生褐色的菌核。

2. 培养特性　在 PDA 培养基上 28 ℃～30 ℃培养，生长迅速，菌落呈粗毛毡状，平坦或有放射状皱纹，2 周后可达 3～4 cm，甚至可达 6～7 cm。开始为黄色，然后变成黄绿色，最后变为棕绿色，反面无色或略带褐色。

3. 鉴别要点 顶囊有单层和双层瓶梗，可与单层瓶梗的烟曲霉、灰绿色曲霉和棒曲霉等，以及双层瓶梗的土曲霉、杂色曲霉和构巢曲霉相鉴别。分生孢子梗粗糙，呈黄绿色，菌落表面黄绿色，可与分生孢子梗光滑、无色至褐色，菌落初为白色，继而黑色的黑曲霉相鉴别。

4. 临床意义 黄曲霉可引起肺、外耳道、皮肤脓皮病样曲霉病等，有些菌种可产生黄曲霉毒素，引起中毒或致癌。

〔匡　敏　宁兴旺〕

二、黄曲霉致真菌性角膜炎

【病史摘要】

患者，男，59 岁。因"玉米粒弹伤左眼，左眼眼红、眼痛伴视力下降 10 余天"收住入院。体温 36.8 ℃，脉搏 65 次/min，呼吸 20 次/min，血压 186/90 mmHg。眼部检查：VOD 0.6＋，VOS 指数/50 cm，眼压 17 mmHg，右眼结膜无充血，左眼睫状充血（＋＋），右眼角膜透明，左眼角膜混浊水肿，角膜中央区偏颞下部可见一直径约为 3 mm 大小圆形溃疡灶（图 14-27），边稍稍隆起，溃疡灶中央偏颞下方可见 1 mm×1 mm 凹陷，分泌物干燥，呈牙膏样，2% F1 染色：（＋＋），KP（－）、双眼前房深浅可，右眼 Tyndall's sign：（－），左眼 Tyndall's sign：（＋）。

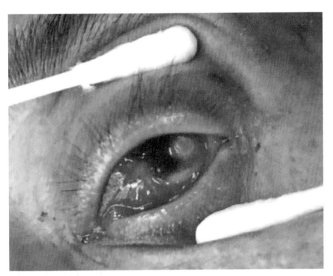

图 14-27　左眼角膜混浊水肿，角膜中央区偏颞下部可见圆形溃疡灶

【辅助检查】

入院后完善相关检查，血糖、肝功能、大小便常规结果正常，胸片结果正常，血常规中性粒细胞百分率 73.5%↑、淋巴细胞百分率 17.5%↓、红细胞平均血红蛋白含量 27.4 pg↓、血小板计数 368×10⁹/L↑，视黄醇结合蛋白

80.40 mg/L↑，余项目正常，心电图示：窦性心律，T波低平。取角膜溃疡刮片进行真菌涂片，KOH 压片（图 14 - 28）、革兰染色（图 14 - 29）均可见大量有隔菌丝，角膜分泌物培养结果示真菌培养：黄曲霉（图 14 - 30），乳酸酚棉蓝染色（图 14 - 31）和荧光染色（图 14 - 32）见典型的黄曲霉形态。共聚焦显微镜示：左眼角膜病变处大量真菌菌丝浸润至浅基质层，

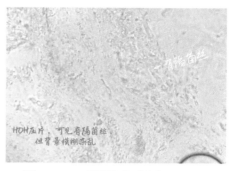

图 14 - 28　角膜溃疡刮取物 KOH
压片显微镜下形态

内皮层大量炎性细胞。真菌药敏试验氟康唑 MIC 值 256 μg/mL，卡泊芬净 MIC 值 0.048 μg/mL，伏立康唑 MIC 值 0.024 μg/mL，伊曲康唑 MIC 值 0.25 μg/mL，两性霉素 B MIC 值 1.5 μg/mL，根据抗丝状真菌药物敏感性试验国内行业标准和欧盟 EUCAST 药敏标准，提示氟康唑耐药，卡泊芬净、伏立康唑、伊曲康唑敏感。

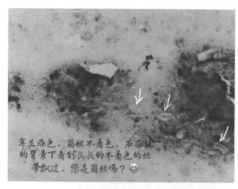

图 14 - 29　角膜溃疡刮取物革兰
染色显微镜下形态

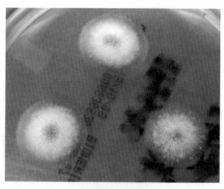

图 14 - 30　角膜溃疡刮取物培养 SDA
平板上菌落形态

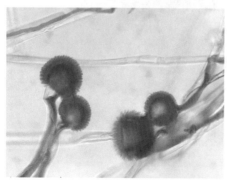

图 14 - 31　菌落粘片乳酸酚棉蓝
染色显微镜下形态

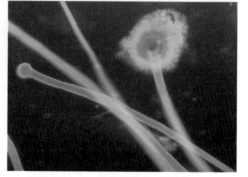

图 14 - 32　菌落粘片荧光染色
显微镜下形态

【临床诊治】

　　根据患者症状和微生物培养结果，入院后予以硝苯地平控释片降压，盐酸左氧氟沙星滴眼液、那他霉素滴眼液局部抗感染，复方托吡卡胺滴眼液活动瞳孔，

贝复舒滴眼液、小牛血去蛋白提取物眼用凝胶修复角膜，马来酸噻吗洛尔滴眼液及酒石酸溴莫尼定滴眼液、派立明滴眼液降眼压，全身静脉滴注维生素 C 注射液减轻角膜水肿，前期用氟康唑注射液效果不佳，根据药敏结果改用伏立康唑注射液抗真菌治疗，头孢替安注射液抗感染治疗，球结膜下注射 0.2 mg/mL 两性霉素 B 注射液抗真菌治疗，局部麻醉下角膜病灶刮片促进溃疡愈合。急诊局部麻醉下行左眼角膜清创＋前房冲洗术，手术顺利，前房积脓已清除干净。经治疗后，左眼前房积脓减少，角膜溃疡面积减小，溃疡程度减轻，角膜水肿减轻，予以出院。

【检验医学在临床诊治中发挥的作用】

1. CLSI 推荐方法但未推荐折点，菌种鉴定更重要；两性霉素 B 对大多数丝状真菌的 MIC 值为 0.5～2 μg/mL，MIC＞2 μg/mL 时，临床治疗失败率较高；丝状真菌对氟康唑多不敏感，通常 MIC＞64 μg/mL；三唑类对丝状真菌 MIC 值为 0.03～16 μg/mL，目前无折点，但高的伊曲康唑，MIC＞8 μg/mL 与临床耐药有关。棘白菌素类对曲霉 MECs≤1 μg/mL，但 MEC 与临床疗效的相关性尚未确定。欧盟 EUCAST 药敏标准，黄曲霉：伊曲康唑 MIC≤1 μg/mL 为敏感，≥2 μg/mL 为耐药。

2. 本例患者由于角膜被玉米粒弹伤所致左眼眼红、眼痛伴视力下降 10 余天。通过 KOH 压片、荧光染色、乳酸酚棉蓝染色、共聚焦显微镜和微生物培养，最终确诊为黄曲霉感染，为临床确诊提供了依据，药敏试验指导临床用药。通过早期、快速、正确的诊断使患者得到了及时有效的治疗，顺利出院。

【思考/小结】

1. 丝状真菌标本直接涂片进行革兰染色通常不着色，经验不丰富者容易漏检，KOH 压片使标本组织溶解透明，有利于观察真菌孢子和菌丝，较革兰染色敏感性高，乳酸酚棉蓝染色，乳酸酚棉蓝染液具有杀菌防腐作用，真菌菌丝不易收缩变形，孢子不易飞散，浸片不易干燥，能保持较长时间，但目前敏感性最好的是荧光染色，有条件的实验室可以配备正置荧光显微镜。

2. 黄曲霉：半知菌类，一种常见腐生真菌。多见于发霉的粮食、粮制品及其他霉腐的有机物上。菌落生长较快，结构疏松，表面灰绿色，背面无色或略呈褐色。菌体由许多复杂的分枝菌丝构成。营养菌丝具有分隔；气生菌丝的一部分形成长而粗糙的分生孢子梗，顶端产生烧瓶形或近球形顶囊，表面产生许多小梗（一般为双层），小梗上着生成串的表面粗糙的球形分生孢子。

3. 真菌性角膜炎是一种严重的致盲性眼病，其发病率高多与植物外伤有关。真菌性角膜炎可导致严重的角膜溃疡甚至角膜穿孔、眼内炎等并发症，危及整个眼球。真菌性角膜炎常见致病菌种是镰刀菌、曲霉、念珠菌等。一般情况下，真菌性角膜炎发病如属内因性则常为白念珠菌所致，与机体免疫功能有关；如属外因性则常为镰刀菌及曲霉所致，与角膜外伤有关。在我国，以外因性者多见，而在欧美国家则以内因性者为多。当角膜上皮破损时，真菌即可接种于角膜引起发病。如不及时诊断治疗，真菌一旦侵入前房，感染则难以控制，大约有 1/3 可导致药物治疗失败或角膜穿孔。因此真菌性角膜炎的诊断和治疗成为迫切需要解决的问题，而治疗的成功与否及视力恢复则取决于早期、快速、正确的诊断。虽然临床症状有助于诊断，但可靠准确的诊断必须依靠实验室技术。真菌的实验室诊断主要是刮片、染色、培养、活检、共焦显微镜、PCR 等。

〔刘　琼　谢良伊〕

第九节　黑曲霉感染

【病史摘要】

患者，老年男性。因"确诊左肺鳞状细胞癌 2 年余，第 21 次免疫治疗后 14 天"入院。患者 2 年前因咳嗽、咳痰并痰中带血诊断为"左肺鳞状细胞癌"，随后接受化疗和多次免疫治疗。近期患者夜间有咳嗽，少量白色痰，受凉后发热，体温最高 38 ℃，无胸痛、胸闷、气促、恶心、呕吐不适。今为求继续规律治疗前来本院就诊。患者精神良好，食欲、睡眠尚可，大小便正常，体重未见明显下降。

【辅助检查】

入院时体格检查：体温 36.7 ℃，脉搏 108 次/min，呼吸 20 次/min，血压 126/72 mmHg。正常面容，营养良好。双肺叩诊清音，未闻及干湿啰音和胸膜摩擦音。心率 108 次/min，律齐，心音正常。双下肢无水肿。血常规：WBC 17.1× 10^9/L，N 88.7%，RBC 4.3×10^{12}/L，HBG 126 g/L，PLT 466×10^9/L。C 反应蛋白：183.1 mg/L。降钙素原 0.24 ng/mL。红细胞沉降率 92 mm/h。肝功能、肾功能、电解质、心肌酶未见明显异常。痰涂片革兰染色：未见细菌，未找到真菌。曲霉半乳甘露聚糖检测 0.64。图 14-33～图 14-35 为患者胸部 CT 经过治疗后的演变过程。

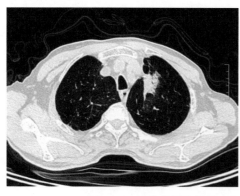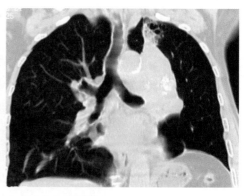

图 14-33　患者前胸部 CT 示：左肺中央型肺癌并左上肺不张

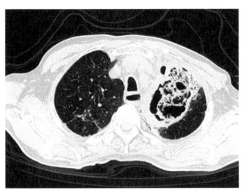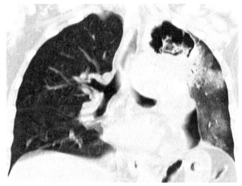

图 14 - 34　患者入院时肺部 CT：左肺中央型肺癌伴左肺不张改变，病灶较前稍增大，
左肺上叶新增炎症、左侧胸腔少量积液

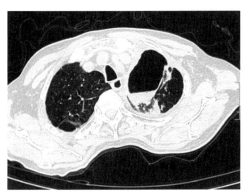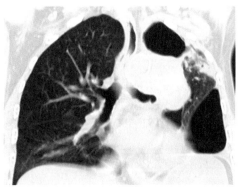

图 14 - 35　出院时复查胸部 CT

【临床诊治】

　　患者有肺部肿瘤的基础病史，现出现夜间咳嗽并发热，血常规示中性粒细胞增高，结合患者肺部 CT 检查及其他相关辅助检查结果，考虑合并肺部感染，予以比阿培南抗感染及对症支持治疗，完善痰培养及鉴定并监测体温变化。治疗 3 天后患者仍有发热，痰培养阴性，考虑患者左上叶新生物并管腔完全阻塞所致阻塞性肺炎。为进一步明确诊治行纤维支气管镜检查，检查所见左上叶支气管管腔内可见新生物，致管腔狭窄，予以高频电进行肿瘤消融治疗。9 天后患者仍有反复发热，伴咳嗽、畏寒、寒战。血常规示白细胞计数 24.31×10⁹/L，中性粒细胞计数 22.48×10⁹/L。再次行纤维支气管镜诊断性灌洗并进行 NGS 检测，同时予以伏立康唑抗真菌感染。基因检测显示曲霉属（序列数 3712），黑曲霉（序列数 687）。痰培养及鉴定（真菌）黑曲霉 2 个。加用两性霉素 B 高压泵雾化吸入。患者症状稍有减轻，但仍反复。为提高治疗效果予以支气管镜下注药治疗，检查所见左主支气管腔内、左下叶支气管各段支气管内及左上叶支气管可见大量脓性分泌物及坏死物（图 14 - 36、图 14 - 37）。予以抽吸坏死物并注入两性霉素 B。继续予以两性霉素 B 及伏立康唑治疗，后患者体温逐渐得到控制，并继续住院接受其他疾病的治疗。

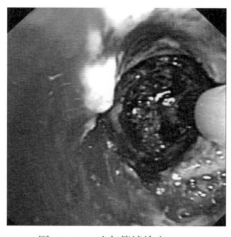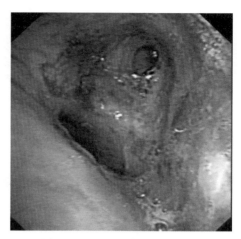

图 14‑36　支气管镜检查（一）　　　　图 14‑37　支气管镜检查（二）

【检验医学在临床诊治中发挥的作用】

通过痰培养及真菌形态学鉴定，结合 NGS 检测技术，明确为黑曲霉感染，为临床提供了治疗依据（图 14‑38、图 14‑39）。

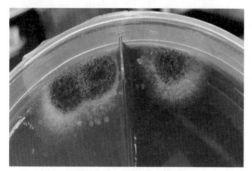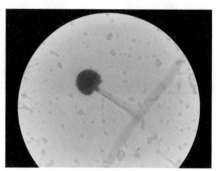

图 14‑38　菌落形态　　　　图 14‑39　菌落粘片乳酸酚棉蓝
　　　　　　　　　　　　　　染色显微镜下形态（×400）

【思考/小结】

1. 患者有肺部肿瘤的基础疾病，自身免疫力较差，是导致感染黑曲霉的主要因素。但最初的痰培养检查未发现黑曲霉，可能是初期菌量少，且标本留取不合理导致。

2. NGS 检测是发现感染病原体的新手段，但其价格较昂贵，导致难以常规开展，并且该项检查采样过程中对结果产生影响的因素较多，对其结果应综合考虑。

〔谢良伊　欧阳鹏文　谢　安〕

第十节　根霉感染

【病史摘要】

患儿，男，7 岁。因"急性淋巴细胞白血病复发，要求规律化疗"第 23 次入住本院。既往患儿因发现"反复淋巴结肿大5个月"于4年前第一次入住本院。结合临床与病检，经多科室讨论，诊断患儿为非霍奇金淋巴瘤，予以CHDP化疗，患儿肿大淋巴结明显缩小，病情好转出院。本次入院后积极完善血常规、血生化、凝血功能等化疗前常规检查，实验室检查达到可行化疗的标准，否认肝炎、结核、疟疾病史，无甲型H1N1流感、手足口病接触史，否认特殊疾病史，否认外伤史，有手术史及多次输血史，否认食物、药物过敏史，预防接种史不详。

【辅助检查】

体温37.8℃，脉搏101次/min，呼吸21次/min。神志清楚，全身皮肤黏膜无黄染，皮肤弹性正常，无皮下出血、结节、皮肤瘢痕，毛发分布正常，皮下无水肿。右侧前臂皮肤坏死、发黑，周围肿胀，表面未见脓性分泌物，手指活动可，血运可。血常规：WBC 0.37×10^9/L，N 0.16×10^9/L，HGB 64 g/L，PLT 57×10^9/L。CRP 78.8 mg/L。PCT 0.46 ng/mL。电解质：钾3.12 mmol/L。肝功能：白蛋白29.3 g/L，直接胆红素7.6 μmol/L，球蛋白19.50 g/L，谷丙转氨酶85.1 U/L，谷草转氨酶87.88 U/L，总胆汁酸78.0 μmol/L。皮肤组织：真菌涂片镜检找到较多的丝状真菌菌丝，真菌培养为根霉。

【临床诊治】

患儿，男，化疗第8天后出现发热（体温最高38.2℃）、腹泻，美罗培南抗感染。第9天开始反复高热（体温最高达39℃）、皮疹（右前臂直径约1 cm红色皮疹，无渗出，无破溃），血常规：N 0.03×10^9/L，降钙素原达0.46 ng/mL。第10天腹泻减轻，N 0.05×10^9/L，皮疹处坏死（右前臂红肿，皮疹处中心变黑，直径约1.5 cm，皮温稍高，疼痛明显）。诊断考虑革兰氏阳性菌？真菌？万古霉素抗感染，氟康唑预防真菌。第12天反复高热，难以降至正常，N 0.05×10^9/L，皮肤坏死范围扩大（右前臂红肿，中心变黑，面积增大，直径约2 cm，无渗出），临床考虑曲霉感染可能，完善G、GM试验，氟康唑改为伏立康唑，继续人血免疫球蛋白。第14天反复高热，N 0.03×10^9/L，咳嗽，皮肤坏疽（右前臂红肿，红肿中心皮肤坏死变黑，直径约5 cm），完善胸部CT检查，邀请小儿骨科、伤口造口中心、检验科临床微生物室会诊。第17天强有力抗细菌、抗真菌治疗下仍反复高热，CRP 101 mg/L，坏死区域扩大，先后几次局部坏死组织涂片及培养，诊断考虑根霉感染，两性霉素B抗真菌，局部坏死区域予以清创及VSD引流术，术后予以两性霉素B溶液清洗伤口，继续予以伤口换药护理，局部纳米银抗感染等相关治疗。第19天，体温降至正常，第22天血常规：N 1.21×10^9/L，全身感染症状控制，但局部感染控制欠佳。第23天小儿普外科清创，局部坏死深达肌层、甚至贴近骨面，局部感染明显。第24天小儿骨科再次会诊：建议行前臂清创及VSD引流术，局部组织好转后行皮肤移植术。第34天体温稳定，N 1.86×10^9/L，CRP 3.11 mg/L，转科完善皮瓣移植手术，转科后行游离旋肩胛动脉穿支皮瓣覆盖创面手术，手术顺利，术前、术后连续两性霉素 B 抗真菌治疗共 46 天。患儿经有效治疗后，感染逐渐得到控制，体温恢复正常，好转出院，患儿的手臂功能未受损，能够正常学习和生活。

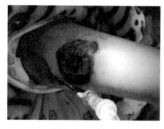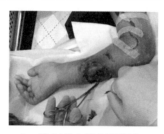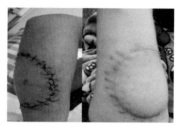

a. 黑色坏死性病灶　　　　b. 清创术去除坏死组织　　　　c. 皮瓣移植术后

图 14 - 40　患者手术治疗过程

【检验医学在临床诊治中发挥的作用】

1. 组织标本涂片和培养为明确皮肤根霉感染诊断提供了确诊依据。标本直接涂片可见菌丝宽、壁薄、不分隔或极少分隔。根霉属隶属毛霉门，毛霉纲，毛霉目，根霉科，在 PDA 等培养基上室温下生长迅速，33 ℃～40 ℃生长良好，菌落开始为白色，成熟后灰褐色至黑色，绒毛状，平板背面观察白色到苍白色。假根由匍匐菌丝长出，孢囊梗单生或丛生，无分支，与假根相对着生，顶端着生球样状的孢子囊，孢子囊内有许多孢子囊孢子，囊轴明显，有囊托，无囊领。

2. 皮肤曲霉感染可为播散性感染的皮肤表现，也可以为原发感染，常见焦痂样皮肤损害，或溃疡、皮下肉芽肿或脓肿改变，需要与根霉感染相鉴别。

3. 丝状真菌感染多见于免疫力低下患者，通过先后几次局部坏死组织涂片及培养，明确了根霉感染，为临床诊治提供了依据，并指导临床医生用药。涂片可采用革兰染色、氢氧化钾压片、乳酸酚棉蓝染色、荧光染色等方法，培养可选用 SDA、PDA、血平板等，组织标本不要研磨，使用眼科剪处理标本，并多接种几个平皿（图 14 - 41～图 14 - 43）。

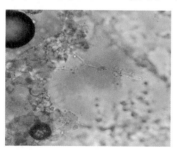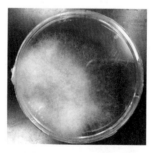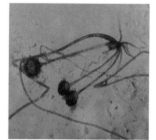

图 14 - 41　标本直接涂片　　　图 14 - 42　血平板上　　　图 14 - 43　菌落粘片
　　显微镜下形态　　　　　　　菌落形态　　　　　　　　显微镜下形态

【思考/小结】

1. 根霉有很强的侵犯力和亲血管性，一旦感染机体，就在局部生长繁殖，侵犯周围血管，形成菌栓或血栓，引起血管闭塞和组织缺血性坏死，并迅速形成大范围黑色坏死性病灶。血管栓塞则可进一步加重组织缺血缺氧和酸中毒，加速毛霉繁殖和感染扩散，并使药物不能达到病变的组织而易导致治疗失败。

2. 粒细胞缺乏患者根霉皮肤感染可以出现迅速增大的黑色坏死性病灶，一旦皮肤发生此类感染，全身抗感染的同时，创造条件积极清创以及手术治疗。

3. 粒细胞缺乏患者应用广谱抗菌药物治疗 4～7 天后仍有反复发热的高危患者，可加用经验性广谱抗真菌治疗，该患者从经验使用氟康唑，病灶难以控制，考虑曲霉感染，改用伏立康唑，到及时明确诊断使用两性霉素 B，最终感染得以控制，得益于临床和微生物室的合作，共同面对患者。

4. 感染病原不明时积极与微生物实验室合作有利于早期诊断。

5. 多学科合作是此例严重真菌感染抢救成功的关键。

〔谢良伊　彭　娜〕

第十一节　毛色二孢菌感染

【病史摘要】

患者，女，13 岁。因右眼外伤后视矇 1.5 个月，视物不见 29 天急诊入院。患者 1.5 个月前在玩耍时不慎被铁丝扎伤后出现右眼视矇，眼红，眼痛，到当地医院就诊，诊断"右眼穿通伤"，予角膜清创缝合及抗感染治疗，右眼红痛未控制，因治疗条件有限，到本院就诊，诊断"右眼外伤性眼内炎"急诊收入院，于当天行右眼角膜清创缝合＋玻璃体切割＋玻璃体腔气液交换＋玻璃体腔硅油注入术，术后恢复可，办理带药出院。出院后自觉右眼视物不见、眼红、眼痛，继续局部眼药水滴眼等治疗，症状无明显缓解，再次入院。

【辅助检查】

体温 36.8 ℃，脉搏 85 次/min，呼吸 20 次/min，血压 110/75 mmHg，神志清楚，心、肺、腹检查未见异常。专科检查：右眼结膜混合充血（＋＋＋）、水肿，角膜表面可见结膜瓣遮盖，结膜瓣血管清晰、无分泌物，可见缝线在位，眼内窥不进（图 14-44、图 14-45）。血常规、尿常规、大便常规、电解质、肾功能、肝功能、免疫五项均未见异常。

【临床诊治】

行右眼前房冲洗＋玻璃体腔注药术，术后根据前房积脓涂片及培养结果，予两性霉素 B 脂质体及氟康唑抗真菌、局部滴眼液抗感染治疗，眼内炎症未得到有效控制，病情进一步恶化致角膜穿孔，行右眼角膜清创＋板层角膜移植＋前房冲洗＋前房成形＋结膜瓣遮盖术，术后继续予抗真菌、抗感染治疗，本院角膜供体有限，建议转到眼科医院进一步治疗。眼科医院建议回当地医院继续应用两性霉

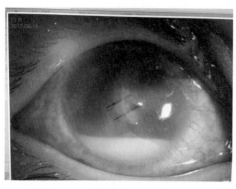

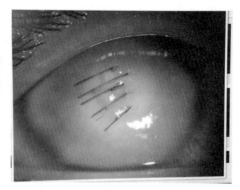

图 14-44 首次就诊右眼病变图　　　　图 14-45 再次就诊右眼病变图

素 B 脂质体抗真菌治疗，待病情稳定后再行右眼角膜移植手术。

【检验医学在临床诊治中发挥的作用】

1. 病原学检查　病灶分泌物直接涂片及细菌真菌培养。10% KOH 和革兰染色结果：染色镜检，镜下可以看到有隔、不规则、有分枝菌丝（图 14-46、图 14-47）。真菌培养结果：PDA 培养基 25 ℃培养，生长迅速，3 天内菌落直径达 5 cm 以上，6 天长满直径 9 cm 平板，菌丝初为白色，之后菌丝逐渐从白色转浅绿色并加深到墨绿色、黑色，菌丝慢慢萎缩，紧贴于平板。菌株培养约 15 天之后，产生灰黑色、暗绿色的分生孢子器（图 14-48、14-49）。用镊子将分子孢子器挑取到玻片上，碾压后盖上盖玻片，显微镜观察，可以看到分生孢子、侧丝、分生孢子梗和产孢细胞。分生孢子梗透明，圆柱形，偶有分隔，极少分枝，从分生孢子器底层细胞突起向内腔中央伸出；产孢细胞常与分生孢子梗为一体，透明，简单瓶梗，圆柱形或倒梨形，全壁芽生。侧丝：透明圆柱形，有隔或无隔，偶有分枝，顶端钝圆，与分生孢子梗一起从分生孢子器底层细胞长出。分生孢子最初为单细胞、透明，内含颗粒状物质，亚卵圆形、倒梨形或椭圆形，顶端钝圆，基部截平，厚壁；成熟孢子有一个横向分隔，肉桂色至棕黑色，通常有纵向条纹（图 14-50、14-51）。菌株经 ITS 测序，鉴定为 *Lasiodiplodia crassispora*。

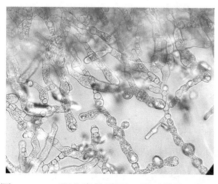

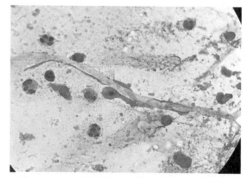

图 14-46　眼内容物镜下，显示肿胀不规则　　图 14-47　有隔菌丝（革兰染色，×1000）
　　　　　有隔菌丝（KOH 染色，×1000）

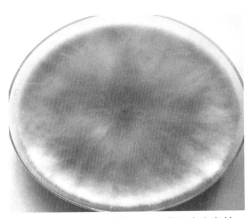

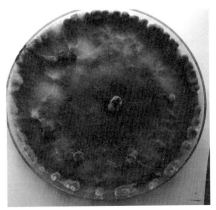

图 14-48 PDA 培养 6 天，菌丝由白色转 图 14-49 PDA 培养 20 天，形成墨绿色分生
灰绿色，布满 9 cm 平板 孢子器，单个或成簇排列

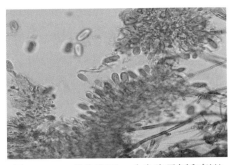

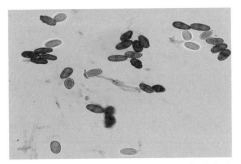

图 14-50 分生孢子、分生孢子梗和侧丝 图 14-51 未成熟无隔孢子和成熟有隔孢子
（乳酸酚棉蓝染色，×1000） （乳酸酚棉蓝染色，×1000）

2. 通过分泌物培养和分子鉴定明确了毛色二孢菌感染，指导临床目标用药。并积极与临床医生沟通，将培养情况及将查找到的治疗方案及时反馈给医生。

【思考/小结】

1. 毛色二孢属为子囊菌门葡萄座腔科的一种暗色真菌，主要分布在热带和亚热带，是多种植物的病原菌，其中可可毛色二孢菌（lasiodiplodia theobromae）分布最广。毛色二孢菌也是人类的机会病原菌，可引起角膜炎、眼内炎、皮下脓肿、肺炎等，最主要的是眼睛感染。迄今为止，由它引起的眼部感染报道约 50 例。本例菌种为首次报道引起人类感染。

2. 毛色二孢的典型特征是分生孢子器的形成及有特征的分生孢子：幼时无色无分隔，成熟后棕色单分隔。该属真菌常通过种植感染人体，因此田间及其他户外工作时应做好防护工作。

3. 眼部感染丝状真菌可选择药物不多，一般用那他霉素滴眼液，但那他霉素组织穿透力不够强。该菌对伏立康唑通常敏感，可局部联合全身用药。但眼部感染真菌清创尤其重要，清创后使用抗丝状真菌眼药水，疗程需要足够。

〔陈杏春〕

第十二节　新月弯孢霉感染

【病史摘要】

患者，男，67 岁。因"植物刮伤角膜眼红、流泪 4 天"入院。患者 4 天前因植物刮伤后出现角膜眼红、流泪，2 天前于当地诊所治疗，予输液抗感染治疗（具体不详），治疗后效果不佳，后于今天上午在娄底某眼科医院检查诊断为"左眼角膜溃疡"。今为求进一步诊治遂来本院眼科治疗，眼科拟"左眼角膜溃疡"收住院。

【辅助检查】

体温 36.6 ℃，脉搏 80 次/min，呼吸 20 次/min，血压 150/80 mmHg。V OD 0.08，V OS 指数/33 cm，双眼眼睑无明显内翻倒睫，右眼角膜透明，前房深度可，房水清，瞳孔圆约 3 mm，对光反射可，晶状体混浊，余眼内窥不清。左眼结膜混合充血（＋），左眼角膜水肿，角膜中央稍偏下方可见圆形混浊灶直径约 3 mm，表面呈黄白色隆起苔被样改变，隆起混浊内可见细条状样物存留，混浊周边未见明显卫星灶，前房可见积脓约 1.5 mm，瞳孔圆约 3 mm，对光反射可，余眼内窥不清。眼部 B 超：双眼玻璃体混浊。临检检验报告：红细胞 36.00/μL ↑，黏液丝 52.00/μL ↑，未分类结晶 240.00/μL ↑。生化检验报告：直接胆红素 8.1 μmol/L↑，总胆红素 21.3 μmol/L↑，视黄醇结合蛋白 21.0 mg/L↓，前白蛋白 189.0 mg/L↓。角膜分泌物涂片可见大量丝状真菌菌丝，真菌培养（＋），根据菌落特征及镜下形态鉴定为新月弯孢霉（图 14-52、图 14-53）。

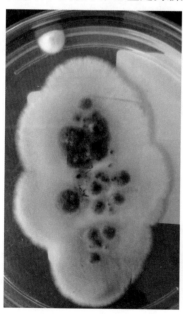

图 14-52　菌落特征

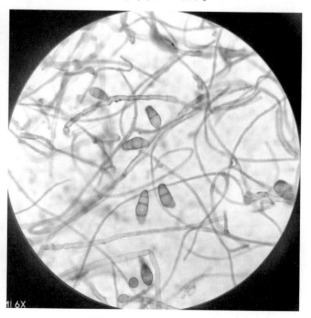

图 14-53　显微镜下形态

【临床诊治】

根据患者病史、体征及辅助检查结果，诊断为左眼真菌性角膜炎。刮除病灶并做细菌真菌培养、药敏试验，前房放脓，予氟康唑及伏立康唑局部及全身抗真菌、重组牛碱性成纤维生长因子点眼促修复、复方托吡卡胺眼液扩瞳、非洛地平降血压等对症处理。患者病情好转，要求出院，予其签字出院。出院继续予以阿托品眼用凝胶 25 mg 涂左眼每晚 1 次，重组牛碱性成纤维细胞生长因子滴眼液滴眼 4 次/d，复方托吡卡胺滴眼液滴眼每天 2 次，2%氟康唑滴左眼每 2 小时 1 次，伏立康唑胶囊 100 mg 口服 2 次/d，非洛地平缓释片 5 mg 口服 1 次/d，不适随诊复查。

【检验医学在临床诊治中发挥的作用】

1. 通过病灶分泌物涂片找到真菌菌丝，为临床抗感染治疗初步指明了方向，病灶分泌物经真菌培养培养出新月弯孢霉，为临床更精准用药提供进一步的依据。

2. 浅部真菌鉴定主要依赖形态学，新月弯孢霉的菌落特征：菌落快速扩展，暗棕色，羊毛或绒毛状，通过病灶分泌物涂片找到真菌菌丝，为临床抗感染的早诊早治、精准用药提供了依据。

【思考/小结】

1. 本例患者眼部有外伤史，眼部症状与体征符合真菌感染，培养分离出新月弯孢霉，抗真菌治疗有效，真菌感染性角膜炎若治疗不及时，病情易进展致角膜溃疡、穿孔而引发眼内真菌感染，可致视力下降甚至失明，临床必须予以重视，遇有眼部外伤后出现眼部症状和眼部体征的要考虑到真菌感染的可能，积极完善相关病原学检查，及时抗真菌治疗。并应加强宣教，提高劳动者在劳动过程中的保护意识和防护水平，降低因外伤而引发真菌性眼部感染的发病率。

2. 弯孢霉属广泛分布于自然界，可引起足菌肿、甲真菌病、皮下组织病变及真菌性角膜炎；新月弯孢霉的菌落特征：菌落快速扩展，暗棕色，羊毛或绒毛状。显微镜镜下特征：分生孢子梗单个或成群，可分支，直立或呈膝状弯曲。分生孢子合轴式排列，孔生，4 细胞性，第 3 个细胞往往较大，较暗、呈弯曲状，故由此得名。细胞壁较光滑，分生孢子（20～30）μm×（9～15）μm 大小。

〔汪文玉〕

参考文献

［1］ 王瑞礼. 医学真菌学：实验室检验指南［M］. 北京：人民卫生出版社，2005.

［2］ 卢洪洲，钱雪琴，徐和平. 医学真菌检验与图解［M］. 上海：上海科学技术出版社，2017.

［3］"十三五"国家科技重大专项艾滋病机会性感染课题组.艾滋病合并马尔尼菲篮状菌病临床诊疗的专家共识［J］.西南大学学报（自然科学版），2020，42（07）：61-75.

［4］张云桂，高丽，李惠琴，等.不同抗真菌药物对艾滋病合并马尔尼菲篮状菌病临床疗效及体外药敏试验结果分析［J］.中国皮肤性病学杂志，2020，34（05）：555-558.

［5］张育华.原生物学与免疫学实验分册［M］.2版.北京：人民卫生出版社，2008.

［6］李凡，徐志凯.医学微生物学［M］.8版.北京：人民卫生出版社，2013.

［7］郭冬菊.艾滋病患者合并马尔尼菲篮状菌感染的实验室诊断［J］.临床医药实践，2019，28（12）：925-926.

［8］石秀东，黄诗雯，詹艺，等.AIDS合并马尔尼菲篮状菌感染的胸部CT表现［J］.放射学实践，2019，34（02）：143-146.

［9］朱静.艾滋病合并马尼菲青霉菌感染60例临床分析［J］.中国社区医师，2017，33（07）：82-83.

［10］汤翠霞，梁凤琼，高艳珠.HIV感染合并新型隐球菌菌血症1例报道［J］.中国当代医药，2019，26（27）：178-180，186.

［11］陈燕，钟桂书.系统性红斑狼疮并发新型隐球菌菌血症1例［J］.临床皮肤科杂志，2016，45（08）：591-593.

［12］ZARAGOZA O. Basic principles of the virulence of Cryptococcus［J］. Virulence，2019，10（1）：490-501.

［13］DIAS A L T，MATSUMOTO F E，MELHEM M S C，et al. Comparative analysis of Etest and broth microdilution method （AFST-EUCAST） for trends in antifungal drug susceptibility testing of Brazilian Cryptococcus neoformans isolates［J］. J Med Microbiol，2006，55（Pt12）：1693-1699.

［14］吴茅.浆膜腔积液细胞图谱新解及病例分析［M］.北京，人民卫生出版社，2018：142.

［15］RAJAINGHAM R，WAKE R，BEYENE T，et al. Cryptococcal meningitis diagnostics and screening in the era of Point-of-Care laboratory testing［J］. J Clin Microbiol，2019，57（1）：18.

［16］刘正印，王贵强，朱利平，等.隐球菌性脑膜炎诊治专家共识［J］.中华内科杂志，2018，57（5）：317-323.

［17］陈文娟，曹清，罗丽娟，等.儿童新型隐球菌感染的临床特点分析［J］.中国小儿急救医学，2020，27（06）：452-457.

［18］于丽侠，李明晖，阮永春，等.非HIV感染患者以肺部为主的播散性隐球菌病临床特征分析［J］.浙江医学，2020，42（03）：270-272.

［19］李艳华，刘文恩，李艳明，等.播散性隐球菌感染伴外周血嗜酸性粒细胞增多一例［J］.中国医师杂志，2014，16（03）：431-432.

［20］朱燕凤.外周血嗜酸性粒细胞对隐球菌病疗效评估的展望［J］.临床药物治疗杂志，2010，8（04）：49-51.

［21］杨启文，徐英春.侵袭性真菌病的非培养实验室诊断方法［J］.中华检验医学杂志，

2014（10）：721－724.

［22］ 李小华，赖国祥，许昌声，等. 兔肺隐球菌感染模型制作及荚膜多糖胶体金免疫层析法的诊断价值［J］. 国际呼吸杂志，2018，38（10）：725－730.

［23］ 余进. 在实践中重新审视真菌血清学诊断试验［J］. 临床荟萃，2017，32（4）：281－283.

［24］ LONGLEY N，JARVIS J N，MEINTJES G，et al. Cryptococcal antigen screening in patients initiating ART in South Africa：a prospective cohort study［J］. Clin Infect Dis，2016，62（5）：581－587.

［25］ HOU X，KOU L，HAN X，et al. Pulmonary cryptococcosis characteristics in immunocompetent patients：a 20-yearclinical retrospective analysis in China［J］. Mycoses，2019，62（10）：937－944.

［26］ PERFECT J，DISMUKES W，DROMER F，et al. Clinical practice guidelines for the management of cryptococcal disease：2010 update by the Infectious Diseases Society of America［J］. Clin Infect Dis，2010，50（3）：291－322.

［27］《中国真菌学杂志》编辑委员会. 隐球菌感染诊治专家共识［J］. 中国真菌学杂志，2010，5（2）：65－68，86.

［28］ PHILLIPS A J L，ALVES A，ABDOLLAHZADEH J，et al. The Botryosphaeriaceae：genera and species known from culture［J］. Studies in Mycology，2013，76：51－167.

［29］ WOO P C，LAU S K，NGAN A H，et al. Lasiodiplodia theobromae pneumonia in a liver transplant recipient［J］. Journal of clinical microbiology，2008，46（1）：380－384.

［30］ SAHA S，SENGUPTA J，BANERJEE D，et al. Lasiodiplodia theobromae keratitis：a case report and review of literature［J］. Mycopathologia，2012，174：335－339.

［31］ LI S T，YIU E P，WONG A H，et al. Successful treatment of lasiodiplodia theobromae keratitis—Assessing the Role of Voriconazole［J］. Case Rep Ophthalmol，2016，7：179－185.

［32］ 李建可，于长平，王淑芬，等. 须癣毛癣菌致泛发性体癣合并脓癣一例［J］. 中国麻风皮肤病杂志，2018，34（03）：173－174.

［33］ 朱思虹，董励耘，毛叶红，等. 须癣毛癣菌致新生儿脓癣 1 例［J］. 临床皮肤科杂志，2016，45（08）：603.

［34］ 李美荣，张云青，尹颂超，等. 须癣毛癣菌感染致女童眼周面癣 1 例［J］. 皮肤性病诊疗学杂志，2014，21（05）：413－415.

［35］ 陈东科，孙长贵. 实用临床微生物学检验与图谱［M］. 北京：人民卫生出版社，2011.

［36］ 徐英春. 临床真菌学图谱［M］. 北京：中国协和医科大学出版社，2020.

［37］ 孙禾，吴晓东，韩蕙泽，等. 免疫功能低下患者肺孢子菌肺炎的临床特点［J］. 中华传染病杂志，2020，38（07）：422－425.

［38］ 顾鹏，许书添，姜雪，等. 外周血宏基因组二代测序对肺孢子菌肺炎的诊断价值［J］. 肾脏病与透析肾移植杂志，2020，29（01）：8－13.

［39］ 李侗曾，梁连春. 肺孢子菌肺炎的治疗进展［J］. 国际呼吸杂志，2020（02）：151－

第十四章 真菌感染检验案例分析

155.

［40］ SONG Y，REN Y，WANG X，et al. Recent Advances in the Diagnosis of Pneumocystis Pneumonia［J］. Med Mycol J，2016，57（4）：E111-E116.

［41］ 马洲，曹国君，关明. 人冠状病毒的研究现状与进展［J］. 国际检验医学杂志，2020，41（05）：518－522.

［42］ 范晓枝，刘宏，李爱君，等. COPD 合并肺黑曲霉感染 1 例及文献复习［J］. 临床肺科杂志，2019，24（07）：1337－1339.

［43］ 周亚彬，陈萍，孙婷婷，等. 黑曲霉致侵袭性肺曲霉病 1 例［J］. 中国真菌学杂志，2016，11（04）：217－218，216.

［44］ 粟慧琳，陈宗倩，朱均昊，等. 1935 例深部曲霉临床分离株资料回顾性分析［J］. 中国真菌学杂志，2019，14（04）：217－221.

［45］ 季梅，隗祎. 儿童脓癣 2 例［J］. 中国真菌学杂志，2020，15（06）：366－377.

［46］ 黄英河，匡玉宝，赵伟峰，等. 79 例家庭宠物致浅部真菌皮肤病的病原学分析［J］. 医学检验与临床，2016，27（4）：40－42.

［47］ 中国头癣诊疗指南工作组. 中国头癣诊断和治疗指南（2018 修订版）［J］. 中国真菌学杂志，2019，14（2）：4－6.

［48］ 田二苗，李兰，李云川，等. 黄曲霉菌角膜溃疡穿孔致眼内炎眼内容物剜除一例［J］. 云南医药，2016，37（02）：265－267.

［49］ 高新蕊，苏晶，崔红平. 真菌性角膜炎发病机制的研究进展［J］. 中国医疗前沿，2007（21）：38－40，49.

［50］ TANURE M A G，GOHEN E J，Sudesh S，et al. Spectrum of fungal Keratitis at Wills Eye Hospital［J］. Philadelphia Pennsylvania Cornea，2000，19（3）：307－312.

［51］ 张进，韩敏杰，骆骏. 真菌性角膜炎的实验室诊断［J］. 长江大学学报（自然科学版）医学卷，2010，7（01）：270－273.

［52］ 徐建江，张朝然，章菊英. 真菌性角膜炎手术治疗的探讨［J］. 中华眼外伤职业眼病杂志，2005，27（02）：95－96.

［53］ 刘玉庆，李璐璐，骆延波，等. EUCAST 欧盟药敏试验标准［J］. 中国标准导报，2016（05）：60.

［54］ 霍春秀，戎赞华，窦志艳，等. 儿童急性 T 淋巴细胞白血病合并毛霉菌感染 1 例并文献复习［J］. 临床荟萃，2018，（09）：808－812.

［55］ 陈莹莹，郑浩，陈彩，等. 儿童白血病化疗后合并肺毛霉菌病 1 例报告并文献复习［J］. 临床儿科杂志，2019（10）：769－773.

［56］ 何永艳，王玥，李森，等. 急性淋巴细胞白血病患儿诱导缓解期合并毛霉菌感染 2 例［J］. 中国当代儿科杂志，2014（02）：152－154.

第十五章　寄生虫感染检验案例分析

第一节　疟原虫感染

一、疟疾

【病史摘要】

患者，男，56 岁。因"发热、头痛伴乏力 5 天"入院。患者 2 个月前曾有发热数天病史，体温不详，于当地医院输液治疗后好转（具体用药不详），诊断未明确。5 天前无明显诱因发热，伴头部持续性胀痛，感全身乏力，无咳嗽咳痰、恶心呕吐、咯血、腹痛腹泻等不适，患者于当地就诊，测体温 38.0 ℃，予以输液治疗（具体不详）症状未缓解，并较前进展，出现寒战，持续数秒，发作无规律。患者为求进一步诊治于上级医院就诊，本次起病以来，患者精神、食纳、睡眠差，小便正常，大便 1 天未解，体重无明显减轻。

【辅助检查】

体温 36.3 ℃（腋），脉搏 75 次/min，呼吸 18 次/min，血压 122/58 mmHg。发育正常，营养中等，神志清醒，体查配合，自动体位。皮肤、黏膜无出血点，全身皮肤、巩膜轻度黄染，无发绀、皮疹、肝掌及蜘蛛痣。全身浅表淋巴结未扪及肿大。头颅五官未见异常，口唇无发绀，咽无充血，扁桃体无肿大。双肺呼吸音清，对称，未闻及干湿啰音。未闻及胸膜摩擦音。心前区无隆起，无异常搏动。心尖搏动点位于左侧第 5 肋间锁骨中线内 0.5 cm 处，无震颤及心包摩擦感。叩诊心界正常。心率 75 次/min，律齐，心音可，各瓣膜区听诊未闻及杂音。无心包摩擦音。腹平，无胃肠型及蠕动波，腹壁静脉无曲张。触软，未扪及包块，肝于肋下 3 横指可触及，有触痛感。叩诊呈鼓音，移动性浊音阴性，肠鸣音 4 次/min，音调可。入院完善实验室检查示 WBC $4.98×10^9$/L，N 78.5%↑，L 11.1%，M 9.2%，RBC $3.62×10^9$/L，HGB 107 g/L↓，HCT 31.5%↓，PLT $31×10^9$/L↓。血常规复检：外周血涂片中性中幼粒细胞 1%，中性晚幼粒细胞 2%↑，中性杆状核粒细胞 16%↑，中性分叶核粒细胞 59%，淋巴细胞 9%，单核细胞 12%，嗜酸性粒细胞 1%。中性粒细胞胞浆可见中毒颗粒及空泡变性。成熟红细胞大小不等，胞内易见疟原虫环状体。血小板分布散在，数量罕见，可见大血小板。尿常规干化：WBC（＋＋），尿蛋白（＋＋＋），尿隐血（＋＋＋），显微镜镜检 WBC＋/HP，RBC＋/HP。大便黄软，隐血阳性，镜检 WBC 0～2/HP。TBIL 38.7 μmol/L↑，DBIL 16.5 μmol/L↑，TP 47.9 g/L↓，ALB 26.6 g/L↓，PCT 39.59 ng/mL↑，CRP 69.4 mg/L↑，ESR 90 mm/h，SF 1661 ng/mL，电解质、肾功能及心肌酶正常；再次血常规检查 WBC 3.75×10⁹/L↓，N 76.9%↑，L 12.4%，M 9.6%，RBC 2.76×10⁹/L↓，HGB 83 g/L↓，HCT 23.5%↓，PLT 31×10⁹/L↓。输血前常规、痰涂片、痰培养、血培养等筛查均未见异常。

【临床诊治】

进一步体查及问诊发现患者既往在非洲工作近 1 年，从事打风钻工作，自诉出国前体检未见异常。回国后入院，完善血涂片可见疟原虫环状体（倾向于恶性疟），高虫密度，故"疟疾"诊断明确。查 CRP、PCT、ESR、SF 明显升高，外周血涂片见核左移，提示感染严重，且入院时血压低至 85/50 mmHg，较平时下降大于 40 mmHg，伴四肢皮肤发凉，有外周循环不良表现，提示存在休克，因此"感染中毒性休克"诊断成立。入院后告病危，重症监护，半流质饮食；积极补液，"去甲肾上腺素"调控血压保障重要脏器灌注，行中心静脉置管监测中心静脉压指导液体管理；予以"注射用青蒿琥酯 120 mg q12h"抗疟治疗，"血必净 50 mL 静脉滴注 tid"调节免疫；积极纠正电解质酸碱紊乱，稳定内环境等治疗，经治疗后患者病情好转，休克纠正，肝肾功能较前改善，呼吸氧合满意，转入传染病分院进一步巩固治疗疟疾。患者经抗疟治疗后体温维持正常，血涂片未见疟原虫环状体。

【检验医学在临床诊治中发挥的作用】

1. 从受检者外周血液中检出疟原虫是确诊疟疾的最可靠依据，取外周血制作厚、薄血膜，经姬氏或瑞氏染液染色后镜检是目前查找疟原虫最常用的方法。本例仅通过血常规和外周血涂片便快速明确了疟原虫感染（图 15-1），为临床迅速控制感染提供了强有力的依据，虫密度计算也为评估病情及指导临床用药提供了帮助。

2. 恶性疟在发作开始时，间日疟在发作后数小时至 10 余小时采血能提高检出率，检查前患者尽可能停止应用抗疟药。油镜检查，薄片须至少检查 100 个视野，厚血片至少检查 20 个视野。有可能出现 2 种或 3 种疟原虫混合感染时，以间日疟与恶性疟原虫混合感染最为常见。

3. 四种类型疟原虫的薄血膜形态鉴别如表 15-1，实验室人员可依据涂片的形态特征对虫种类型和分期进行初步鉴定，各大疾控中心开展的 PCR 和核酸探针等分子生物学检测技术则是精确鉴定虫种和提高低原虫血症检出率的补充。循环抗体及抗原检测则用于疟疾的流行病学调查、防治效果评估及输血对象的筛选，

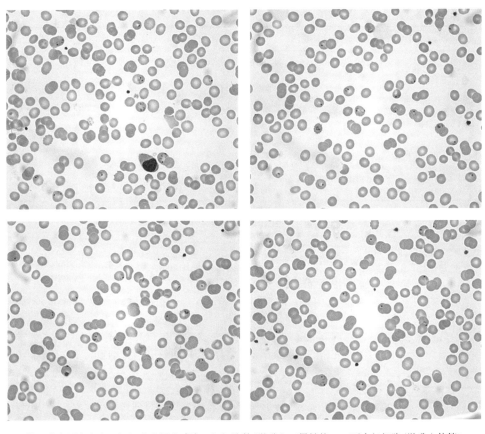

薄血膜疟原虫密度＝红细胞疟原虫感染×红细胞数/微升血（男性按 500 万个红细胞/微升血估算）

图 15 - 1　外周血涂片染色镜检结果

在临床上主要作为辅助诊断依据。

表 15 - 1　　　　　　　　　　四种类型疟原虫的薄血膜形态鉴别

时期	性状	间日疟原虫	恶性疟原虫	三日疟原虫	卵形疟原虫
寄生红细胞	大小	胀大	正常	正常或缩小	正常或稍胀大
	性状				卵圆形或边缘呈伞矢状
	颜色	褪色	正常或略紫	正常	褪色
	斑点	薛氏点，红色，细小数多	茂氏点，红色，粗大数少	齐氏点，淡红色，微细	薛氏点，粗大数多
小滋养体期（环状体）	大小	较大，占红细胞直径的 1/3	较小，约占红细胞直径的 1/6	中等	中等
	核	1 个	1 个或 2 个	1 个	1 个
	细胞质	较薄	纤细	较粗厚	较粗厚
	色素	无	无	偶见细小褐色颗粒	无

续表

时期	性状	间日疟原虫	恶性疟原虫	三日疟原虫	卵形疟原虫
大滋养体期	大小	较大	较小	较小	较小
	核	1个	1个或2个	1个	1个
	细胞质	阿米巴样，常含空泡	圆形，空泡不显著	带状，空泡不显著	圆形，空泡不显著
	色素	黄褐色，细小，杆状，散在分布	黄褐色，细小，结成团块后呈黑褐色	深褐色，粗大，沿边缘分布	棕褐色，较粗大
未成熟繁殖体	大小	较大	较小	较小	较小
	核	2个以上	2个以上	2个以上	2个以上
	细胞质	圆形或不规则，空泡消失	圆形，空泡消失	圆形，空泡消失	圆形或卵圆形，空泡消失
	色素	黄褐色，分布不均	黑褐色团块状	深褐色，分布不均	棕黄色，分布不均
成熟繁殖体	大小	大于正常红细胞	小于正常红细胞	小于正常红细胞	小于正常红细胞
	裂殖子	12~24个，常为16~18个，排列不规则，较大	8~32个，常为8~18个，排列不规则，较小	6~12个，常为8个，排列如菊花状，较大	4个，常为8个，排列不规则，较大
	色素	黄褐色，常聚集一侧	黑褐色团块	深褐色，常聚集中央	棕褐色，聚集中央或一侧
雄配子体	大小	大于正常红细胞	较大	小于正常红细胞	小于正常红细胞
	形状	圆形	新月形，两端尖锐	圆形	圆形
	核	1个，较小，致密，深红色，位于一侧	1个，较小，深红色，位于中央	1个，较小，深红色，位于一侧	1个，较小，深红色，位于中央
	细胞质	深蓝色	深蓝色	深蓝色	深蓝色
	色素	黄褐色，均匀散在	黄褐色，紧密分布于核周围	深褐色，均匀散在	棕黄色，散在
雌配子体	大小	大于正常红细胞	较大	小于正常红细胞	小于正常红细胞
	形状	圆形	腊肠形，两端钝圆	圆形	圆形

【思考/小结】

1. 疟疾是严重危害人类健康的疾病之一，据世界卫生组织（WHO）统计，世界上仍有 90 多个国家为疟疾流行区，全球每年发病人数达 3 亿～5 亿人，年死亡人数达 100 万～200 万人，其中 80 % 以上的病例发生在非洲。

2. 传染源　外周血中有配子体的患者和带虫者是疟疾的传染源。间日疟原虫的配子体常在原虫血症 2～3 天后出现，恶性疟原虫配子体在外周血中出现较晚，要在原虫血症后 7～11 天才出现，血中带红细胞内期疟原虫的献血者也可通过供血传播疟疾。

3. 传疟媒介　按蚊是疟疾的传播媒介，我国主要的传疟按蚊是中华按蚊、嗜人按蚊、微小按蚊和大劣按蚊。

4. 易感人群　除了因某些遗传因素对某种疟原虫表现出不易感的人群及高疟区婴儿可从母体获得一定的抵抗力外，其他人群对人疟原虫普遍易感。反复多次的疟疾感染可使机体产生一定的保护性免疫力，因此疟区成人发病率低于儿童，而外来的无免疫力的人群，常可引起疟疾暴发。

5. 常见并发症　黑尿热（急性溶血伴血红蛋白尿和高热，恶性疟多见）；急性肾病（高血压、蛋白尿、血尿和水肿，三日疟多见）；脾大、肝大、假性急腹症等。

6. 防治　预防措施有蚊媒防制和预防服药。蚊媒防制包括灭蚊和使用蚊帐及驱蚊剂。预防服药是保护易感人群的重要措施之一。常用的预防性抗疟药有氯喹（Chloroquine），对抗氯喹的恶性疟，可用哌喹（Piperaquine）或哌喹加乙胺嘧啶（Pyrimethamine）或乙胺嘧啶加伯氨喹（Primaquine）。疟疾治疗应包括对现症患者的治疗（杀灭红细胞内期疟原虫）和疟疾发作休止期的治疗（杀灭红细胞外期休眠子）。对现症患者，可用氯喹加伯氨喹，以治疗疟疾疑似患者或间日疟；抗间日疟复发（休止期治疗）可用伯氨喹加乙胺嘧啶、青蒿琥酯加伯氨喹效果更佳。上述各种抗疟药物必须足量并服完全程才能达到根治疟疾的目的。

〔范　颂　陈　勇〕

二、输入性疟原虫感染

【病史摘要】

患者，男，48 岁。3 天前出现不明原因发热，呈间歇性发热，体温最高 39.7 ℃，伴头痛、乏力、寒战等症状。自行服用退热药（具体药名不详），体温可下降，但数小时后体温又自行升高。既往体健，否认肝炎、结核病史，否认高血压、糖尿病史，否认药物食物过敏史。1 个月前因公出差去塞拉利昂，1 周前回国。

【辅助检查】

体温 38.8 ℃，呼吸 25 次/min，心率 90 次/min，血压 128/83 mmHg。患者急性病容，面色苍白，精神萎靡，神志清楚，律齐，双肺呼吸音清，未闻及干湿啰音，无恶心、呕吐，无腹痛腹泻等症状，腹平软，未见皮疹及蜘蛛痣，皮温稍高，无压痛及反跳痛，肠鸣音正常，双下肢无水肿。血细胞分析：血常规 WBC 11.07×10⁹/L，N 93.4%，L 5.2%，M 1.0%，E 0.4%；RBC 3.77×10¹²/L，HGB 121 g/L，PLT 25×10⁹/L。血生化：TP 62.3 g/L，TBIL 43.3 μmol/L，DBIL 14.6 μmol/L，ALT 73.6 U/L，AST 73.6 U/L，BUN 9.81 mmol/L。炎症指标：CRP 55.28 mg/L，PCT 43.2 ng/mL。流感抗原检测阴性。血涂片疟原虫检查：血涂片瑞氏染色后，镜下可见大量疟原虫环状体。经疾控中心 PCR 鉴定为恶性疟原虫。

【临床诊治】

本例患者因反复高热伴寒战就诊，血常规及炎症指标提示有感染。结合发病前的非洲地区旅居史，进一步行血涂片疟原虫检查，发现大量疟原虫环状体，确诊输入性疟原虫感染。患者接受双氢青蒿素哌喹片口服药物治疗，服药 2 小时后患者发热症状缓解。次日复查血常规患者嗜酸性粒细胞绝对值核百分比均增高，贫血进一步加重，但是血小板计数上升，CRP 和降钙素原降低，说明患者病情逐渐恢复，治疗有效。患者继续使用双氢青蒿素哌喹片治疗，口服，bid，每次 2 片（每片含双氢青蒿素 40 mg，磷酸哌喹 0.32 g），2 天为 1 个疗程。治疗 1 个疗程后患者发热症状完全消失，强化 1 个疗程后再次复查疟原虫镜检为阴性。患者要求出院，医嘱予以密切观察，1 周后复查血常规和疟原虫检查，不适随诊。

【检验医学在临床诊治中发挥的作用】

1. 疟原虫感染最直接、最简单的检测方法是血涂片瑞氏染色镜检，其中涂片又分为薄血片和厚血片，其中厚血片制备较薄血片更复杂，但是检出率更高，在高度怀疑的疟原虫感染患者薄血片未检出阳性时，可进一步制备厚血片提高检出率。

2. 疟原虫感染时，血细胞分析仪亦有提示，以 sysme×血细胞分析仪为例，血液中有环状体时 WDF 散点图可见异型淋巴细胞及未成熟粒细胞增多；血液中裂殖体可导致 WBC-WDF 通道散点图浅蓝色中性粒细胞群的内侧下方出现异常散点团；血液中配子体在 WBC-WDF 通道散点图嗜酸性粒细胞群位置错误，整体向内下方移动，SSC 及 SFL 整体下降，提示异常结构而非真正嗜酸性粒细胞群，可能为疟原虫虫体结构或幼稚大血小板（图 15-2）。

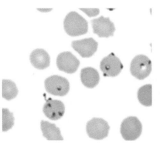
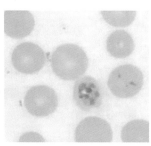
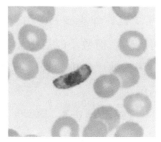

疟原虫环状体　　　　　　　疟原虫裂殖体　　　　　　　疟原虫配子体
（瑞氏染色，×1000）　　　（瑞氏染色，×1000）　　　（瑞氏染色，×1000）

检验医学与临床诊治典型实例分析

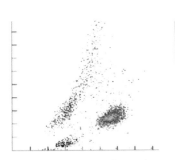
WDF 散点图（异型淋巴细胞
及未成熟粒细胞增多）

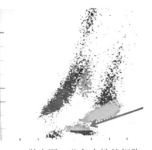
WDF 散点图（蓝色中性粒细胞
群的内侧下方出现异常散点团）

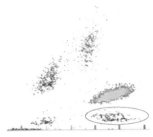
WDF 散点图（嗜酸性粒细胞群
位置错误，整体向内下方移动）

图 15 - 2　血细胞分析仪结果

【思考/小结】

1. 疟原虫感染最常见的检测方法主要包含镜检法（金标准），它对仪器设备要求简单，价钱低廉，适合基层应用。但是影响因素较多，在原虫密度较低的情况下容易漏检。疟原虫抗原快速检测胶体金法具有灵敏度高和特异性高的优点，还可以检测疟原虫属，但是间日疟和卵形疟灵敏度较低；PCR 检测疟原虫的灵敏度和特异度都非常高，但是对仪器设备要求较高且价格昂贵。医疗机构应该根据实际情况选择合适的检测方法。

2. 随着血细胞分析技术的不断发展，血细胞分析仪对血液细胞形态的变化和异常成分检测灵敏度也在不断增加，可以提示疟原虫感染。因此，在日常血常规报告审核过程中，应该密切关注仪器报警信息，可能对提高症状不明显的疟原虫感染会有较好的提示作用。

〔邓中华　熊艺灿〕

第二节　人芽囊原虫感染

【病史摘要】

患者，女，31 岁。因"系统性红斑狼疮（SLE），腹痛、腹泻 1 个月余，加重伴低热 3 天入院"。患者 2 年前确诊为系统性红斑狼疮，长期服用糖皮质激素（泼尼松片）治疗，SLE 病情稳定。1 个月前患者出现间歇性腹痛、腹泻，自认为是药物的不良反应，未引起重视。3 天前腹痛、腹泻症状加重，由间歇性变为持续性，大便 6～8 次/d，大便性状为黄色稀便，不成形，并出现低热。为求进一步诊治遂来本院就诊。

【辅助检查】

体温 37.8 ℃，脉搏 90 次/min，呼吸 24 次/min，血压 115/70 mmHg。全身皮肤色泽正常，未触及包块。双肺呼吸音清晰，未闻及干湿啰音，心率 90 次/min，律齐。腹平软，未见皮疹及蜘蛛痣，皮温稍高，轻度压痛，无反跳痛，肠鸣音 15

次/min。实验室检查：血常规 WBC $12.34 \times 10^9/L$，N 0.58，L 0.16，M 0.08，E 0.18；生化检查：BUN 9.21 mmol/L，Cr 215.2 μmol/L，UA 479.2 μmol/L；免疫全套 IgA 0.85 g/L，IgG 5.8 g/L，IgM 0.32 g/L，C3 0.74 g/L，C4 0.04 g/L；粪便常规：黄色稀便，WBC 0～3/HP，发现人芽囊原虫。

【临床诊治】

本例患者因系统性红斑狼疮，长期口服糖皮质激素控制病情，机体免疫功能下降，导致机会致病病原体人芽囊原虫感染，从而出现低热和腹泻症状，粪便常规明确为人芽囊原虫感染。给予患者口服甲硝唑抗原虫治疗，剂量为 250 mg/次，每天 3 次，持续 7 天。7 天后患者来复诊，腹泻症状已完全消失，粪便成形，镜检未见人芽囊原虫。嘱咐患者规范治疗系统性红斑狼疮的同时加强营养，注意饮食卫生并重视随访。

【检验医学在临床诊治中发挥的作用】

1. 对于人芽囊原虫感染的腹泻患者，大便常规检测是最简单、最直接的检测手段，能够迅速为临床提供有效的诊断依据，为早期诊断、早期治疗提供依据，指导临床用药。

2. 人芽囊原虫形态多样，尤其是大便的成分复杂，很容易导致漏诊。在临床工作中，如果发现疑似人芽囊原虫，可以进一步进行碘染色和瑞氏染色（图 15-3～图 15-5），并及时与医生沟通，了解患者基本情况，并将检测结果及时反馈给临床医生。

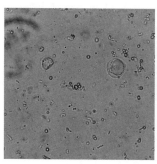 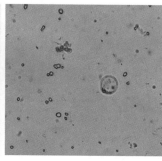 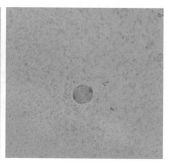

图 15-3　生理盐水直接涂片　　　图 15-4　碘染色　　　图 15-5　瑞氏染色
（×400）　　　　　　　　　（×400）　　　　　　　　（×400）

【思考/小结】

1. 人芽囊原虫是一种主要寄生在人和动物肠道的单细胞原生生物，是一种机会致病病原体。研究认为，人芽囊原虫是引起人类腹泻、腹痛的致病因子，尤其是免疫力低下者、HIV/AIDS 患者和恶性肿瘤患者感染该虫后可出现明显腹泻症状。

2. 对于免疫力低下的儿童，长期进行免疫抑制治疗的患者，如果出现腹泻症状应该考虑人芽囊原虫感染。

3. 人芽囊原虫感染的检测主要依赖显微镜直接检查和染色检查，根据形态可以诊断。最新的检测方法还有留取粪便进行 PCR 扩增检测以及抗体检测。

〔熊艺灿　邓中华〕

第三节　肝吸虫感染

【病史摘要】

青年女性，急性起病。患者半个月前无明显诱因出现乏力、心悸，伴反酸、腹胀、上腹隐痛，与进食无明显相关，无头晕、头痛、胸痛、咳嗽、咳痰、恶心、呕吐、腹泻、便血、黑便等，至外院查胃镜提示慢性胃炎，予抑酸、护胃及中药治疗后症状未见明显缓解，为进一步诊治至本院门诊就诊。查白细胞计数 WBC $53.62 \times 10^9/L$、嗜酸性细胞百分比 76.10%、嗜酸性细胞绝对值 $40.83 \times 10^9/L$，门诊拟"嗜酸性粒细胞增多"收入本科。起病以来，患者精神、睡眠、食欲欠佳，大小便正常，近期体重无明显变化。入院体检：体温 $36.5\ ℃$，脉搏 80 次/min，呼吸 15 次/min，血压 112/77 mmHg。发育正常，营养中等。自动体位，神志清楚。全身皮肤、黏膜无黄染，无皮下出血点及瘀斑。全身未触及浅表淋巴结肿大。头颅五官无畸形。双侧瞳孔等大等圆，直径约 4.0 mm，对光反射灵敏。鼻腔及外耳道无异常分泌物。鼻旁窦无压痛。唇无发绀，咽不红，扁桃体无充血肿大。颈软，甲状腺不大，气管居中，颈静脉无怒张，肝颈静脉回流征阴性。胸廓无畸形，呼吸运动对称，语颤对称，双肺叩诊音清，双肺呼吸音清，未闻干湿啰音。心界无扩大，HR 80 次/min，律齐，各瓣膜听诊区未闻病理性杂音。腹平坦，无腹胀，腹壁表浅静脉无扩张。未见胃肠形及蠕动波。腹肌无强直，全腹未触及肿块。无压痛和反跳痛。肝脾肋下未触及。Murphy 征阴性，腹部叩诊呈鼓音。移动性浊音阴性。肝区肾区无叩击痛。肠鸣音正常。肛门、外生殖器未查。脊柱四肢无畸形，活动正常，无关节红肿、强直及杵状指。生理反射正常存在，病理反射未引出。既往史无特殊，1 个月前有食"生鱼"史。

【辅助检查】

血常规 + 网织红有核红 + 血型鉴定：ABO 血型，O 型；嗜碱性细胞绝对值：$0.26 \times 10^9/L$；脑利钠肽前体：13 pg/mL；嗜酸性细胞绝对值：$40.87 \times 10^9/L$；嗜酸性细胞百分比：75.84%；血红蛋白 137.90 g/L；淋巴细胞绝对值：$3.82 \times 10^9/L$；淋巴细胞百分比：7.10%；单核细胞绝对值：$1.38 \times 10^9/L$；单核细胞百分率：2.55%；嗜中性粒细胞绝对值：$7.55 \times 10^9/L$；嗜中性粒细胞百分率：14.02%；血小板计数 $206.60 \times 10^9/L$；Rho（D）阳性；白细胞计数 $53.89 \times 10^9/L$。凝血四项：活化部分凝血活酶时间 59.1 秒，纤维蛋白原 4.02 g/L。红细胞沉降率：52 mm/h。生化全套 + 免疫球蛋白 + 补体 7 项：白蛋白（ALB）42.3 g/L，碱性磷酸酶（ALP）221 U/L，谷丙转氨酶 71 U/L，淀粉酶（AMY）42 U/L，谷草转氨酶 38 U/L。补体 C3 2128 mg/L。总胆固醇（TCHOL）3.8 mmol/L。肌酸激酶同工酶（CKMB）88 U/L。总二氧化碳（CO_2）18.4 mmol/L，肌酐（CREA）73 μmol/L。γ-谷氨酰转肽酶（γ-GT）80 U/L。葡萄糖（GLU）3.49 mmol/L。高密度脂蛋白胆固醇（HDL-C）0.75 mmol/L。钾（K）3.91 mmol/L。κ-免疫球蛋白轻链 4.42 g/L；λ-免疫球蛋白轻链 2.53 g/L。乳酸脱氢酶（LDH）421 U/L。脂蛋白 a（LPa）：719 mg/L；前白蛋白 156.9 mg/L；超氧化物歧化酶 128.7 U/mL。尿酸（URIC）150 μmol/L。尿常规（7 月 18 日）：酮体（KET）1 mmol/L，尿白细胞（LEU）500LEU/μL，黏液丝 1186/μL，尿蛋白（PRO）0.5 g/L，鳞状上皮细胞 94/μL，白细胞 115.00/μL。

【临床诊治】

现考虑寄生虫感染导致继发性嗜酸酸性粒细胞增多可能性大，拟多次留取大便找虫卵，同时需追查骨髓穿刺＋免疫分型结果、风湿免疫相关指标排除血液系统疾病、风湿免疫疾病导致的嗜酸性粒细胞增多，当前治疗予阿苯达唑片、吡喹酮片、降白细胞、碱化尿液、护肝、护胃等。

【检验医学在临床诊治中发挥的作用】

检验科报告粪便中查见肝吸虫卵，使患者肝吸虫病诊断明确。肝吸虫抗体测定：肝吸虫抗体 IgG 阳性；检验科与临床即时沟通，积极配合临床，锲而不舍地在大便中寻找虫卵，终于在患者第 3 次留取的粪便中发现肝吸虫卵（图15-6），明确了病因，为临床迅速准确用药提供了理论依据。

【思考/小结】

本病例诊断主要根据流行病史，临床表现，血液嗜酸粒细胞增多，最重要的是大便或者十二指肠引流液中查见虫卵。一旦诊断明确，即可给予吡喹酮、阿苯达唑等药物进行驱虫治疗，肝脏病变也能随之好转，预后良好。所以对于我们检验工作者来说，恒心、耐心、责任心以及扎实的基础不可或缺。

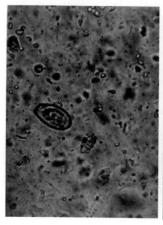
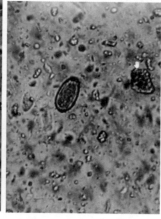
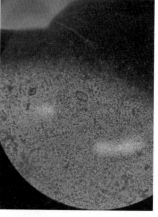

a   b   c

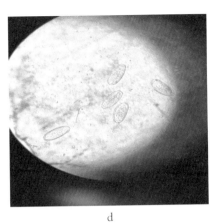
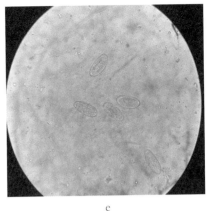

d   e

图 15-6　粪便涂片镜检查见肝吸虫卵

〔何　昕〕

第四节　阿米巴肠病

【病史摘要】

患者，女，53 岁。因"腹泻半个月"入院。病前曾在外集体就餐，食物中包含未熟食物，患者出现腹泻，为果酱样粪便，可见脓血，约 10 次/d，伴里急后重及腹部隐痛不适，便后缓解。在当地卫生院间断治疗后未见好转，转入本院感染科。进行大便（常规、寄生虫、隐血、培养）、全腹部 CT 以及电子肠镜等检查。

【辅助检查】

体温 37.4 ℃，脉搏 102 次/min，呼吸 19 次/min，血压 143/94 mmHg。神志清，精神软，颈软，全身浅表未触及肿大淋巴结，皮肤巩膜无黄染，双肺呼吸音清，未闻及明显干湿啰音，心律齐，未闻及明显病理性杂音，腹平软，左下腹深压痛阳性，全腹无反跳痛，肝脾肋缘下未及，移动性浊音阴性，肠鸣音约 5 次/min，双下肢无水肿。血常规：白细胞 11.5×10^9/L，中性粒细胞 78.5%，红细胞 4.15×10^{12}/L，血红蛋白 107 g/L，血小板 180×10^9/L。根据患者的症状、体征及实验室检查，急诊拟"急性阑尾炎"收入院。入院后予以补液、抗感染及支持疗法，同时完善大小便常规。尿常规未见明显异常。大便常规示：果酱色便，白细胞 0~5 个/HP，红细胞满视野，大便隐血实验（OB）（＋＋＋＋），可找到阿米巴滋养体。连续 3 次大便常规均可见阿米巴滋养体，镜检见夏科-莱登结晶。

【临床诊治】

根据患者临床表现、流行病学史及实验室检查，诊断为"阿米巴肠病"。入院后，建议患者卧床休息，肠道隔离，少渣软食，积极稳定内环境，奥硝唑针静脉滴注，联合左氧氟沙星针静脉滴注治疗。患者腹泻症状消失，粪便成形，连续

3次检查粪便未发现滋养体，治愈出院。出院后仍建议患者定期复查粪便，每月1次，连续3次，以确定清除病原，必要时复查肠镜。

鉴别诊断：

（1）细菌性痢疾：起病急，全身中毒症状严重，抗生素治疗有效，大便镜检和细菌培养有助于诊断。

（2）血吸虫病起病较缓，病程长，有疫水接触史，肝脾大，血中嗜酸粒细胞增多，大便中可发现血吸虫卵或孵化出毛蚴，肠黏膜活检组织中可查到虫卵。

（3）慢性非特异性溃疡性结肠炎：临床症状与慢性阿米巴病不易区别，但大便检查未能发现阿米巴，且经抗阿米巴治疗仍不见效时可考虑本病。

【检验医学在临床诊治中发挥的作用】

阿米巴肠病是由于溶组织阿米巴（痢疾阿米巴）寄生于结肠内，引起阿米巴痢疾或阿米巴结肠炎，本病流行于全世界，多流行于热带和亚热带地区。其感染率高低与各地环境卫生、经济状况和饮食习惯等密切相关。在我国的分布一般农村高于城市，近年来由于我国卫生状况和生活水平的提高，除个别地区外，急性阿米巴痢疾和脓肿病例，已较为少见。对阿米巴病的诊断，除根据患者的主诉、病史和临床表现作为诊断依据外，重要的是病原学诊断，大便中检查到阿米巴病原体为唯一可靠的诊断依据。通常以查到大滋养体者作为现症患者，而查到小滋养体或包囊者只作为感染者。

【思考/小结】

患者临床表现为腹泻，果酱样粪便，可见脓血，约10次/d，伴里急后重及腹部隐痛不适，符合阿米巴肠病症状，但需与细菌性痢疾区别。两者均可表现为发热、腹泻、解黏液脓血便、里急后重感及腹痛等，但阿米巴肠病无明显的季节性，一般起病缓慢，少有毒血症状（暴发型除外），两者鉴别主要依靠实验室检查。阿米巴肠病大便镜检可见阿米巴滋养体（图15-7），而细菌性痢疾粪便培养

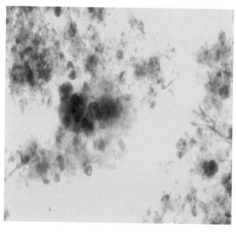
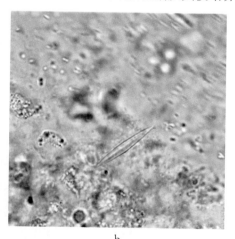

a   b

图 15-7 大便镜检

出志贺菌。该例患者多次大便培养均未见志贺菌生长，故确诊为阿米巴肠病。临床中大多使用硝基咪类及其衍生物治疗，联合抗菌药物可提高疗效。该病多发生于经济欠发达地区，呈地方性流行，近年来较为少见，临床工作中易出现误诊和漏诊，因此须加强检验人员的业务技能培训，规范操作，增强分析能力，保证检验工作质量。

〔何　昕〕

参考文献

[1] 张丽，丰俊，张少森，等. 2017 年全国消除疟疾进展及疫情特征分析 [J]. 中国寄生虫学与寄生虫病杂志，2018，36（3）：201 - 209.

[2] 贾秀云，于敏丽. 血常规异常复检筛查疟原虫的实验室分析 [J]. 中华卫生杀虫药械，2020，26（05）：462 - 464.

[3] 朱名超，朱娅. 一例非典型发作的输入性恶性疟原虫病例 [J]. 寄生虫与医学昆虫学报，2020，27（03）：180 - 183.

[4] 张咏梅，李娜，吕杰. 2015—2019 年天津市输入性恶性疟病例血检指标与疟原虫感染度关系研究 [J]. 中国血吸虫病防治杂志，2020，32（04）：409 - 413.

[5] 赵琳. 镜检法和胶体金法在疟原虫检测中的应用评估 [J]. 中国医药指南，2020，18（07）：66 - 67.

[6] 周标，廖志豪. Sysmex XT - 2000i 异常散点图筛检疟原虫感染的探讨 [J]. 国际感染杂志（电子版），2019，8（04）：9 - 10.

[7] 丰俊，张丽，涂宏，等. 从消除到消除后：中国输入性疟疾的疫情特征、挑战及防止再传播策略 [J]. 中国热带医学，2021，21（01）：5 - 10.

[8] 胡主花，钱科，彭国华，等. HIV/AIDS 患者人芽囊原虫 3 种检测方法评价 [J]. 中国热带医学，2020，20（03）：285 - 287.

[9] 张顺先，俞英昉，吴秀萍，等. 安徽省阜阳市 HIV/AIDS 患者人芽囊原虫感染流行特征及危险因素 [J]. 中国血吸虫病防治杂志，2019，31（05）：498 - 503，509.

[10] 胡缨，刘登宇. 人芽囊原虫感染的研究进展 [J]. 中国卫生检验杂志，2017，27（21）：3187 - 3189.

[11] 胡缨，李艳文，刘晓泉，等. 慢性病患者合并人芽囊原虫感染的情况调查 [J]. 中国卫生检验杂志，2017，27（17）：2558 - 2560.

[12] OSMAN M, BORIES J, EL S D, et al. Prevalence and genetic diversity of the intestinal parasites Blastocystis sp. and Cryptosporidium spp. in household dogs in France and evaluation of zoonotic transmissionrisk [J]. Vet Parasitol, 2015, 214（1）：167 - 170.

[13] 李燕榕，谢汉国，张榕燕. 门诊华支睾吸虫病病例 15 例分析 [J]. 医学动物防制，2019，35（05）：494 - 495，498.

[14] 何江英，刘志国，秦恩强，等. 华支睾吸虫病 1 例报告 [J]. 传染病信息，2007（01）：

62‑63.

［15］陈颖丹，诸廷俊，许隆祺，等.《华支睾吸虫病诊断标准》解读［J］. 中国血吸虫病防治杂志，2017，29（05）：538‑540.

［16］姚甲凯，戴建荣. 华支睾吸虫病的流行及治疗现状［J］. 中国病原生物学杂志，2020，15（03）：364‑370.

［17］邓爽，赵红英，韦胜，等. 溶组织内阿米巴5例的粪便鉴定［J］. 中国临床新医学，2018，11（11）：1129‑1132.

［18］卢滔，方敏，彭春仙，等. 阿米巴肠病一例并文献复习［J］. 中华临床感染病杂志，2017，10（02）：139‑140，149.

［19］夏梦岩，高飞，李小静. 阿米巴病的实验诊断研究进展［J］. 国外医学（临床生物化学与检验学分册），2002（02）：91‑92.

［20］刘慧，孙晓东，聂仁华，等. 3种方法检测粪便中溶组织内阿米巴的结果比较［J］. 中国病原生物学杂志，2008（09）：679‑680，689.

第十六章 抗凝剂对血小板检测影响案例分析

一、EDTA 依赖引起的血小板减少

【病史摘要】

青年女性，慢性病程，患者入职体检时发现血小板为 $44 \times 10^9/L$，一年后因发热查血常规：血小板为 $38.8 \times 10^9/L$，血红蛋白及白细胞正常，当时予抗感染后出院。患者间有腰部不适感，再次复查血常规，血小板 $57 \times 10^9/L$，血红蛋白 116 g/L，白细胞 $7.26 \times 10^9/L$。风湿组套：抗核抗体（1：100 阳性）。为求进一步治疗，入院就诊，门诊拟"血小板减少查因"收入血液科。患者自起病以来，精神、睡眠、食欲可，大小便正常，体重未见明显变化。

既往史：否认高血压、糖尿病、心脏病等慢性病史，否认肝炎、结核等传染病史，否认药物及食物过敏史。否认手术及其他重大外伤史，无输血史，预防接种史不详。

个人史：原籍广东，在职人员。居住地为非传染病及地方病流行区。未到过疫区，无疫水接触史。无烟酒嗜好。无不良卫生习惯。

月经史：月经规律，阴道未见异常流血、流液。

婚育史：未婚未育。

家族史：否认有家族性遗传病。

【辅助检查】

血常规五分类：血红蛋白 117 g/L，嗜中性粒细胞绝对值，$2.06 \times 10^9/L$，血小板计数 $141 \times 10^9/L$，白细胞计数 $5.07 \times 10^9/L$。贫血三项：铁蛋白 6.17 ng/mL。EB 病毒 DNA：未检测到拷贝。患者铁蛋白降低考虑缺铁性贫血，嘱患者定期检测铁蛋白。抗核抗体：阳性；血管炎五项、风湿组套、ENA 谱均未见异常。骨髓形态学：粒细胞系统占 54.50%；增生活跃，以中性晚幼及杆状粒细胞为主，形态基本正常。有核红细胞占 30.5%；增生活跃，以中幼红及晚幼红细胞为主。全片可见巨核细胞 133 个。幼稚巨核细胞 12 个，产生血小板型巨核细胞 5 个，颗粒型巨核细胞 110 个，裸核型巨核细胞 6 个。血小板减少。骨髓活检：CD34（＋）、CD117 散在少（＋）、CD61 巨核细胞（＋）。骨髓增生活跃，巨核细胞增生可。

细胞免疫、MDS 相关基因、AA 相关基因突变结均未见异常，染色体结果未回。

【临床诊治】

1. 拟诊断 ①血小板减少查因；②结缔组织病。

2. 诊断依据 ①青年女性，慢性病程。②外院多次查血常规示血小板降低。

3. 鉴别诊断 ①风湿免疫性疾病：一般有风湿系统疾病症状，如颊部红斑、口干、眼干症状等。检查可发现抗核抗体异常，风湿组套异常等，完善风湿因子、红细胞沉降率等可鉴别。②MDS：可有贫血、出血、感染症状，可表现为全血细胞减少，骨髓象提示增生异常。骨穿可鉴别。

4. 暂予完善相关检查，行骨穿检查。

5. 待检查结果回报后进一步制订诊疗方案。

检验科电话报告，此患者是 EDTA 依赖性血小板聚集引起的血小板假性减少。

【检验医学在临床诊治中发挥的作用】

图 17‑1 显示血小板分布异常，血小板减少，血小板聚集；图 17‑2 显示血小板分布异常，血小板聚集；血小板直方图均有翘尾现象。检验科按照血常规复检规则，涂片染色镜检，发现镜下血小板聚集成堆，理论上计数应该正常，属于假性减少。本科遂通知护士重新采集标本。重抽的标本血小板计数变化不大，镜下血小板仍然呈现聚集状态。本科立即口头报告临床，此患者血小板为假性减少，极大可能是 EDTA 依赖性血小板聚集。

【思考/小结】

EDTA 依赖假性血小板减少最初由 Gowland 等人在 1969 年报道，但其病理生理学仍不清楚。EDTA 依赖的抗血小板自身抗体在体内与任何疾病病理过程均

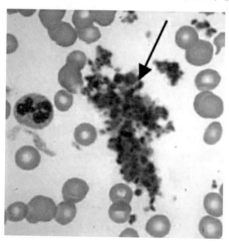
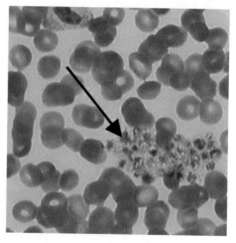

a　　　　　　　　　　　　　b

图 17‑1　涂片染色镜检，镜下血小板聚集成堆

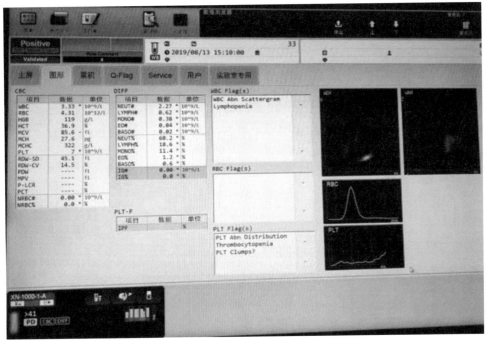

图 17-2　血小板分布异常，血小板聚集

无相关性，其主要是 IgG、IgM 或 IgA 亚群。根据以前的报道，EDTA 的钙螯合作用可导致血小板在体外聚集，EDTA 引起依赖 Ca^{2+} 的血小板 GPⅡb-Ⅲa 同种异构体解离，使自身抗体可结合在 GPⅡb 解离形式才能暴露的隐匿抗原，从而导致血小板聚集。EDTA-PTCP 一般发生在采血后 10 分钟内，并可随时间延长而进一步降低。据报道，EDTA-PTCP 的发生率低至 0.07%～0.20%，然而，这种少见现象在实际中是没有临床意义的，但因为 PLT 计数假性降低往往导致误诊或误治，如骨髓活检，采用皮质类固醇治疗，血小板输注，甚至脾切除等。因此，对此最重要的要求是及时鉴别和可靠纠正 EDTA 依赖假性血小板减少，以避免不必要的治疗。

我们在标本中加入 100 μL 阿米卡星，等待 5 分钟左右测试，血小板没有因为稀释效应降低，反而升高了，同时通过临床配合，复查患者末梢血，进一步证实了我们的猜测。该患者属于 EDTA 依赖性血小板聚集。此种血小板减少，是体外的假性降低，不会给患者带来任何不适，不需要任何治疗。告知医生及患者，以后再就医检验血常规时，一定要告知医护人员，免得引起误诊误治。

〔何　昕　谭超超〕

二、血小板假性聚集

【病史摘要】

患者，女，47 岁。既往史显示：7 年前行开腹子宫肌瘤剥除术、左卵巢囊肿剥除术。住院期间发现合并血小板减少，完善骨髓穿刺，狼疮全套未见明显异常，后查血小板正常。现因"发现盆腔包块 3 个月，下腹胀痛 5 天"入院。

【辅助检查】

入院后完善相关检查：电解质、凝血功能、大便常规、肝肾功能、血糖血脂、输血前四项、CRP、降钙素、红细胞沉降率、心电图、胸片正常。肿瘤标志物 CA 199、CEA、AFP、HE4 正常，CA125 50.2 U/mL。全腹 CT：膀胱右下壁占位，性质待定。

【临床诊治】

本案例中，患者入院时血常规报告 PLT 数量为 37×10^9/L，N 41.7%，L 32.0%，M 21.4%，仪器报警血小板聚集，大血小板。触发复检规则，见图 17-3。检视标本外观无凝块、凝丝和稀释。

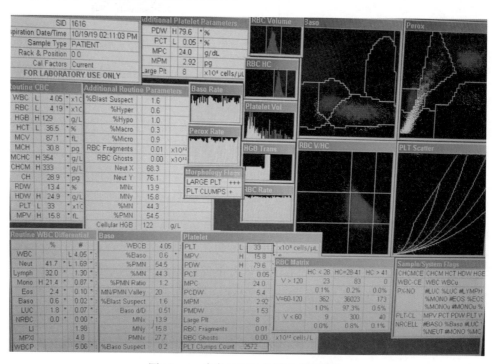

图 17-3 患者 EDTA 抗凝血常规报告

调看阅片机采集的图片（图 17-4），患者血小板呈团块状聚集，导致患者血小板假性减少。与临床医生沟通后更换肝素抗凝血样，患者的 PLT 计数为 162×10^9/L，结果见图 17-5。同时此病例中，结合背景的红细胞可知，患者的血小板聚集体大小与中性粒细胞、单核细胞的大小较为接近（图 17-6～图 17-8），干扰了血常规分析仪的分类。更换抗凝剂后，N 41.7%，L 32.0%，M 21.4% 变为 57.2%、31.3%、5.4%，与阅片机采集图片吻合。

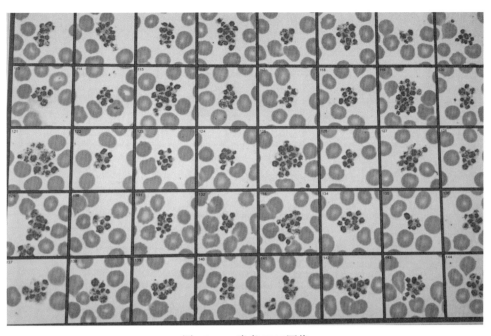

图 17-4　患者 PLT 图像

	组合项目	英文	项目名称	@结果	报警值	复①	复②	复③	模	参考区间	
1	血常规 (Advia212	WBC	白细胞计数	4.37						3.69～9.16	
2		#NEUT	中性粒细胞计数	2.50						1.9～8.0	
3		#LYMPH	淋巴细胞计数	1.37						0.8～5.20	
4		#MONO	单核细胞计数	0.24						0.16～1.0	
5		#EOS	嗜酸粒细胞计数	0.13						0～0.8	
6		#BASO	嗜碱粒细胞计数	0.02						0～0.2	
7		#LUC	大型未染色细胞计	0.11						0～0.4	
8		%NEUT	中性粒细胞百分率	57.2						50～70	%
9		%LYMPH	淋巴细胞百分率	31.3						18～40	%
10		%MONO	单核细胞百分率	5.4						3～10	%
11		%EOS	嗜酸粒细胞百分率	3.0						0～5	%
12		%BASO	嗜碱粒细胞百分率	0.4						0～2	%
13		%LUC	大型未染色细胞百	2.6						0～4	%
14		RBC	红细胞计数	4.34						3.68～5.13	×1
15		HGB	血红蛋白	131						113～151	
16		HCT	红细胞比容	37.3						33.5～45	%
17		MCV	红细胞平均体积	86.1						82.6～99.1	fL
18		MCH	红细胞平均血红蛋	30.3						28.9～33.3	Pg
19		MCHC	红细胞平均血红蛋	352						322～362	g/
20		HDW	红细胞血红蛋白分	25.6						22～32	g/
21		RDW	红细胞体积分布宽	13.4						11～15	%
22		CHCM	单个红细胞内血红	338						320～370	g/
23		CH	单个红细胞内血红	29.0						20～40	Pg
24		CHDW	血红蛋白浓度分布	3.71							Pg
25		PLT	血小板计数	162						101～320	×10
26		PCT	血小板比容	0.13						0.1～0.3	%
27		MPV	血小板平均体积	8.1						6.0～14	fL
28		PDW	血小板分布宽度	63.1						25～70	%
29		MPM	血小板平均质量	1.97						1.0～3.0	Pg
30		MPC	血小板平均浓度	26.4						20～30	g/d
31		#L-PLT	大血小板数	4							×10
32		#NRBC	有核红细胞计数	0							×10
33		%NRBC	有核红细胞百分率	0							%
34		MPXI	髓过氧化物酶指数	7.1							
35		LI	分叶指数	2.07							

图 17-5　患者肝素抗凝血常规报告

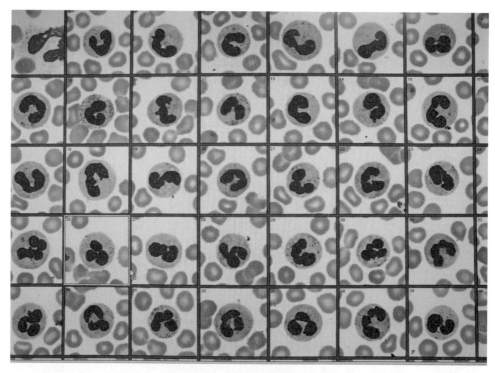

图 17 - 6　患者中性粒细胞图像

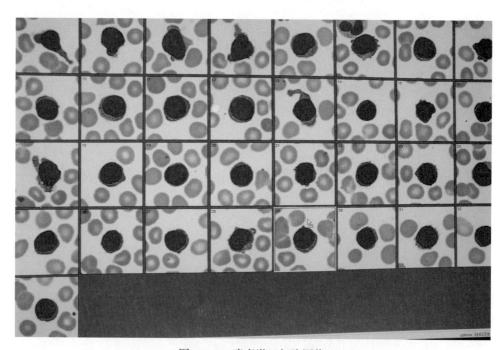

图 17 - 7　患者淋巴细胞图像

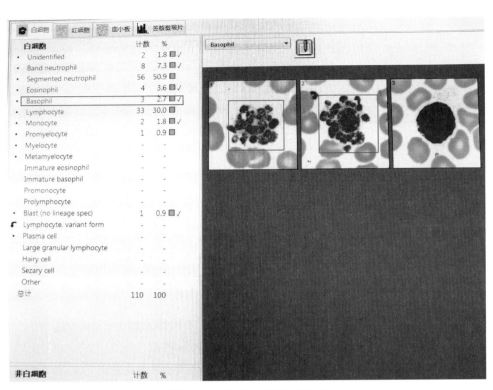

<table>
<tr><th colspan="3">⚙ 白细胞   红细胞   血小板   荟萃裂玻片</th></tr>
</table>

白细胞	计数	%	
• Unidentified	2	1.8	☑ ✓
• Band neutrophil	8	7.3	☑
• Segmented neutrophil	56	50.9	☑
• Eosinophil	4	3.6	☑ ✓
• Basophil	3	2.7	☑ ✓
• Lymphocyte	33	30.0	☑
• Monocyte	2	1.8	☑ ✓
• Promyelocyte	1	0.9	☑
• Myelocyte	-	-	
• Metamyelocyte	-	-	
Immature eosinophil	-	-	
Immature basophil	-	-	
Promonocyte	-	-	
Prolymphocyte	-	-	
• Blast (no lineage spec)	1	0.9	☑ ✓
⌐ Lymphocyte, variant form	-	-	
• Plasma cell	-	-	
Large granular lymphocyte	-	-	
Hairy cell	-	-	
Sezary cell	-	-	
Other	-	-	
总计	110	100	

非白细胞	计数	%

图 17-8 患者白细胞分类结果

【检验医学在临床诊治中发挥的作用】

EDTA-K2 作为血常规检测用抗凝剂被已广泛应用于医院检验科实验检测中。EDTA 依赖性假性血小板症是一种发生在体外的血小板聚集，国外文献报道 EDTA 依赖性假性血小板减少症（EDTA-dependent pseudo-thrombocytopenia，EDTA-PTCP）在住院患者中发生率为 0.09%～0.20%，在血液门诊血小板减少患者中比例可达 17%。多种疾病如自身免疫性疾病、肿瘤、病毒感染、肝硬化等，甚至外科手术后，输血也可引起 EDTA-PTCP。其机制可能与某些存在于血小板表面的隐匿性抗原或某种抗血小板抗体的自身抗体有关，这种发生在体外的血小板聚集使血细胞分析仪无法正确识别，导致血小板计数假性减低。患者通常无出血性疾病、血液病和导致血小板减少的疾病。临床上遇到血小板计数偏低且并无相应临床表现时，应考虑 EDTA-PTCP 并手工推片染色镜检。若镜检发现血小板大量聚集且数量估算与仪器检测结果不符时，应怀疑 EDTA-PTCP 并采取相应处理。常用处理方法：①更换抗凝剂。用肝素锂或者枸橼酸钠抗凝管重新采血上机测定。②手工计数法。采末梢血 20 μL 稀释后手工计数两次并取均值。③直接检测法。不加任何添加剂，采血后立即上机检测。④EDTA 抗凝管中加入氨基糖苷类抗生素，如阿米卡星。

【思考/小结】

EDTA-PTCP 因临床发生率较低，检验工作者和临床医生所知有限，故易造成漏诊、误诊，延误病情，导致临床无故增加其他不必要的辅助检查，加重患者的精神、心理及经济负担。因此，及时发现 EDTA-PTCP 尤为重要。检验人员应加强与临床沟通联系，仔细询问病史，如患者无出血现象及相关症状，应根据散点图分布、报警信息、结合筛检规则排除 EDTA-PTCP，最大限度地保证检验结果准确无误，为临床诊断治疗提供准确结果。

〔史　苇〕

参考文献

［1］ 毛维玉，霍梅，叶素丹，等. EDTA 依赖的假性血小板减少的实验分析与对策［J］. 中国实验血液学杂志，2014，22（05）：1345‐1347.

［2］ 于妍明. 3 例 EDTA 依赖假性血小板减少检验结果分析［J］. 吉林医学，2010，31（15）：2349.

［3］ 张悦民，王剑飚，陈骊婷. 阿米卡星在 1 例多抗凝剂依赖性假性血小板减少症中的应用研究［J］. 诊断学理论与实践，2015，14（05）：437‐440.

［4］ 常菁华，王剑飚. EDTA 依赖性假性血小板减少的实验室解决思路［J］. 检验医学，2014，29（07）：733‐737.

［5］ 尚红，王毓三，申子瑜. 全国临床检验操作规程［M］. 4 版. 北京：人民卫生出版社，2015.

［6］ 周小棉，邹晓. 假性血小板减少症研究进展［J］. 中华检验医学杂志，2007，30（9）：1065‐1068.

［7］ 钟小婷，马祥波，胡志愿，等. EDTA 依赖性假性血小板减少症的临床相关因素分析［J］. 临床检验杂志（电子版），2020，009（003）：360‐361.

［8］ 曹锦梅，王兵. EDTA 依赖性假性血小板减少原因分析及纠正方法［J］. 海南医学，2016，27（11）：1881‐1882.

［9］ 贾瑞玲. 外周血涂片复检提高血常规检测准确性的价值分析［J］. 中国现代医药杂志，2020，22（05）：86‐88.

第十七章　实体瘤案例分析

第一节　右卵巢交界性子宫内膜肿瘤

【病史摘要】

患者于 5 年前体检发现盆腔包块，自诉包块直径约 50 mm（具体不详），未予重视。平素无腹痛、腹胀，无痛经等不适。3 天前月经来潮后出现下腹持续性胀痛，较剧烈，无恶心、呕吐，无尿频、尿急、尿痛，无腹胀、腹泻、便血，阴道流血量同既往，门诊查肿瘤标志物示：CA125 477.1 U/mL；CA19‐9＞1200 U/mL，HE4、AFP、CEA 正常；复查腹部＋妇科 B 超示：胆囊多发息肉样病变，盆腔内可见一大小约 91 mm×75 mm×80 mm 囊性包块，边界清，形态规则，内透声差，充满细弱光点，考虑巧克力囊肿，双侧卵巢显示不清。查体正常，专科检查发现盆腔偏右侧可扪及一大小约 10 cm×9 cm 囊性包块，边界尚清，活动度可，无压痛。自发病以来，患者精神、体力、食欲食量、睡眠、体重、大小便情况较前无明显变化。

【辅助检查】

术前：血常规、肝肾功能、血糖、血脂大致正常。电解质：钾 3.47 mmol/L↓。HPV 阴性。白带常规：阴道清洁度Ⅱ度（度），白（脓）细胞（＋），滴虫阴性，真菌阴性，线索细胞阴性。肿瘤标志物：糖类抗原 125 990.2 U/mL↑，糖类抗原 19‐9＞1200.00 U/mL↑。37 种人乳头瘤病毒（HPV）核酸检测 PCR 法：均阴性。全腹＋盆腔 CT 示：肝右叶散在小囊肿；子宫前壁小肌瘤；右侧附件区巨大囊性灶。盆腔 MRI 示：右侧附件区巨大囊性灶（大小约 106 mm×67 mm），巧克力囊肿。TCT 示：非典型腺细胞。阴道镜检查见宫颈炎重度，宫颈伴触血，宫颈 12 点可见薄醋白上皮，宫颈碘试验不着色；阴道壁三点中段碘试验不着色。

术后：降钙素原 0.14 ng/mL↑，C 反应蛋白 76.63 mg/L↑，红细胞沉降率 25 mm/h↑。血常规：白细胞计数 20.75×10⁹/L↑，中性粒细胞计数 19.58×10⁹/L↑，中性粒细胞百分率 94.4%↑。电解质：钾 3.07 mmol/L↓。术后病检：子宫内膜样腺纤维瘤，小灶腺体增生活跃，细胞呈轻度非典型增生，考虑灶性区域为交界性子宫内膜样肿瘤/非典型增殖性子宫内膜样肿瘤（约 5%），囊壁呈子宫内膜异位囊肿。

【临床诊治】

术前：患者入院复查肿瘤标志物明显升高，盆腔包块恶性不排，追全腹CT结果指导治疗；患者电解质示低钾，补钾治疗，并嘱多食香蕉、橘子等高钾食物；完善相关检查，继续阴道抹洗上药，进行右侧卵巢囊肿剥除术手术治疗。

术后：患者血常规白细胞较术前升高，PCT及C反应蛋白均升高，继续抗感染治疗。动态复查血常规、C反应蛋白及降钙素原，追患者血液细菌、真菌及厌氧菌培养结果；继续补钾补液支持治疗。

综合术中所见及术后病检，诊断为右卵巢交界性子宫内膜肿瘤ⅠC期（陈旧性破裂）。

【检验医学在临床诊治中发挥的作用】

1. 肿瘤标志物检查　患者CA125、CA19-9升高。CA125、CA19-9对肿瘤分化起诱导作用，其至诱发癌细胞转移，CA125、CA19-9异常升高在子宫内膜癌的诊断中有重要意义。本病例中由于肿瘤标志物CA125、CA19-9异常急剧升高给临床重要的提示，以至于患者能及时诊疗。

2. 炎症指标　患者术后红细胞沉降率加快，白细胞计数增加，中性粒细胞百分比升高，降钙素原、C反应蛋白增高，予以抗感染治疗。临床常使用的炎症指标为白细胞计数，其正常范围为（4.0～10.0）×10^9/L，中性性粒细胞为0.51%～0.75%，其次还有PCT、CRP、白介素-6等指标，可评估患者的感染状况，及时进行抗感染治疗。

【思考/小结】

目前对子宫内膜癌的主要诊断手段为影像学检查、病理活检、宫腔镜检查等，以上方法虽具有一定的准确性，但也存在有创、易漏检等缺点，不利于早期诊断和及时干预。随着医疗水平的不断发展，检测血清肿瘤标志物逐渐成为临床诊断的重要方法之一。血清肿瘤标志物的检测具有高效便捷、易操作的优点，适用于早期筛查。虽然目前各种肿瘤标志物的临床应用仍存在一定局限性，但其急剧升高或持续维持高水平，对临床诊断有重要意义。

〔吴　玲　杨治平〕

第二节　胆总管下端癌

【病史摘要】

患者反复右上腹疼痛1年，再发加重伴黄疸1个月。2006年诊断为胆囊恶性肿瘤，胆囊出血，胆源性胰腺炎，当年在全身麻醉下行胆囊切除＋胆总管探查术。双侧巩膜黄染。腹平软，右上腹可见陈旧性手术瘢痕，愈合可，未见胃肠形及蠕动波，未见腹壁静脉曲张，右上腹压痛，无反跳痛，肝区叩痛，脾区无叩痛，双肾区无叩痛，移动性浊音阴性，肠鸣音正常。腹部彩超提示肝内外胆管扩张，胆总管下段低回声占位；上腹部磁共振及 MRCP 示肝内外胆管扩张较明显、主胰管扩张，肝门区胆管内肿块，右肝后叶胆管汇合于左肝管近端。

【辅助检查】

血常规：白细胞计数 11.27×10^9/L↑，中性粒细胞计数 10.83×10^9/L↑，中性粒细胞百分率 96.0%↑，红细胞计数 1.71×10^{12}/L↓，血红蛋白 58 g/L↓，血细胞比容 15.6%↓，提示贫血。糖类抗原 19-9＞1200.00 U/mL↑。尿液分析：尿颜色黄色↑，尿酮体（+）↑，尿蛋白（+）↑，尿胆红素（+++）↑；大便常规正常。生化检测：总蛋白 42.47 g/L↓，白蛋白 24.98 g/L↓，球蛋白 17.49 g/L↓，总胆红素 129.92 μmol/L↑，直接胆红素 122.25 μmol/L↑，白球比 1.43 ng/mL↓，谷丙转氨酶 3418.8 U/L↑，谷草转氨酶 118.2 U/L↑，碱性磷酸酶 886.4 U/L↑，谷氨酰转肽酶 615.2 U/L↑，白细胞介素-6 619.3 pg/mL↑。降钙素原 3.16 ng/mL↑。凝血酶原时间 16.7 秒↑，凝血酶原活动度 46.2%↓，PT 国际标准化比值 1.48↑，活化部分凝血活酶时间 20.4 秒↓，D-二聚体定量 30.93 mg/L↑，抗凝血酶Ⅲ活性测定 63.8%↓，纤维蛋白（原）降解产物 63.80 μg/mL↑。

【临床诊治】

术前肝胆外科护理常规，二级护理，低脂流质饮食，陪护。完善常规检查：三大常规，肝肾功能、电解质、血糖、血脂，凝血全套，淀粉酶、心肌酶、C7、输血前四项、甲状腺功能三项、乙肝五项、降钙素原、脂蛋白测定、肿瘤标志物，肺部 CT，心电图，腹部 B 超，心脏彩超。予以奥美拉唑制酸护胃，罂粟碱解痉止痛，门冬氨酸鸟氨酸、异甘草酸镁护肝，胸腺法新增强抵抗力，补液、维持水电解质平衡等对症支持治疗。完善相关检查，明确诊断，择期手术治疗。在全身麻醉下行胆总管探查＋活检＋肝门胆管整形＋胆总管空肠内引流＋左肝外叶肿块切除＋肠粘连松解术，术后予以抗感染、护肝，护胃，解痉止痛，止呕，化痰，雾化，营养支持等治疗。

【检验医学在临床诊治中发挥的作用】

1. 肿瘤标志物　患者糖类抗原 19-9 升高。血清糖类抗原 19-9 对胆管癌早期诊断具有一定的临床意义。血清和胆汁中癌胚抗原（CEA）和糖类抗原（CA19-9、CA50、CA242）在胆管癌中有一定阳性率。血清 CA19-9、CEA 和 CA125 联合检测可提高诊断胆管癌的水平，对胆管癌的诊断有较大的临床指导价值。

2. 肝功能异常　胆总管癌患者主要表现为梗阻性黄疸的肝功能异常，梗阻性黄疸的表现，血清总胆红素和直接胆红素升高。长期胆道梗阻者可有继发性肝功能损害，导致 ALT 和 AST 升高、血清总蛋白和白蛋白减少、凝血酶原时间延长、

γ-GT 及碱性磷酸酶等增高。

3. 血常规检查　患者血常规检查红细胞计数、血红蛋白、血细胞比容均下降，提示贫血，临床习惯于利用血红蛋白作为衡量贫血的标准，当血红蛋白＜120 g/L（女性＜110 g/L）为轻度贫血、＜90 g/L 为中度贫血、＜60 g/L 为重度贫血、＜30 g/L 为极重度贫血。

【思考/小结】

皮肤黄染，尿液呈黄色，伴有巩膜的黄染，这些是胆管癌的典型表现。胆管肿瘤堵塞正常胆管，导致胆红素无法从胆管正常排出，反向通过肝脏内的血管进入人体中，最终形成了黄疸，大多数胆管癌患者就诊的首要症状是黄疸，也就是胆红素升高，临床需结合肿瘤标志物检测及其他诊疗手段，对患者进行及时诊断和治疗。

〔吴　玲　谭超超〕

第三节　甲状腺右侧叶乳头状癌

【病史摘要】

患者诉 1 个月前体检行彩超，结果回报：甲状腺实质弥漫性病变。平常未觉颈部肿物，颈部无局部疼痛、红肿，无怕热、多汗、心悸，无声嘶、呛咳、吞咽或呼吸困难等不适。为明确甲状腺结节性质，完善右侧甲状腺结节穿刺活检，结果回报（甲状腺右侧叶结节超声引导下穿刺）：液基制片及涂片可见较多的滤泡上皮细胞及淋巴细胞部分；滤泡上皮细胞核增大、淡染，可见核沟及个别核内包涵体，可疑甲状腺乳头状癌。本次起病以来，一般情况好，精神、食欲、睡眠可，大小便正常，体重无明显减轻。既往体健，否认肝炎、结核、疟疾病史，否认高血压、心脏病史，否认糖尿病、脑血管疾病、精神疾病史，否认手术、外伤、输血史，否认食物、药物过敏史，预防接种史不详。否认新型冠状病毒肺炎流行病学史。

【辅助检查】

血常规：白细胞计数 6.29×10^9/L，中性粒细胞计数 4.21×10^9/L，红细胞计数 4.02×10^{12}/L，血小板计数 335×10^9/L↑；中性粒细胞百分率 46.7%↓，淋巴细胞百分率 41.2%↑，血红蛋白 94 g/L↓，红细胞压积 30.5%↓，红细胞平均血红蛋白含量 25.5 pg↓。电解质常规测定：钾 3.17 mmol/L↓。甲状腺相关抗体两项：甲状腺过氧化物酶抗体 321 IU/mL↑。甲状腺球蛋白（TG）测定：甲状腺球蛋白 2.60 ng/mL↓。甲状腺彩超：甲状腺实质弥漫性病变，甲状腺右侧叶极低回声结节考虑 TI-RADS 4b 类，双侧颈部低回声结节考虑淋巴结。常规病理：甲状腺乳头状癌，癌灶 2 个，直径 0.15 cm 和 0.2 cm，未侵犯甲状腺被膜；慢性淋巴细胞性甲状腺炎改变。淋巴结反应性增生（0/19）。免疫组化：BRAF（＋）、Galectin-3（＋）、CK19（＋）、MC（＋）、CD56（－）、Ki67（＋，2%）。

【临床诊治】

术前：普外科护理常规，二级护理，普食；完善常规检查：血、尿、大便常规，肝肾功能、血糖、电解质、心肌酶、血脂、凝血功能、输血前常规，甲状腺功能及相关抗体＋球蛋白，甲状旁腺素及降钙素、肿瘤标志物及 ECG、颈胸部 CT 平扫＋增强、甲状腺及颈部淋巴结超声、电子喉镜及纤维鼻咽镜检查等；完善术前准备，排除手术禁忌，限期手术诊治。

术后：全麻术后护理常规，一级护理，陪护，禁食 6 小时后改低碘流质饮食，心电监测，吸氧，监测血压、脉搏、呼吸，床旁备气管切开包；口服优甲乐补充甲状腺素并 TSH 抑制治疗；术后予以雾化化痰、补钙补液支持、止痛止呕对症处理；伤口留置负压引流球，并记录色量。预防性补钙，补液等对症支持处理，嘱患者口服左甲状腺素钠片外源性补充甲状腺素，并辅以口服骨化三醇胶丸每天 1 次促进钙吸收治疗。辅以口服西黄胶囊、八宝丹胶囊增强机体免疫力、辅助抗肿瘤治疗。

【检验医学在临床诊治中发挥的作用】

患者甲状腺过氧化物酶抗体升高，甲状腺过氧化物酶是甲状腺微粒体的主要抗原成分，因而甲状腺过氧化物酶抗体与甲状腺疾病的发生与发展具有密切关联。甲状腺癌的患者多数甲状腺功能正常，少数患者可因肿瘤细胞合成和分泌 T_3、T_4，而出现甲亢症状。血清甲状腺球蛋白可以用于甲状腺乳头状癌复发的判断，一般分化良好的甲状腺癌，可保存甲状腺球蛋白的合成和分泌功能。

【思考/小结】

影像学检查是临床检查甲状腺癌的重要手段，虽然影像学检查对于甲状腺癌的诊断灵敏度较高，但特异性差。超声引导下细针穿刺细胞学检查是甲状腺癌诊断中常用的辅助检查，是术前诊断甲状腺癌具有较高灵敏度和特异性的方法，正确诊断率可高达 80% 以上，是诊断的金标准，但是由于某些甲状腺微小乳头状癌的异常细胞较少，细针穿刺细胞学检查也会出现漏诊甚至误诊的情况。因此，寻找一种稳定可靠的生物标志物来辅助甲状腺癌的诊断是很有必要的。可用基因组学、蛋白组学，代谢组学的方法进行更深入地筛查及研究，寻找甲状腺癌诊治的新靶标。对于不确定的甲状腺结节，必须综合考虑所有临床资料和实验室结果才能做出最终决策。

〔吴　玲　吴昭颐〕

参考文献

［1］ 施洪波. 血清肿瘤标志物联合检测诊断子宫内膜癌的价值分析［J］. 现代医学与健康研

究电子杂志，2020，4（19）：86‐88.

［2］ 龚道元，胥文春，郑峻松. 临床基础检验学［M］. 北京：人民卫生出版社，2017.

［3］ 熊会玲，吴杰，范彦，等. 肿瘤标志物 CA19‐9、CEA 和 CA125 联合检测对胆管癌诊断价值的评估［J］. 实用医学杂志，2013，29（24）：4006‐4009.

［4］ 尹一兵，倪培华. 临床生物化学检验技术［M］. 北京：人民卫生出版社，2015.

［5］ 夏苇，张玉洪. 分子诊断在甲状腺结节诊断中的应用和进展［J］. 检验医学与临床，2021，18（08）：1163‐1167.

［6］ 杜洋，邹联洪，范培芝. 基于 HPLC/Q-TOF-MS 的甲状腺乳头状癌组织代谢组学研究［J］. 中国肿瘤生物治疗杂志，2020，27（11）：1264‐1271.

检验医学与临床诊治典型实例分析

第十八章　染色体疾病案例分析

第一节　特纳综合征

【病史摘要】

患者 15 年前因持续未见月经来潮，乳房无发育，妇科就诊，完善相关检查（具体检查结果不详）后诊断为"先天性子宫缺如"，身材较同龄人矮小，一直无月经来潮、乳房及阴毛发育，患者未予重视及进一步诊治。11 年前患者因手掌划伤后伤口持续不能愈合至当地医院就诊，完善相关检查（具体检查结果不详）后诊断为"糖尿病"，予以二甲双胍缓释片、降血糖治疗后血糖控制尚可。患者规律服用降血糖药物，监测餐后血糖控制在 11～12 mmol/L。患者 2 个月前因"左侧耳鸣半年，伴双耳听力下降 3 个月"入住耳鼻咽喉头颈外科，完善相关检查后诊断为慢性化脓性中耳炎（左），术后病情好转出院。近 3 天，患者无明显诱因出现血糖波动，餐后血糖最高达 15 mmol/L，无心悸、手抖、出汗、意识障碍，无肢体麻木，无视物模糊。再次就诊，完善相关检查后诊断为"糖尿病酮症"收入急诊科，予以补液、降血糖、补钾、护胃治疗后血酮较前下降。患者自起病以来，精神、食欲、睡眠尚可，大小便正常，体重无明显变化。否认肝炎、结核、疟疾病史，否认高血压、心脏病史，否认脑血管疾病、精神疾病史，否认外伤、输血史，否认食物、药物过敏史，预防接种史不详。否认新型冠状病毒肺炎流行病学史。

【辅助检查】

患者头面部可见多发黑痣，盾状胸，乳房及外生殖器发育不良，双侧乳头小且内陷，乳晕色淡，乳腺 Tanner 分级Ⅱ期，无腋毛，阴毛稀疏，外阴呈幼稚型，阴毛 Tanner 分级 P2 期，肛门未查。尿液检测：白细胞总数 39.9 个/μL↑。大便常规＋隐血正常。甲状腺功能三项＋甲状腺相关抗体两项：抗体阴性，血清促甲状腺激素 4.61 μIU/mL↑。血常规：白细胞计数 5.04×10^9/L，中性粒细胞百分率 58.3%，血红蛋白 132 g/L，血小板计数 149×10^9/L。糖化血红蛋白检测：HbA1c 10.1%↑；提示近 3 个月血糖控制欠佳；C 肽（空腹）1.43 ng/mL；C 肽（餐后 2 小时）4.47 ng/mL，糖尿病免疫抗体未见明显异常。尿微量白蛋白与肌酐比值（ACR）22.69 mg/g。电解质：钾 3.27 mmol/L↓。肝功能、肾功能未见明显异常。血清生长激素测定＜0.0500 ng/mL。女性激素六项：人类卵泡刺激素 46.55 mIU/mL，人类黄体生成素 11.49 mIU/mL，雌二醇＜20 pg/mL，泌乳素 3.11 ng/mL，睾酮 0.38 ng/mL，黄体酮 0.07 ng/mL。17α-羟基黄体酮 0.26 ng/mL，雄烯二酮 1.64 nmol/L，正常。染色体核型：46，X，del（X）/45，X。

【临床诊治】

患者头面部可见多发黑痣，盾状胸，乳房及外生殖器发育不良，患者存在原发闭经、性腺发育不全以及身材矮小、颈蹼、盾状胸及肘外翻等畸形，既往合并慢性化脓性中耳炎病史，需要考虑特纳综合征的可能，完善染色体核型、性激素等激素测定。染色体核型：46，X，del（X）/45，X，是染色体嵌合体核型异常导致的特纳综合征，结合患者症状、体征、既往病史、实验室检查、影像学及外送结果，特纳综合征诊断明确。

内科护理常规，二级护理，低盐、低脂、糖尿病饮食，监测血压、血糖；完善常规检查：三大常规、肝、肾功能、血脂、心肌酶学、电解质、血糖监测、HbA1c、空腹及早餐后 2 小时 C 肽、FT₃、FT₄、TSH、肌电图；糖尿病饮食、运动宣教，胰岛素泵持续皮下注射降血糖，补液降酮、α-硫辛酸、胰激肽原酶营养神经，灯盏细辛改善微循环等对症支持治疗。

【检验医学在临床诊治中发挥的作用】

患者雌激素水平明显低于正常成年女性，LH、FSH 高于正常范围。17α-羟基黄体酮 0.26 ng/mL，雄烯二酮 1.64 nmol/L，正常，结合病史，临床表现，染色体核型：46，X，del（X）/45，X 以及其他辅助诊断，可诊断为特纳综合征。

特纳综合征患者可出现血清促黄体生成素、促卵泡激素水平升高，雌激素水平降低。且该病患者常并发自身免疫性疾病，以桥本甲状腺炎多见，可以行甲状腺功能、甲状腺自身抗体的检测。该病患者也常并发糖尿病，由辅助检查结果可知患者糖化血红蛋白升高，提示近 3 个月血糖控制欠佳，C 肽水平较正常，常提示胰岛功能尚可。该病患者还可能合并肝肾功能的异常、骨质疏松症、心血管疾病等，临床应重视特纳综合征患者甲状腺功能、肝肾功能、血糖、血脂心肌酶学等检查，及时诊治。

【思考/小结】

特纳综合征是一种基因病，目前还没有治愈的方法，但是通过积极的对症治疗，可改善患者的临床症状。该病患者重在遵医嘱治疗，遵医嘱定期复查，并进行并发症的检测与预防。应注意筛查骨质疏松症、高血压、糖尿病、血脂异常、心血管疾病、自身免疫性疾病等，及早发现异常，尽早干预治疗以提高患者生存质量。

〔吴　玲　王　霞〕

第二节　戈谢病

【病史摘要】

患儿，男，6岁。因"发现肝脾大5个月余，发热3天，发现全血细胞减少数小时"入院。患儿5个月前因"发热，咳嗽4天"第一次于本院就诊时体格检发现肝脏肋下7 cm，质软、边锐、无触痛；脾脏肋下8 cm，质韧、边锐、有触痛。血常规示 WBC 2.60×10^9/L，N 65.4%，HGB 90 g/L，PLT 104×10^9/L；铁蛋白 757.04 ng/mL，EB-VCA-IgG 阳性，骨髓细胞学检查示骨髓增生活跃，部分粒细胞可见中毒颗粒，铁染色示铁利用障碍。诊断为"①重症肺炎；②传染性单核细胞增多症；③腺病毒感染；④继发性粒细胞减少症；⑤淋巴瘤追踪；⑥营养性缺铁性贫血"。予以抗感染、补铁等对症治疗后好转出院，出院定期血液专科门诊复诊。3天前患者无明显诱因出现发热，体温逐渐升高，偶有干咳，无畏寒寒战，无抽搐，无咳嗽流涕，口服柴黄颗粒及阿莫西林治疗后症状无缓解，遂前来我院就诊，体查肝脾明显增大，血常规示三系减少，门诊遂以"肝脾大、三系减少查因，急性扁桃体炎"收入院。起病以来，精神反应可，饮食睡眠一般，体重无明显增减。

【辅助检查】

体温 37.1 ℃，脉搏 100 次/min，呼吸 22 次/min，血压 100/56 mmHg。颈部、腋下及腹股沟触及数个黄豆至蚕豆大小淋巴结，最大者位于颌下，约 2 cm×2 cm，质中、活动可、无压痛，与周围组织无粘连。口腔黏膜正常。咽部黏膜充血，无疱疹，扁桃体Ⅱ度肿大，无脓性分泌物。血常规：WBC 1.97×10^9/L，N 78.8%，HGB 95 g/L，PLT 71×10^9/L，网织红细胞百分率 1.31%。

【临床诊治】

入院后完善相关检查，尿常规示蛋白质微量，大便颜色黑色，肺炎支原体抗体 1∶320；阳性，肺炎衣原体抗体阴性，EB-VCA-IgG 阳性，高敏 C 反应蛋白 5.70 mg/L，补体 C3 0.87 g/L，EB 病毒 DNA 3.88×10^3copies/mL，呼吸道病毒抗原阴性，输血前及 TORCH 均阴性，狼疮全套结果均阴性，腹部超声结果示肝肋下 43 mm，脾肋下 68 mm，腹腔内多个低回声结节，考虑淋巴结，其中一约 13 mm×8 mm。予头孢硫脒、炎琥宁及阿奇霉素抗感染，体温恢复正常。复查结果示血常规：WBC 4.13×10^9/L，N 33.7%，HGB 102 g/L，PLT 106×10^9/L，高敏 C 反应蛋白 0.58 mg/L。予以办理出院。骨髓中见戈谢细胞，骨髓淋巴细胞免疫分析未见异常，结合临床，考虑戈谢病。出院 2 天后检查结果回报：葡糖苷酶结果示 3.9 nmol/mg，壳三糖苷酶 1527 μmol/L，结果支持戈谢病，需行酶替代疗法治疗。

【检验医学在临床诊治中发挥的作用】

1. 戈谢病（Gaucher disease）临床较少见，国内报道不多。戈谢病是一种由基因突变引起的遗传性疾病，是溶酶体贮积症中较常见的一种，为常染色体隐性遗传。法国皮肤科医生 Gaucher P 1882 年首先报道，如患者出现不明原因的肝脾大、贫血、血小板减少、骨痛等临床表现以及骨髓涂片发现戈谢细胞时应怀疑戈谢病。患者外周血白细胞或皮肤成纤维细胞中葡萄糖脑苷脂酶活性明显降低（＜正常值的 30%）时，可确诊为戈谢病，是诊断戈谢病的金标准。患者葡萄糖脑苷脂酶基因突变检测可以从基因水平做出诊断，并提供患者亲属杂合子携带者的信息。白血病、淋巴瘤、多发性骨髓瘤、尼曼–皮克病等疾病临床表现与戈谢病相似，需要注意鉴别。

2. 戈谢病需注意休息，合理饮食，避免受凉，预防继发感染。该患儿支原体感染用阿奇霉素抗感染，体温恢复正常。

【思考/小结】

戈谢病是一种常染色体隐性遗传病，产前诊断是预防高危家庭再次生育类似患儿的最有效方法。

〔谢良伊　欧阳鹏文〕

参考文献

［1］ 李中会，程昕然，苟鹏，等. 69 例特纳综合征患者临床特征和染色体核型分析［J］. 中国计划生育和妇产科，2020，12（11）：66‐69.

［2］ 中华医学会儿科分会内分泌遗传代谢学组，《中华儿科杂志》编辑委员会. Turner 综合征儿科诊疗共识［J］. 中华儿科杂志，2018，56（06）：406‐413.

缩写名词对照

FiO$_2$：吸入氧气浓度

TBIL：总胆红素

DBIL：直接胆红素/结合胆红素

TORCH：弓形虫（TOX）、风疹病毒（RV）、巨细胞病毒（CMV）、单纯疱疹病毒（HSV Ⅰ、Ⅱ型）

CVP：中心静脉压

MYO：肌红蛋白

TCB：经皮测胆红素

NSE：神经元特异性烯醇化酶

Von Graefe 征：冯·格雷费征

TSH：促甲状腺激素

FT$_3$：游离三碘甲腺原氨酸

FT$_4$：游离甲状腺素

TBG：甲状腺激素结合球蛋白

TT$_3$：总三碘甲状原氨酸

TT$_4$：总甲状腺素

TPO-Ab：甲状腺过氧化物酶抗体

TG-Ab：甲状腺球蛋白抗体

TRAb：促甲状腺素受体抗体

MN：甲氧基肾上腺素

NMN：甲氧基去甲肾上腺素

NE：去甲肾上腺素

VMA：香草基扁桃酸

CGRP：降钙素基因相关肽

CRH：促肾上腺皮质激素释放激素

VIP：血管活性肠肽

PACAP：垂体腺苷酸环化酶激活肽

ANP：心房利尿钠肽

AM：丛枝菌根

SST：生长抑素

APTT：活化部分凝血活酶时间

OB：大便隐血试验

PCR：聚合酶链式反应

LAMP：环介导等温扩增检测

GLB：球蛋白

CA125：糖类抗原 125

ADA：腺苷脱氨酶

TRUST：甲苯胺红不加热血清试验

TPPA：梅毒螺旋体明胶凝集试验

KPC：肺炎克雷伯菌碳青霉烯酶

OXA-48：苯唑西林酶-48

KP：角膜后沉着物

LMP：末次月经

RPR：快速血浆反应素环状卡片试验

Romberg 征：龙贝格征

Pandy 试验：潘氏试验

AQP4：水通道蛋白 4

MOG：髓鞘少突胶质细胞糖蛋白

MBP：髓鞘碱性蛋白

ANA：抗核抗体

MRI：磁共振

NGS：高通量测序技术

DWI：弥散加权成像

CT：计算机断层扫描

OGTT：口服葡萄糖耐量试验

WBC：白细胞

N：中性粒细胞

RBC：红细胞

HGB：血红蛋白

PLT：血小板

ALT：谷丙转氨酶

AST：谷草转氨酶

ALB：白蛋白

BUN：尿素氮

Cr：肌酐

UA：尿酸

HbA1c：糖化血红蛋白

ESR：红细胞沉降率

CRP：C 反应蛋白

FDP：纤维蛋白降解产物

Ⅴ因子：凝血因子Ⅴ

Ⅶ因子：凝血因子Ⅶ

Ⅹ因子：凝血因子Ⅹ

CCr：内生肌酐清除率

RBP：视黄醇结合蛋白质

NAG：N-乙酰-β-葡萄糖苷酶

Pro：尿蛋白

Qd：每天 1 次

PCT：降钙素原

pH：酸碱度

PICU：儿科重症监护病房

CK：肌酸激酶

CK-MB：肌酸激酶同工酶

NT-proBNP：脑钠肽

LDH：乳酸脱氢酶

CTnT：肌钙蛋白 T

Mb：肌红蛋白

AMI：急性心肌梗死

CTnI：肌钙蛋白Ⅰ

SLE：系统性红斑狼疮

ARDS：急性呼吸窘迫综合征

PCO_2：二氧化碳分压

PO_2：血氧分压

BE：碱剩余